ちくま文庫

グレート・インフルエンザ（下）

ウイルスに立ち向かった科学者たち

ジョン・バリー
平澤正夫 訳

筑摩書房

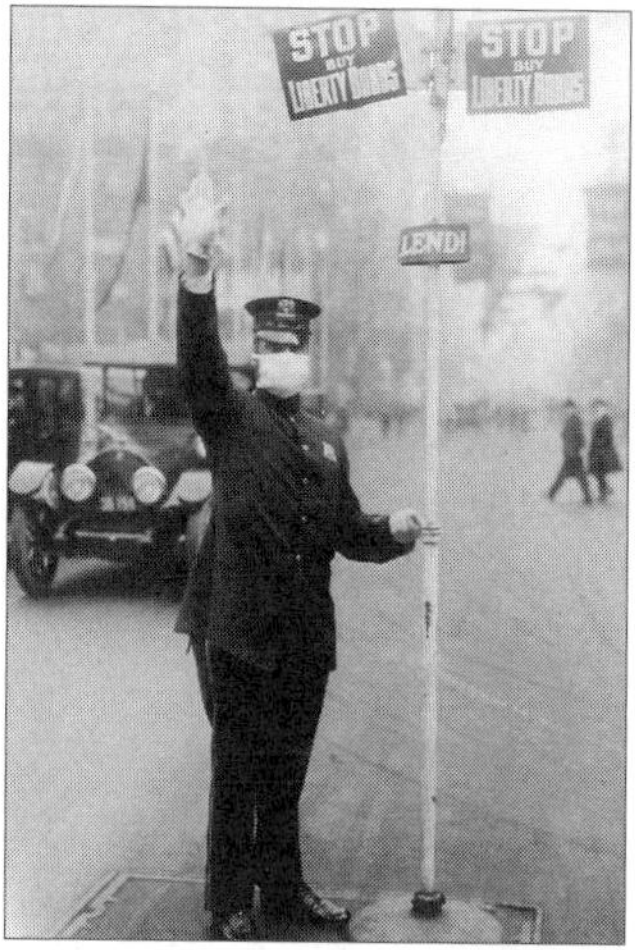

13. この写真は二つのメッセージ——警官の着用する予防マスクと愛国心——を伝える。交通標識にも自由国債を買おうと書き添えられ、公務員の葛藤そのものである。

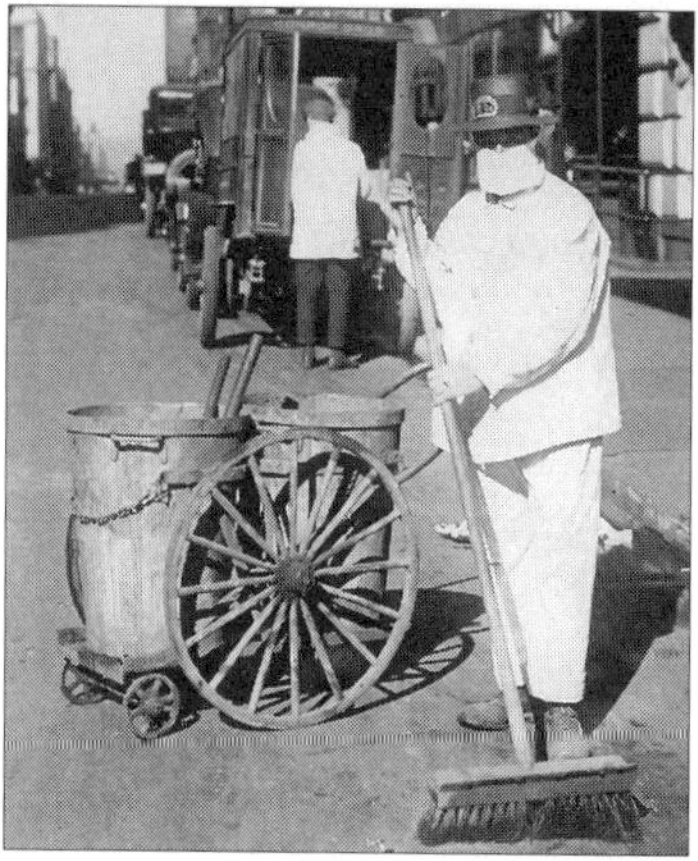

14. ニューヨーク市の労働者は全員がマスクを着用した。道路には車の往来がなく、歩道にも歩行者がいない。同じようにひっそりと静まりかえった通りがどこにでも見られた。フィラデルフィアでは「町の暮らしがほとんど止まった」とある医師が述べている。

15. オズワルド・アベリー一等兵。ロックフェラー研究所が陸軍付属研究所第一号になったときの写真。

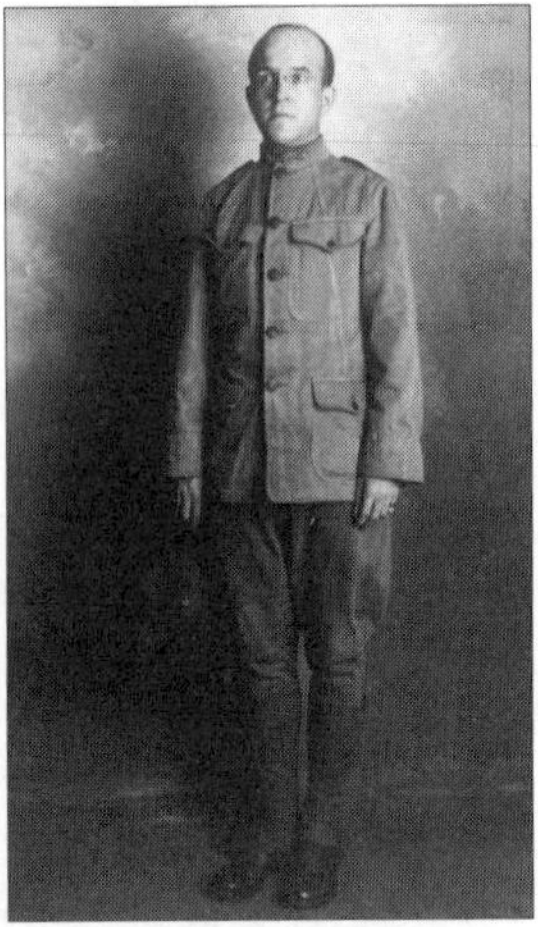

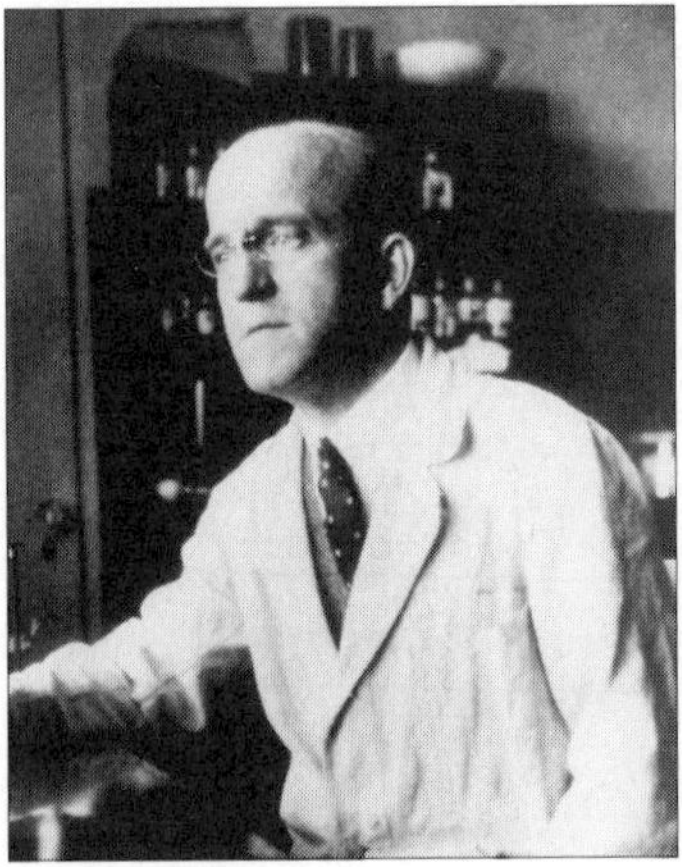

16. 晩年のアベリー。何ものにも負けずあきらめず、「失望はわが日々の糧。生き甲斐だ」と語った。ウエルチからはインフルエンザの原因究明を依頼された。そのインフルエンザと肺炎に関する研究は、20世紀の最も重要な科学的発見として結実した。

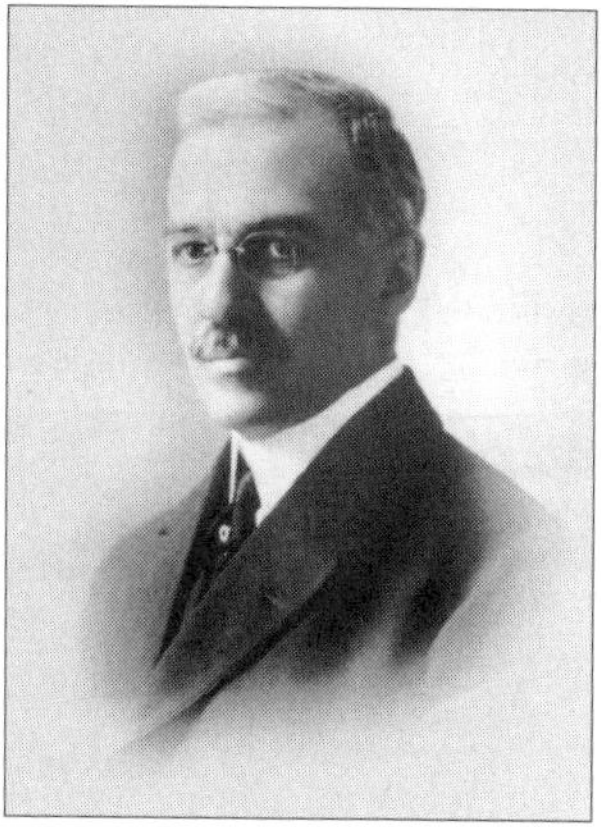

17. ニューヨーク市立研究所を第一級の研究機関に変えたウィリアム・パーク。彼の徹底した科学的訓練が、アンナ・ウィリアムズの豊かな独創力と結びつき、現在も利用されているジフテリア抗毒素の開発など、目覚ましい進歩をもたらした。全米科学アカデミーは、二人がインフルエンザ用の血清かワクチンを開発することを願った。

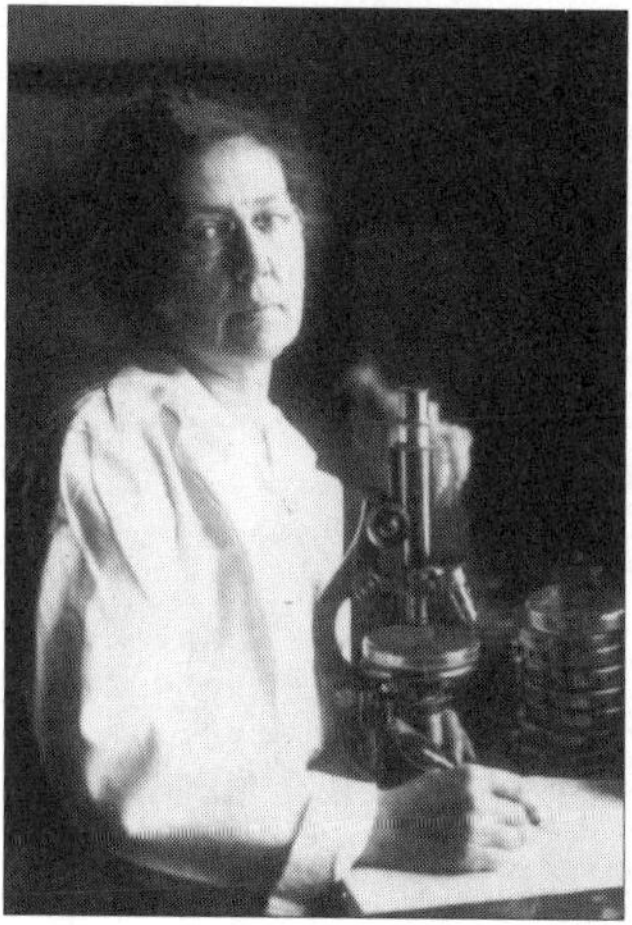

18. アンナ・ウェッセル・ウィリアムズはおそらく世界でトップクラスの女性細菌学者であった。生涯独身を貫いた孤独な女性であったが、「無知のまま幸せを得るくらいなら不満を抱いているほうがまし」と自身に言い聞かせ、「友人の獲得に努力する価値があるのかどうか、もし価値があるならどうすればよいか」と悩んだ。物心ついたころから「偉くなること」を夢見ていた。「このとっぴな夢はまずほかのどんな子も持っていなかった」

20. 軍の司令官らは健康な兵士を守ろうとした。サンフランシスコのメア島では、互いの息から兵士を守るため兵舎にシーツがつるされた。

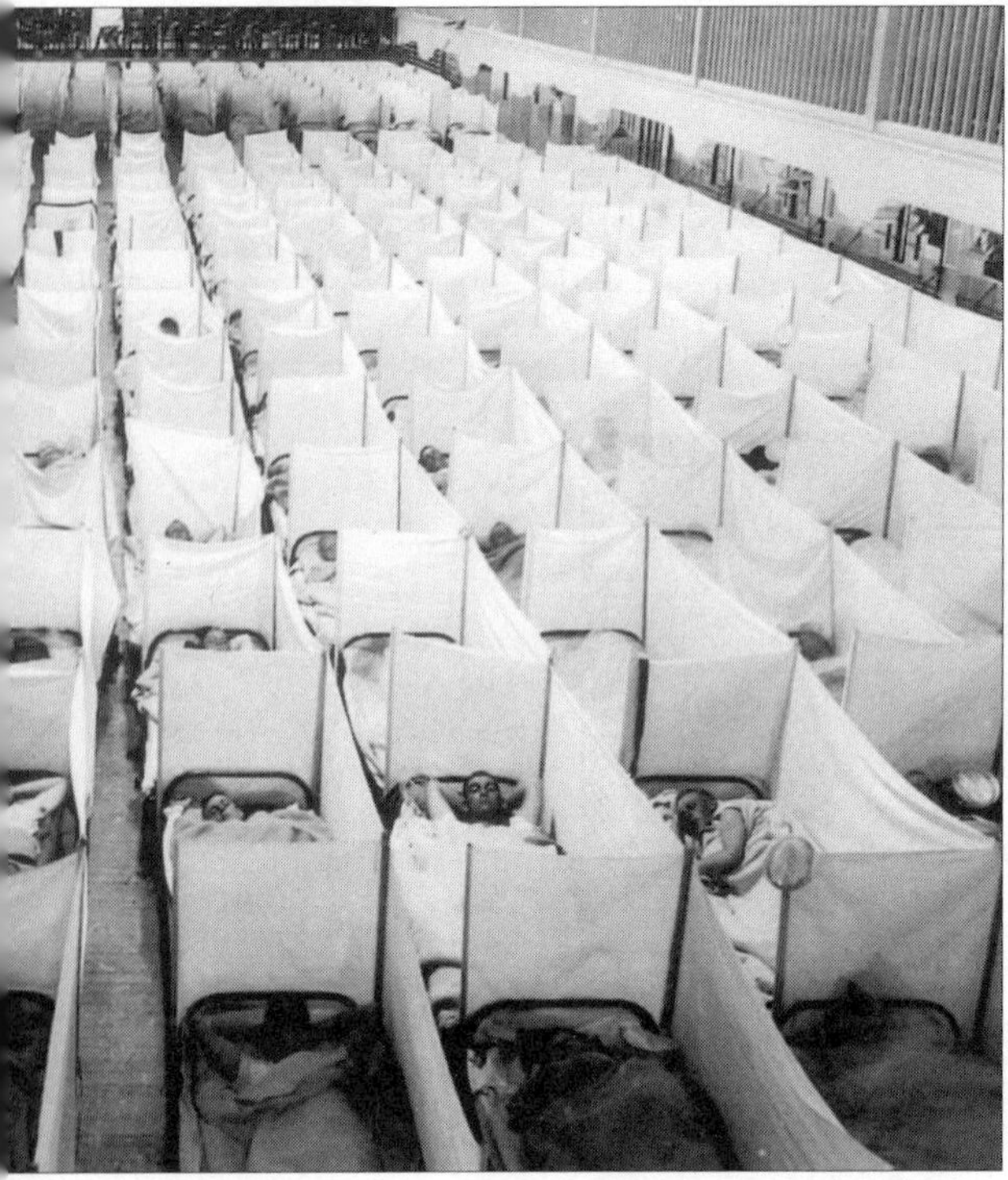

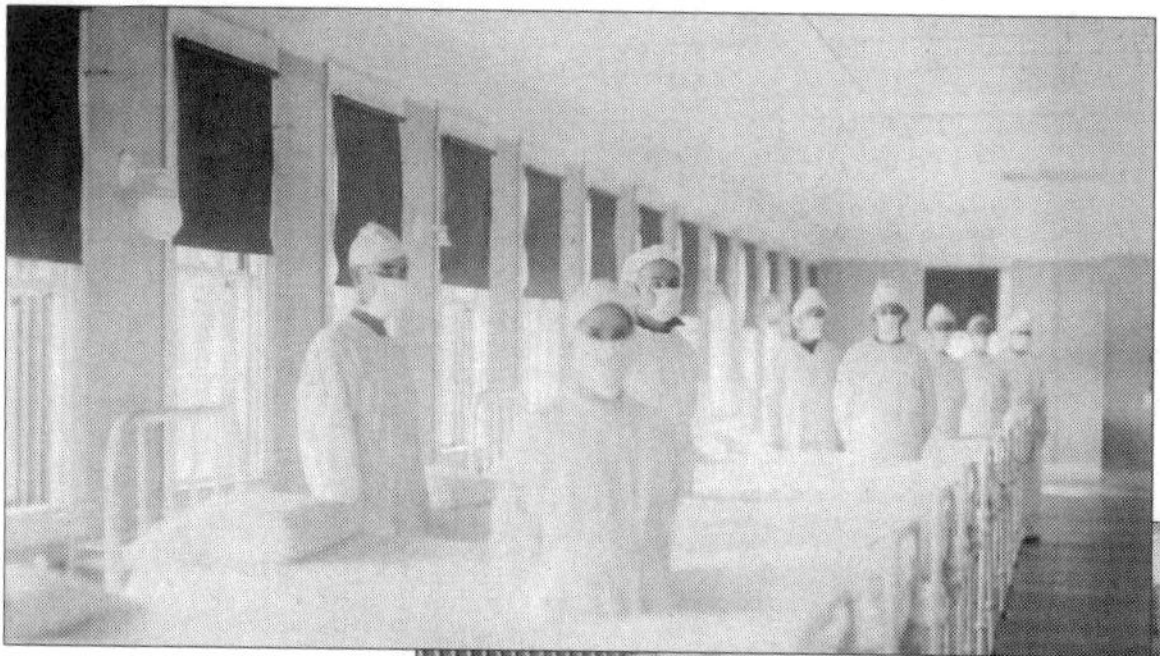
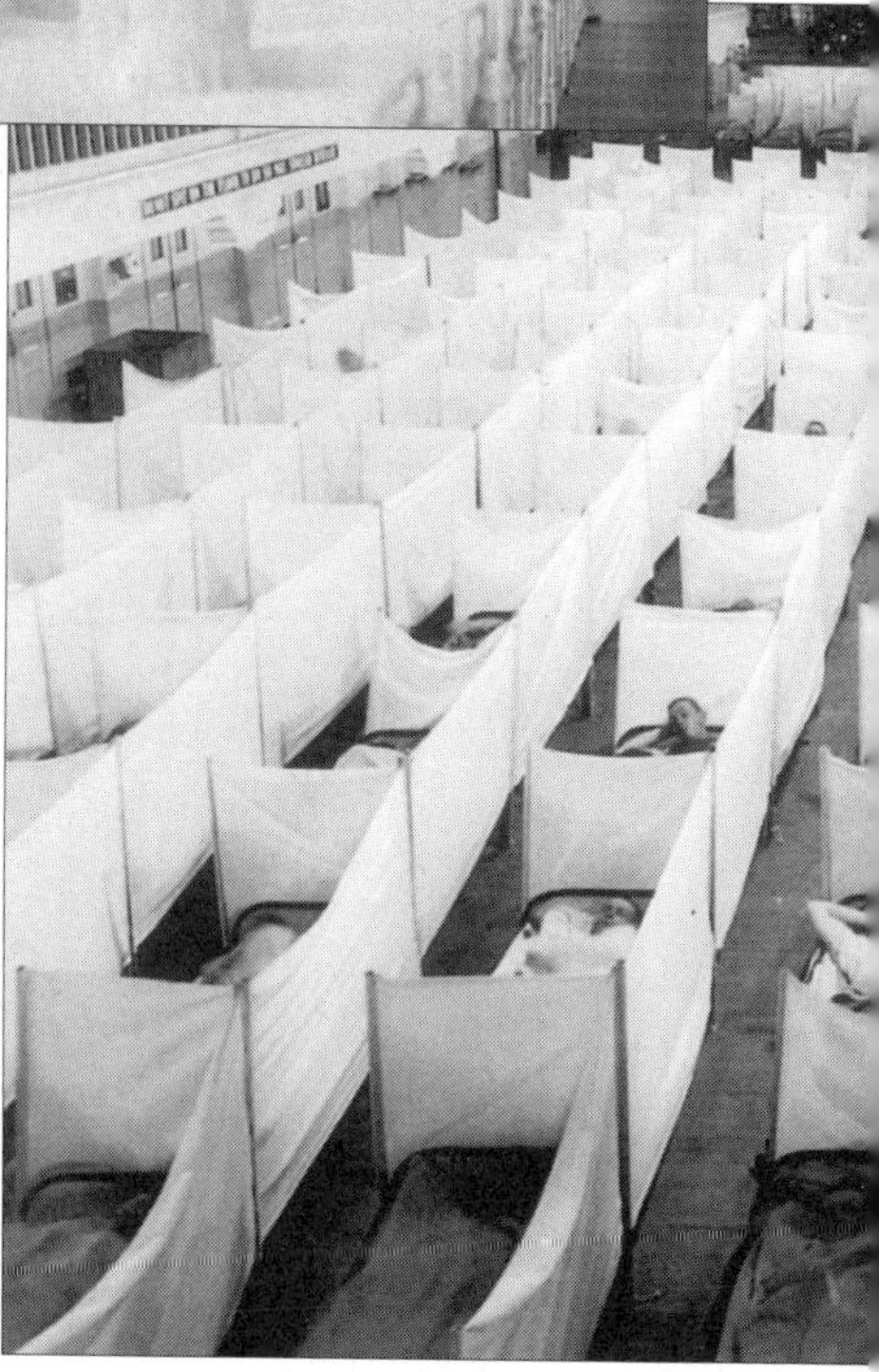

19. ウイルスは傍若無人に国中を移動した。写真では海軍の看護師と医師がウイルスの襲来に備えている。

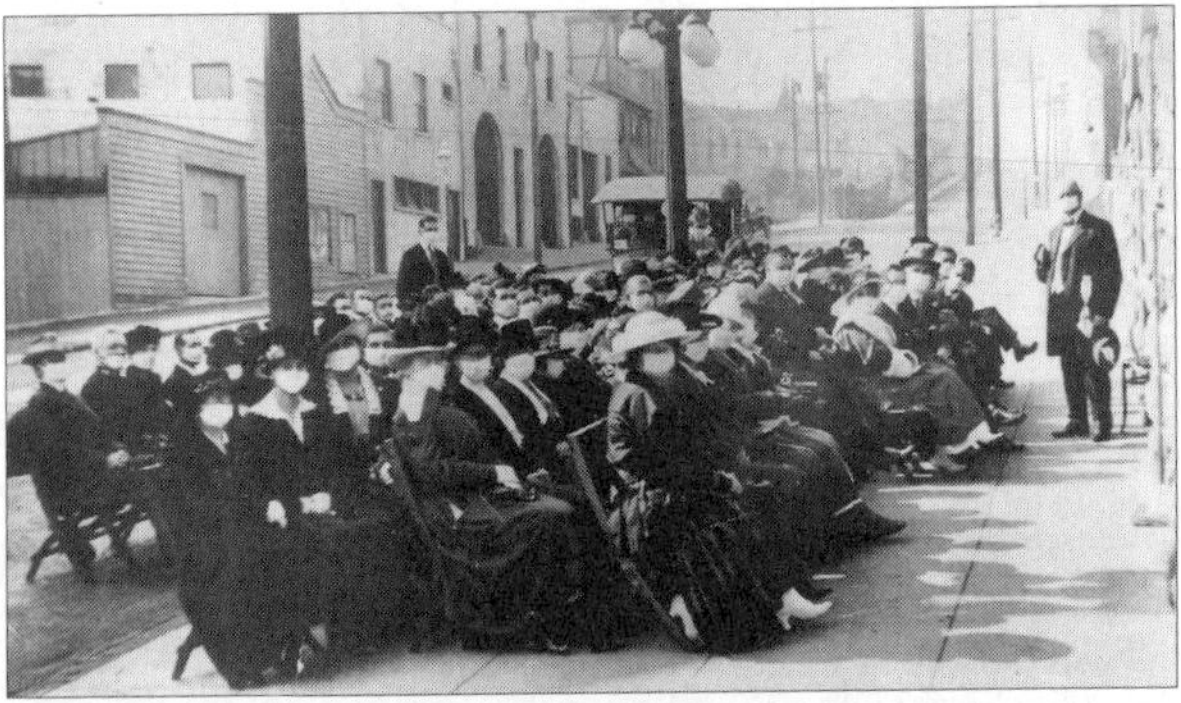

21. どの町でも集会が禁止され、市民の集まるところ――教会、学校、劇場、酒場――はすべて閉鎖された。たいていの教会は礼拝自体を中止したが、カリフォルニアのこの教会は屋外で礼拝をおこなった。厳密には閉鎖命令に違反していたが、祈りたいという信徒の要望に応じないわけにはいかなかった。

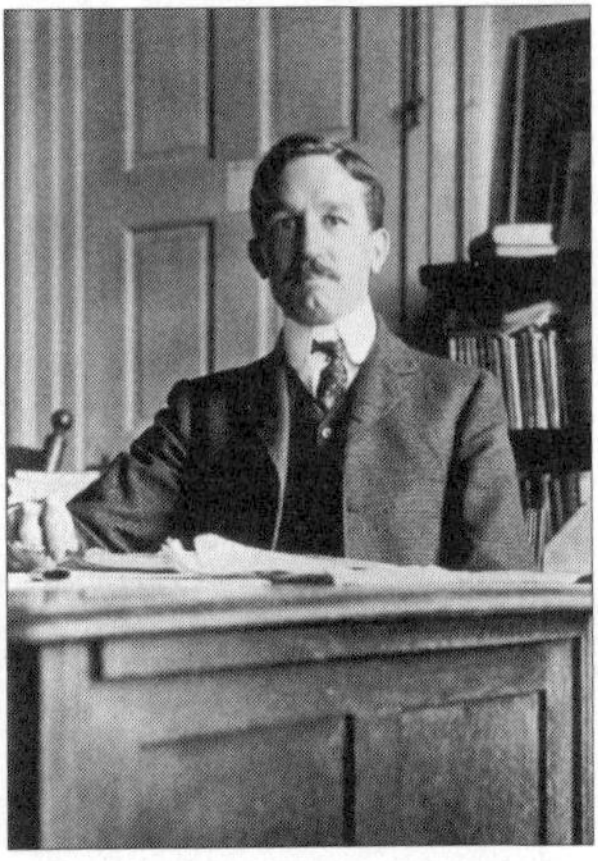

22. ルーファス・コール。ロックフェラー研究所の科学者で、大流行の発生直前に肺炎のワクチンと治療法の開発に成功した。また、ロックフェラー病院を、国立衛生研究所を含む臨床研究実施のモデル病院にした。

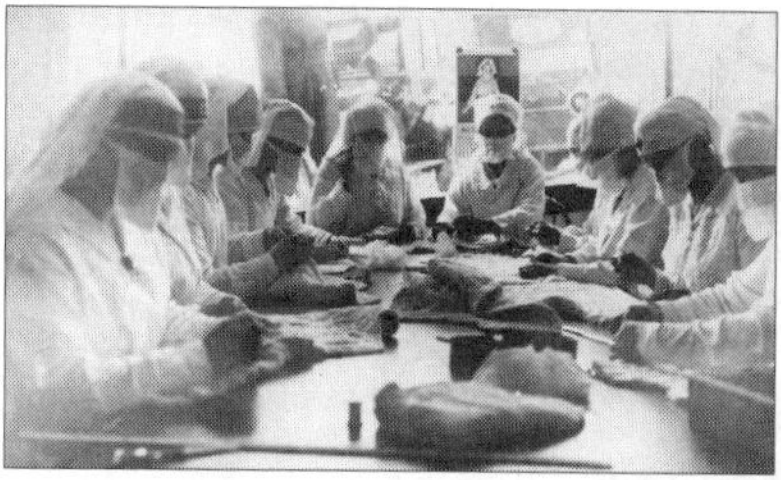

23〜25. ほかの多くの地域同様、シアトルもマスク着用を義務づけられる都市となった。赤十字社のボランティアは何万枚ものマスクを製造。警察官は全員マスクをかけた。兵士はマスクをつけたまま町の中心を行進した。

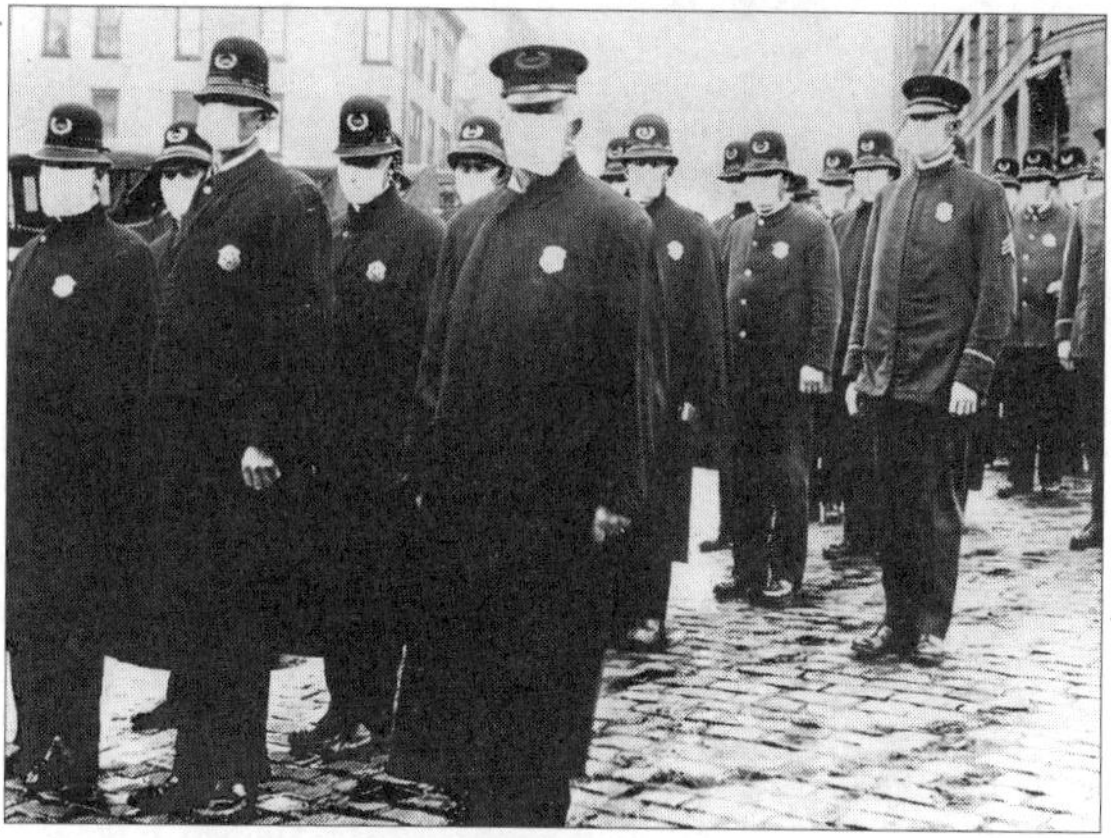

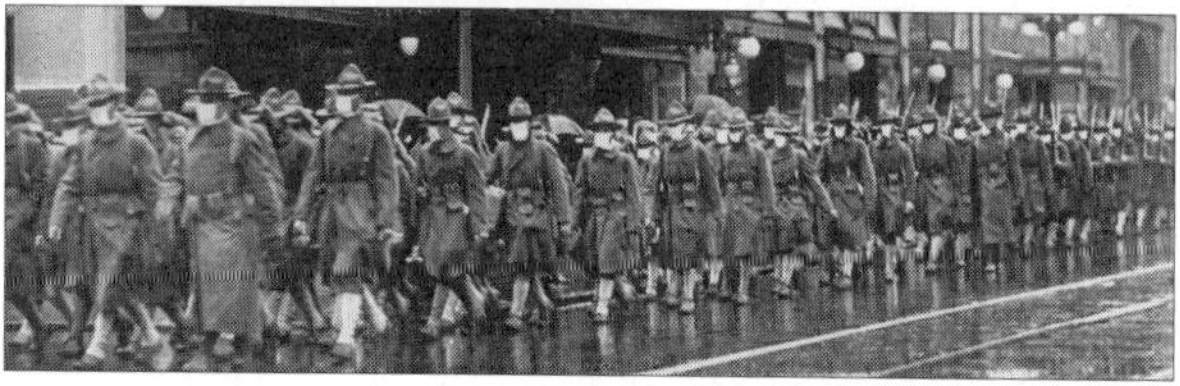

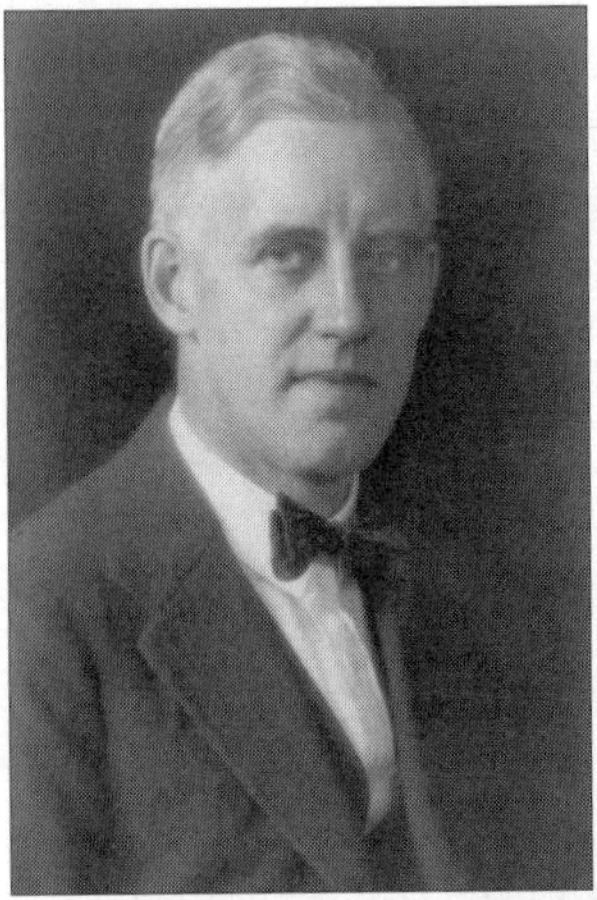

26.何人もの科学者がポール・A・ルイスを「不世出の聡明な人物」と評した。1908年には若手研究者ながら、ポリオがウイルスによって起きることを証明し、サルへの発症予防に100パーセント効くワクチンを考案した。その後ポリオワクチンが人間に有効になるまで半世紀かかった。インフルエンザについても、原因や治療法や予防薬を探し求めた優秀な研究者の一人であった。その熱心さのあまり、ついに命を落とした。

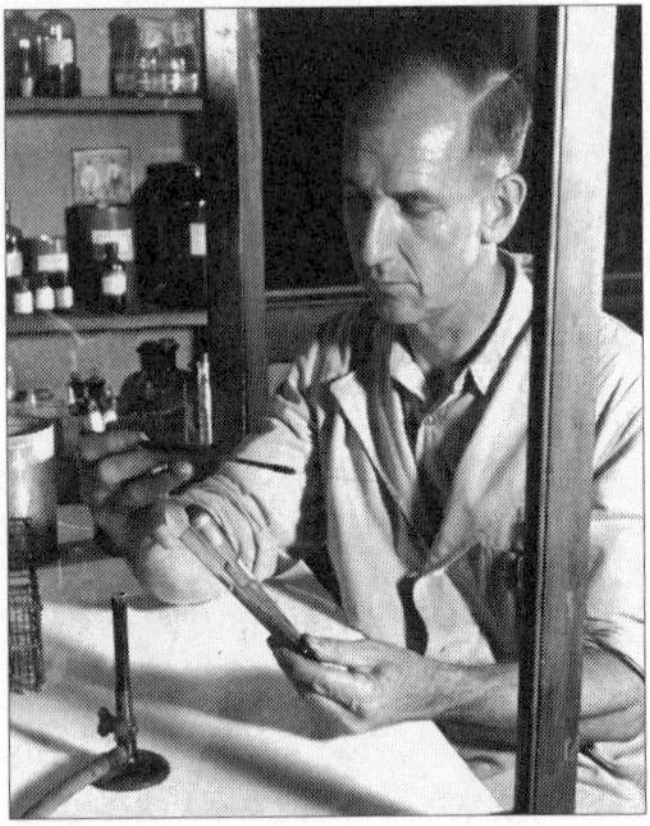

27.1920年代後半には、ルイスに師事したリチャード・ショープがインフルエンザの原因解明に重要な手掛かりを発見した。黄熱病の研究でルイスがブラジルのジャングルを訪れていたあいだ、ショープはインフルエンザを追い続けた。インフルエンザの原因がウイルスであることを証明した最初の人物。

グレート・インフルエンザ｜下

ウイルスに立ち向かった科学者たち

ジョン・バリー
平澤正夫 訳

ちくま文庫

The Great Influenza

THE STORY OF THE DEADLIEST PANDEMIC IN HISTORY

By JOHN M. BARRY

This edition published by arrangement with Viking, an imprint of Penguin Publishing Group,
a division of Penguin Random House LLC
through Tuttle-Mori Agency, Inc., Tokyo

グレート・インフルエンザ（下）●目次

Ⅶ　戦い

第21章　国策とインフルエンザ……16
第22章　医療体制の整備……43
第23章　立ち上がる人々……54
第24章　終わらないエピデミック……76
第25章　世界を駆け巡った殺人ウイルス……109

Ⅷ　停滞

第26章　翻弄される文明……136
第27章　パリ講和会議への影響……151
第28章　大流行の残したもの……170

Ⅸ　終幕

第29章　霧のなかで……190
第30章　インフルエンザ桿菌をめぐって……207

第31章　悲劇の天才……237
新版あとがき……276
謝　辞……299
訳者あとがき……304
原注……329
書誌……357
索引……367
図版出典……368

Ⅶ 戦い

第21章　国策とインフルエンザ

科学が自然と対峙する一方で、社会は自然の力と対峙しはじめた。個人や集団ではもはや対処しきれなかった。チャンスをとらえて流行病のもたらす惨状を軽減するには組織と協力と実行が必要だった。リーダーシップと、そのリーダーシップに従う機関も必要だった。

機関では集団と個人が奇妙に混ざり合っている。そこでは抽象化作用が働く。機関では、個人的な判断や、個人同士がかかわり合うときにいつも生じる感情的な反応とは別の一連の規則に従って物事が動く。機関を設立することは、人間性を奪い去り、個人のあいだに無理やり壁をつくるということだ。

しかし、機関は人間的でもある。機関は内部の人々の蓄積する個性、特にリーダーシップを反映する。困ったことに、機関は自己の利益や欲望をもつくりあげ、それを墨守し、人間の優れた習性をあまり反映しない傾向がある。機関はたいていの場合、決して犠牲にはならない。規則に従って生きていて、自主性に乏しいからだ。機関が混乱を乗り切るやり方は、芸術家や科学者とは異なり、明白な見通しのもとに組織や規則を創造するわけではない。都合の悪いことには目をつぶり、殻に閉じこもるのだ。つまり官僚的になるわけだ。

最良の機関が官僚主義の最悪の面を避ける方法は二通りある。機関のなかには真の機関と言えないものがある。それらはただの個人のゆるやかな同盟で、各個人はおおむね自由な主体で、その業績は機関に所属せず、ただほかの同僚と分かち合い、互いに利益を受ける。この場合、機関は単に個人に活動の場を与えて個人を支援する基盤を提供するだけだが、そのために1プラス1が2より大きくなる場合がよくある（ロックフェラー研究所はこのような機関である）。目的をはっきり限定し、それに集中することで、官僚主義の最大の弊害を避ける機関もある。機関のルールは次々と出される指令といったような手続き上の問題とは関係がない。むしろ、ルールはある特定の結果をどのように出すかに重点が置かれ、実際には経験に基づく指針が示される。このタイプの機関はどんなに優秀であっても創造性で劣るが、日常的な業務は効率よくこなすことができる。専門家が仕事や責務をこなそうとする場合に似ている。それでもって自分たちの任務を果たしたことになるのだ。

一九一八年において連邦政府の機関はかつてない影響力を持っていた――そしてある意味では、その後もこれほどの影響力を持った組織はなかった。しかし、機関はその影響力のすべて、そのエネルギーのすべてをあらぬ方向へ向けていた。

ウィルソン政権

アメリカは一九一七年四月、ほとんどなんの準備もないまま戦争に突入したため、兵力の動員に手間どった。しかし、一九一八年の夏には、ウィルソンは国民生活のあらゆる面に国策を徹底させ、国民の関心と意思をすべて戦争に集中させるための大きな官僚機構をつくりあげていた。

ウィルソンは食料を管理し配分する食糧庁、石炭やガソリンを配給する燃料庁、経済全般を管理する軍事産業委員会を創設した。また鉄道に物流面の規制を加え、連邦政府の資金援助でミシシッピ川の河川交易、つまり鉄道との競争に敗れた商取引をよみがえらせた。そして多くの軍用施設をつくり、各施設に少なくとも数万人もの兵士を入れた。産業も創設された。アメリカの造船所は数十万人もの労働者で賑わい、数百隻の船を進水させた。工場に供給する石炭を生産するために新たな炭鉱が掘られ、その工場でアメリカ軍はイギリス製やフランス製の武器弾薬から乳離れすることができた。第二次世界大戦のときと違い、アメリカは民主主義の兵器廠《しょう》ではなかったのだ。

ウィルソンは巨大な宣伝機関、内部スパイネットワークをつくり、住宅街にまで債券販売機を置いた。言論の抑圧に成功し、一九一八年の夏は過激な労働運動のリーダーやドイツ語新聞編集者だけでなく、実力者また議員さえも逮捕投獄——投獄期間が一〇年以上に及ぶ者もいた——することに成功した。

ウィルソンはアメリカ史上他に類を見ない方法でアメリカ人の暮らしに国策を徹底させた。政府がきわめつきの権力拡大を図ったのは一九一八年の春のことである。このときはインフルエンザの第一波がキャンプを次々と襲ったあとだったが、徴兵対象者は二一歳から三〇歳までの男子から一八歳から四五歳までの男子に広げられた。一九一八年五月二三日に至り、徴兵の監督にあたっていた憲兵隊長エノック・クラウダーが基幹産業に雇用されていない者は全員召集すると宣言し、「労働せよ、さもなくば戦え」という命令を出した。この命令で、野球のメジャーリーグのシーズンが短縮され、多くの野球選手が「基幹産業」での仕事を求めて奔走することになった。そして「拡大された対象年齢に該当する者は一年以内に召集する」ことが明言された。命令を受けたおよそ一三〇〇万人の男子はすべて、九月一二日に登録されると政府は述べた。クラウダーは「プロイセンの専制政府が五〇年近くかかったことを一日で成し遂げた」[1]と胸を張ったものだ。

この怒濤のような集中的な時の勢いは容易に覆されそうになかった。

情け容赦ない政策

その勢いは和平の見通しが出てきても覆されそうになかった。八月半ば、エピデミックの死の波が押し寄せていた頃、オーストリアはすでに和平条約締結を打診していた。ウィルソンはそれを一蹴する。エピデミックが一大猛威をふるうようになった頃、戦争の終結はわずか数週間後に迫っていた。ブルガリアは九月二九日に停戦条約に調印。九月三〇日、皇帝ウィルヘルムはドイツ国民に政党内閣を認めた。同じ日に、ルーデンドルフは政府に、ドイツは和平を探らなければ惨事――目前の惨事――に見舞われると警告した。ドイツの外交官はこの動きを各国に伝えたが、ウィルソンは無視する。同盟国、つまりドイツとその盟邦は同時に次々と離脱し、国内も分裂した。一〇月の第一週、オーストリアとドイツは連合国にそれぞれ和平を打診し、一〇月七日、オーストリアはウィルソンが定める条件で正式に和平を求める外交文書をウィルソンに送った。一〇日間――戦いと死の日々――が過ぎても、オーストリアの文書に対して返答はなされなかった。

以前、ウィルソンは「勝利なき和平」について、そのような和平こそ唯一持続する和平だと思うと語ったことがある。しかしいまは、まもなく戦争が終わるというそぶりすら見せなかった。戦争が終わったという噂は国民の間に興奮をもたらしたが、ウィルソンはその噂をすぐに否定した。態度をやわらげることもしなかった。ウィルソンはこのとき、自分が死ぬまで戦おうとしていたのではなかった。ただ相手を殺すために戦っていた。戦うためには残虐に、情け容赦なくやらなければならないと言っていた。行け！　ウィルソンは命じた。「行け！　力の限り行け！　惜しまず、果てしなく行け！　正しい勝利の力こそ正義を世界の法にする。そして利己的な支配を塵芥のなかに叩き込むのだ」

その意思を反映し、自由国債募集の猛烈な勢いはとどまるところを知らず、炭鉱や造船所での熱狂的な生産増強はとどまるところを知らず、ドイツの完全降伏を主張する論説や関連記事もとどまるところを知らなかった。特に政府内部では歯止めがなかった。それどころか、ウィルソンは力の限り――国を挙げて――完全な勝利に向かってさらに、さらに圧力を加えた。

ウィルソンとその政府が和平の見通しになんら動じなかったとすれば、ウイルスに動じるはずもなかった。そしてアメリカ政府は目標の変更に消極的で、それどころか頭からそれを拒否し、それによって犠牲者の数を増やすことになった。ウィルソンはこの病気に対し、一般人の注意を喚起しようとせず、政府の方向は変わらなかった。インフルエンザ患者を救済しようとしても、食糧庁、燃料庁、鉄道庁などからはまったく支援が得られなかった。ホワイトハウスそのほかの上級官庁からも指導はなく、優先的取り扱いを受けることも何らかの調整がされることも資源の配分がなされることもなかった。

軍部、特に陸軍はこのウイルスに向き合っていた。ゴーガスは緊急事態に備えて自分でできること、人ができることはすべてやった。しかし軍部は民間人に援助の手を差し伸べようとはしなかった。それどころか、さらに民間の資源を要求した。

ウエルチがディベンズの検死室を出て、ゴーガスの部屋に電話をしたその日のうちに、移送はやむを得ない場合を除きすべて中止し、いかなる場合でも患者のいるキャンプからの移送はおこなってはならないというウエルチの警告が陸軍参謀長に伝えられた。「キャンプ・ディベンズの死者はおそらく五〇〇人を超える……キャンプ・ディベンズの事態はほかの大規模兵舎でも十分に起こりうる。新兵がこの病気に感染するのはほぼ確実だ」

ゴーガスの上司はこの警告を無視した。キャンプ間には動きが停止する気配はまったく見られなかった。数週間後にキャンプが麻痺状態に陥り、数万人もの兵士が死亡またはは瀕死状態になるまで、軍はなんの措置もおこなわなかった。

しかし、行動を起こした男が一人いた。九月二六日、まだそれほど多くのキャンプでインフルエンザ患者が出ていなかった頃、憲兵司令官エノック・クラウダーは次の徴兵をとりやめることにした（その次の徴兵もとりやめた）。予定では一四万二〇〇〇人が兵営に送られることになっていた。

これはアメリカ海外派遣軍担当ジョージ・パーシングの衰えを知らない兵員要求と裏腹にとられた大胆な手法であった。パーシングはフランスで前進を続け、同じ日の朝にムーズ・アルゴンヌ地方に大規模な攻撃をかけた。アメリカ軍が塹壕から飛び出すと、ドイツの部隊がこれを粉砕した。アメリカ軍に立ち向かった司令官、マックス・フォン・ガルビッツ大将は公式記録にこう記した。「もはや心配なし」[2]

　にもかかわらず、クラウダーはすぐに行動を開始し、おそらく数千人の命を救ったと思われる。しかし、徴兵を中止したのは命を救うためではなかった。この病気が非常に手《て》強《ごわ》く、兵営で大混乱が起こっていることを知っていたからである。病気が終息するまでは訓練どころではなかった。召集兵をさらにこの混乱のなかに送り込めば、混乱をさらに大きくし、秩序の回復と兵士の増員が遅れるだけだと考えたのだ。『大聖堂内の殺人』のT・S・エリオットのひそみに倣えば「間違った理由で正しいことをする大反逆」ということになろうか。しかし、クラウダーのおかげで生きながらえた人々はこの詩人の考えに同感しないであろう。

　しかし、クラウダーの決定とゴーガスが率いる軍医療部隊の努力とは連邦政府の対応に見られたほんの小さな光明にすぎなかった。ほかの軍の決定はさほどよくなかった。戦闘で死傷者の出た部隊、インフルエンザで兵員が死亡したり、そこから回復したばかりの部隊、前線から外して休息が必要な部隊と交代させる新しい軍隊をパーシングはなおも要求した。連合軍は、すべて元気のいいアメリカ人青年をほしがっていた。

軍は病気流行のさなかにあってフランスに兵士を送り続けるべきかどうか決断を迫られた。犠牲者についての情報は得ていた。軍は犠牲者についてよく知っていた。

リバイアサン号

九月一九日、軍医総監代理チャールズ・リチャード——ゴーガスはヨーロッパにいた——は軍司令官ペイトン・マーチ大将宛ての手紙で、「感染が判明しているかまたは病気に接触した部隊は、病気が隊からなくなるまで海外任務に出さないようにすべきだ」[3]と訴えた。

マーチはこの警告を受けたが、なんの措置もとらなかった。バージニア州ニューポートニューズの乗船所で軍医長が同じ警告を、さらに強く繰り返した。「（兵員輸送船の）状態は前回の（インフルエンザ）発生からの免疫を獲得していない兵士を詰め込んだ弾薬庫のようなものだ。遅かれ早かれ火がつくだろう。これに対し、前回の流行で免疫ができている軍隊の船には火薬はついていない」[4]。だが、この警告も無視された。総監室は海外へ向かう部隊を出発前の一週間隔離するか、船内が過密にならないようにするよう要請した。[5]しかしマーチはなんの措置もとらなかった。

その間にリバイアサン号には兵員が乗り込んでいた。リバイアサン号はかつてファーターラント号の名でドイツがつくった自慢の世界最大の客船で、このクラスの船のなかでは一番速かった。アメリカが参戦したとき、船はニューヨークに停泊していたが、船長は破壊行為や自沈に走らなかった。アメリカで没収されたドイツ船のうち、リバイアサン号だけは破壊されなかった。九月半ばフランスから帰港する途中、インフルエンザで死亡した乗員と乗客数名が海に葬られていた。ほかに病に侵されてニューヨークに到着した者もいた。海軍次官補フランクリン・ルーズベルトもその一人である。ルーズベルトは岸壁でストレッチャーに乗せられ、東六五番通りの母親の家まで救急車で運ばれた。[6] 側近のルイス・ハウと話もできないほど重症で、ハウはほとんど毎時間ルーズベルトの主治医と連絡を取っていた。

その後数週間で、リバイアサン号などの兵員輸送船は約一〇万人をヨーロッパへ輸送した。この航海は、キャンプ・グラントからキャンプ・ハンコックへ三一〇〇人の兵士を運んだ列車と同じ経過をたどった。死の船と化したのである。

軍は医療部隊からの懇請をほとんど無視していたが、航海前にインフルエンザの症状が出ている者はすべて排除した。そしてインフルエンザを抑えるため部隊は船上で隔離された。憲兵がピストルを振りかざして隔離にあたった――リバイアサン号では四三二人の憲兵が担当した――兵士たちは船の後部の離れた場所に封じ込められ、防水扉で閉ざされた別室に詰め込まれ、幾重にも重なった寝棚に横になったり、隙間の空いているところでだべったり、ポーカーをしたりする以外、ほとんどすることがなかった。潜水艦の攻撃を恐れて夜は舷窓が閉められたが、日中もドアを閉めており、過密状態だったために換気が追いつかなかった。デッキに上がり、外気に触れることは制限されていた。狭苦しいところに入れられた何百人もの男の汗と臭い――各室いずれも四〇〇人くらいまで入れられた――がたちまち鼻をついた。鉄の寝台、鉄の床、鉄の壁、鉄の天井に音がこだました。まるで檻《おり》のなかの動物のような生活をしていた兵士たちは、次々と閉所恐怖症となり、ストレスがたまっていった。だが少なくとも自分たちは安全だと思っていた。

兵士をグループに分けて隔離するにしても問題があった。兵士は食べなければならなかった。彼らはグループごとに食堂へ行ったが、同じ空気を吸い、自分の口に当てる手でほかの兵士が数分前に触ったテーブルやドアに触れた。

出発前にインフルエンザの症状がある者を排除したにもかかわらず、港を出発してから四八時間もするとインフルエンザに倒れた兵士や水兵たちで医務室はパンクした。患者が寝台に次々と運ばれ、空いているところはすべてふさがった。咳をし、血を流し、うわごとを言うので、健康な者は大部屋を次々移動させられた。看護婦も病気になった。やがて地獄が始まった。

バーモント五七連隊の連隊長、ギブソン大佐はリバイアサン号での体験をこう記している。「船はぎゅうぎゅう詰めだった。インフルエンザが恐るべき速さで増殖してもおかしくない状況だった。病人は瞬く間に増え、政府はその状態を知らされていた。しかし、連合軍への兵員派遣の要求があまりに強かったため、何が何でも先へ進むしかなかった。医者や看護婦も病気に倒れた。手を貸せる医者や看護婦はみんな忍耐の限界まで使われた。夜がどんな状況だったか、実際に見ていない人には想像がつかない……恐怖のあまりうめき声や叫び声が上がり、治療を求めてわめく者が混乱状態に拍車をかけ、まさにこの世の地獄が支配していた」[7]

ほかの船でも同じことが起こっていた。患者の出血で床は血の海となり、健康な者はその血を踏みつけて船のなかを動きまわったため、デッキは濡れてつるつるすべった。[8]とうとう医務室にスペースがなくなり、仮の医務室に使える場所もなくなると、衛生兵と看護婦は患者をまとめてデッキへ出しはじめ、何日も置きっぱなしにした。ブリトン号に乗っていたロバート・ウォレスは嵐のなかでデッキに寝かされていたのを覚えていた。船は揺れ、海水は排水口にかぶさり、ウォレスとほかの患者の上に押し寄せた。服や毛布までびしょ濡れになり、彼らはただ咳き込み、水を吐き出すばかりだった。そして毎朝、付き添いが死体を運び去った。[9]

当初、人々が死亡する間隔は二、三時間ごとだった。リバイアサン号の記録には「午後一二時四五分、アール・トンプソン一等兵、4252473、所属部隊不明、船上で死亡。午後三時三五分、オーリーダー一等兵、船上で肺葉肺炎により死亡」と記されている。しかし、ニューヨークを出航してから一週間もすると、当直将校はもう「船上で死亡」[10]の記録、死亡兵が所属する軍組織の確認、死因の記録に手間ひまをかけなくなった。名前と時刻だけ書けばよかった。午前二時に二人の名前、二時二分にもう一人、二時一五分にさらに二人といったふうに一晩につけた記録は死亡の羅列で、朝七時五六分、八時一〇分、もう一人八時一〇分、八時二五分と続いた。

　海上での埋葬が始まった。やがて埋葬というより衛生上の作業になった。累々《るいるい》とデッキに並べられた遺体は、二言、三言言葉をかけられ、名前を呼ばれ一体ずつ海へ落とされていった。ウィルヘルミナ号に乗船していたある兵士は、同じ船団の別の船グラント号から遺体が海に落とされるたびに立つ波を見ていた。「涙をこらえた。喉の奥が締めつけられるようだった。名前も刻まれることなく海のなかに沈められる死、最悪の形の死だった」[11]

浮かぶ棺桶

　輸送船は浮かぶ棺桶と化した。一方、本国の兵営の状況はさておき、フランスではインフルエンザによって部隊が壊滅状態になっていた。アメリカ軍がおこなったこの戦争最大の攻撃、ムーズ・アルゴンヌ攻撃戦さなかの一〇月後半、第三師団では怪我よりもインフルエンザで前線から撤退した兵士のほうが多かった[12]（アメリカとヨーロッパにはほぼ同じ数の部隊がいたが、ヨーロッパのインフルエンザ死亡者数は米国の半分にすぎなかった。おそらく、前線の兵士たちは最初の軽いインフルエンザの波に接触していたため、ある程度の免疫ができていたと思われる）。ある軍医は一〇月一七日の日記に、この流行病で「なんの役にも立たない病院もあった。避難所一一四号は軍医もいないのに何百人もの肺炎患者であふれ、数十人規模で死亡者が出ている[13]」と記した。

治療が必要な者をさらにこの大混乱のなかに送り込んだところでほとんど意味がなかった。どれだけの兵士が航海中に死亡したか、その数字を出すのは、特に船内で感染し、のちに陸上で死亡した兵士まで入れるとなると不可能だ。一人の死者に対して、最低四、五人は何週間も動けないほど症状の重い患者がいた。こうした人々はヨーロッパへの援軍というよりもむしろ重荷になった。

ウィルソンはインフルエンザのことを公表しなかった。一瞬たりとも目標を変えようとしなかった。しかし、ウィルソンの信頼を置く人々がこの病気について、特に輸送船での無駄な死について口を開いた。その中心人物はほかでもない、海軍大将でウィルソンの主治医であったケアリー・グレーソンである。グレーソンは大統領在任時のテディ・ルーズベルトとウィリアム・ハワード・タフトの主治医を務めていたこともあった。非常に能力があり、きっちりと仕事をこなしていたグレーソンは心ならずも顧問役にさせられ、ウィルソンの腹心となった(一九一八年にウィルソンが脳卒中で倒れたあと、グレーソンはウィルソン夫人と手を組み、事実上国を動かしていたと非難されることになる)。また、ゴーガスとウエルチからも信頼を得、二人と良好な関係を築いた。おそらく軍の医療部がグレーソンに話をもちかけ、グレーソンが陸軍参謀総長ペイトン・マーチ大将にヨーロッパへの兵員の輸送を中止するよう提言したようだ。[14] マーチはこれを拒否した。

グレーソンは、マーチを一〇月七日にホワイトハウスに呼んでこの問題について討議するようウィルソンを説得した。その夜遅くウィルソンとマーチは会った。「マーチ大将、能力と愛国心において間違いのない人物が私のところに人をつかわして、インフルエンザの大流行がおさまるまでフランスへ兵士を送ることを中止するよう言った。君はこの輸送中止を拒否するのかね」[15]

マーチはゴーガスの総監室から受けたアドバイスについて何も触れなかった。可能な限りの予防措置は取っていると言い張った。部隊は上陸前に検査を受け、病気の者は選別された。いよいよ大西洋を渡る前に重症に陥った患者をノヴァスコシア州ハリファックスで降ろした船もいくつかあった。アメリカの部隊がどんな理由であれフランスへ渡るのをやめれば、ドイツの士気が高まっただろう。確かに、船内で死亡した兵士はいたが、マーチは言った。「そういう兵士もみなフランスで死んだ仲間と変わりなく、しっかりと任務を果たして死んだのです」[16]

あと一カ月あまりで戦争は終わろうとしていた。エピデミックにより、事実上、兵舎での訓練はすべて不可能となった。ドイツの国会――皇帝ではなく――がすでに政権を受け継ぎ、和平を打診する一方、ドイツの同盟国はすでに崩壊するか降伏し、オーストリアの場合、ウィルソンの指示どおりの条件で和平を求めていた。しかしマーチはなおも主張した。「いかなる理由があっても部隊輸送をやめてはなりません」

マーチはのちに、ウィルソンが椅子に座って振り返り、非常に悲しげな表情で窓の外をぼんやりと眺め、ふっと小さなため息を漏らしたと記している。結局、エピデミックを前にしながら軍の行動としてはそれを無視し続けるしかなかったのだ。軍はひたすら兵員輸送船を海外へ送り続けた。[17]

ブルーの昇進

ウィルソンは軍に蔓延するインフルエンザに対してヨーロッパへの兵員移送を気にしただけで終わったが、民間人に対してはそれ以上に何もしなかった。公には何も表明しないままだった。ウィルソンが個人的に何かを言ったという形跡もなく、病気とどう取り組むかについて政府の民間部局に問いかけた形跡もない。

ウィルソンは力のある人物、実力者を政権内部に起用し、決定権を委ねた。彼らは国の思想を支配し、国の経済を支配した。しかし保健衛生面で真に責任を持つ者はいなかった。米国公衆衛生局長ルパート・ブルー衛生総監がその任務を担うはずだった。だが、ブルーは力のある人物ではなかった。

角ばった顔に角ばった頑丈な体格をし、アマチュア・ボクサーでもあったブルーは、すっかり中年になってはいたものの肉体的にはきわめて強健だった。しかし問題処理の仕方、リーダーシップにおいては強くなかった。まったく新しい分野、同僚が荒野で何十もの方向に向かって新しい道を切り開いているというような分野にブルーが入っていっても、鍬《くわ》入れひとつせず、専門家としての勇気を示すでもなく、心底から熱意を傾けることすらなかった。頭が悪かったわけではなかろうが、真に知的な厳格さ、あるいは重要な問題を提起する創造性に欠けていたのである。さらに、公衆衛生面で真の専門的能力や洞察力を発揮することもなかった。

公衆衛生の科学的問題で実際に医学界を引っ張っていた指導者は、ブルーなど取るに足りない人物と見ていた。ウエルチとボーンは米国学術研究会議への公衆衛生局代表をブルーに指名させず、自分たちで評価する公衆衛生局の科学者を選んだ[18]。ケアリー・グレーソンはブルーを軽視するあまり、国立の公衆衛生機関を別に設立しようとした（タマニー派がニューヨーク市衛生局を乗っ取ると、グレーソンはその試みをあきらめた[19]）。ブルーは与えられた任務をきちんとこなすというだけで公衆衛生局長となった。外交術にたけた巧妙な策士として大きなチャンスをつかんだ。ただそれだけの人物だった。

ブルーは一八九二年に医学の勉強を終え、すぐに公衆衛生局に入り、そこでずっと仕事をした。ボルティモア、ガルベストン、ニューオーリンズ、ポートランド、ニューヨーク、ノーフォークなど港から港へ転勤を重ね、病院や隔離施設で働き、衛生問題にも取り組んだ。一九〇三年にサンフランシスコで発生した腺ペストとともにチャンスが訪れた。別にもう一人衛生局の高官がいて、非常に尊敬を集めていたが、ペストはこの町にないと主張する地元の自治体や産業界の指導者らと長い間対立していた。ブルーはペストの発生を証明しなかった――サイモン・フレクスナーは問題解決のため送り込まれた科学チームの一員だったが、研究室でペスト菌を実証し、ペストの発生を証明した――が、ペスト制圧の取り組みに協力することを地元当局から不承不承ながら取りつけた。これは簡単にできることでなかった。ブルーはネズミの駆除に目を光らせる一方、「州の利害関係すべての調整にもあたっていた」[20]とある報告はほめちぎっている。

この成功で、ブルーは実力者と知り合うことができた（しかしネズミから野生のげっ歯類へのペストの蔓延防止には成功しなかった。今日ではペストはリス、プレーリードッグなど太平洋沿岸の大部分や内陸のアリゾナ、ニューメキシコ、コロラドなどの動物に存在する）。一九〇七年にペストがサンフランシスコで再び発生すると、ブルーは呼び戻され、再び成功し、さらに実力者と知り合うことができた。一九一二年にブルーは公衆衛生局長に昇格する。同年、議会は公衆衛生局の権限を拡大した。その地位にあって、ブルーは当時、医療専門家が支持していた国の医療保険を強く推し進め、一九一六年、米国医師会の会長に就任した。就任演説でブルーは、「健康保険はこれからの社会的立法に大きな一歩を築くことは間違いない[21]」と言明した。

ウィルソンはわざわざ新しい公衆衛生局長を選任しなかったが、戦争が始まると同局を軍の一部に組み込んだ。これまで、公衆衛生局は主に入港する船を検査する数カ所の検疫所、商船の船員や若干の連邦政府職員に医療をおこなう海上病院事業および衛生研究所からなっていた。そしてここにきて国民の健康を守る責任を負うことになり、あわよくば国はより多くの軍需品を生産することができるようになった。ブルーのほうは職務の拡大とともに成長したわけではなかった。

エピデミックが発生する前に、ゴーガスは数百万の兵士を病気から守ろうとできる限りの手を打った。その右腕の海軍軍医総監ウィリアム・ブレイステッドはゴーガスにほとんど協力しなかったが、ボストンのロズノーやフィラデルフィアのルイスなどを支援していた。

ブルーはそれとは対照的で、何もしないどころかそれ以上にひどかった。関連研究を妨害したのだ。一九一八年七月二八日、ブルーは衛生研究所のジョージ・マッコイ所長が要請したロックフェラー研究所の活動を補完するために計画された肺炎研究の資金一万ドルの拠出を拒否した。議会は一九一二年に「人間の病気とその蔓延に影響を及ぼす条件」を研究する権限を公衆衛生局に与えたが、ブルーはマッコイの「研究はただちに法の執行を必要とするような研究ではない」[22]と決めつけたのである。

ブルーは米国内でインフルエンザが発生する可能性があることを知っていた。八月一日、『月刊メンフィス医学』はブルーの警告コメントを掲載した。しかし、ブルーは発生を封じ込める準備をしたわけではない。病気が死を招くことが証明されてからもなお、ルーファス・コールが局長室にデータ収集を催促したあともなお、ブルーも局長室も、この病気の情報を世界のどこからも集めようとしなかった。そして、危機に備えた取り組みを何ひとつさせなかった。

ブルーの部下も似たり寄ったりだった。コモンウェルス埠頭での発生は八月末に始まり、九月九日には新聞で「ボストン港の駐屯地にあるすべての病院のベッド」はインフルエンザ患者でいっぱいになり、キャンプ・ディベンズではインフルエンザ患者が三五〇〇人、マサチューセッツの病院は民間人の患者であふれていると報じられた。だが、地元の公衆衛生局の役人はのちに、「この病気の第一報が事務所に届いたのは九月一〇日だった」という始末だった。

インフルエンザウイルスは九月四日にニューオーリンズに達し、グレートレークス（五大湖）海軍訓練所には九月七日、コネティカット州ニューロンドンには九月一二日に達した。

九月一三日になって初めて公衆衛生局は「ヨーロッパ諸国での混乱により、当局はこの病気の性質や蔓延について信頼できる情報は何ひとつ得ることができなかった[23]」と公表した。同じ日、ブルーはすべての検疫所に入港する船にインフルエンザ検査をおこなう旨の通達を出した。しかし、その命令は「地元の衛生当局が通知するまで[24]」感染した船の入港を延ばしたにすぎなかった。

後日ブルーはあまり厳しい措置を取らなかったことについて弁解した。これはインフルエンザだ、ただのインフルエンザだと言っているようにみえた。「インフルエンザに、厳格な隔離を強行するのは明らかに不当なのではないか[25]」

入港検疫はいずれにしてもうまくいかなかった。ウイルスはすでに上陸していた。ブルーの出した通達は公衆衛生局、ましてや国が病気の猛攻撃に対処するうえで努力がいかに足りなかったか——実際、ブルーは何もしていなかった——を示していた。

ウイルスは九月一七日にピュージェット湾にまで及んだ。

九月一八日になってやっと、ブルーはアメリカのどの地域にこの病気が広がったかを調べようとした。

九月二一日土曜日、ワシントンDCで最初のインフルエンザによる死者が出た[26]。死亡したのは鉄道車掌助手のジョン・キオールで、四日前にニューヨークでこの病気に接触していた。同じ日に、バージニア州ピーターズバーグ郊外のキャンプ・リーで六人が死亡し、ニュージャージー州のキャンプ・ディックスでは一三人の兵士と看護婦一人が死亡した。

それでもブルーはほとんど何もしなかった。九月二二日日曜日、ワシントンの新聞に、すぐ近郊のキャンプ・ハンフリーズ（現在のフォートベルボア）で六五人が感染したことが報じられた。

動きだした議会

ついに、地元の新聞が、ようやく政府のこの病気に対する最初の警告をこうした報道のすぐ隣に囲み記事にして発表した。

インフルエンザ予防のための公衆衛生局長からのアドバイス[27]

むやみに人混みに行かない。

咳やくしゃみをするときは手で口を覆う。

呼吸は口からではなく鼻で。

3Cを忘れずに。口、肌、衣服を清潔に（Clean mouth, clean skin, and clean clothes）。

戦いに勝つ決め手は食べ物。よいものを選び、よく嚙んで食べること。
食事の前は手を洗う。
胃腸の老廃物をためないように。
きつい衣服、靴、手袋は避ける――自然を囚人にするのではなく、仲間とするように。
きれいな空気は思い切り吸い込む――深呼吸をする。

こんなふうに一般論を示したところで、病気が軍のキャンプからキャンプへと飛び火し、多くの兵士を死に至らしめていることを知る市民を安心させることはほとんどできなかった。三日後、ワシントンで二人目のインフルエンザによる死者が出た。ジョン・ジェインズといい、最初のワシントンでの死者と同様、ニューヨーク市でこの病気に感染していた。その日は陸軍、海軍および赤十字の上級医療担当者がワシントンで会合を開いた日でもあり、各州を支援するにはどうしたらよいかが検討された。ブルーも公衆衛生局の代表者もその会合には出席していなかった。その会合では二六の州がインフルエンザの症例について報告した。

ブルーは依然として病気と戦う組織的計画を立てていなかった。取った行動は二つだけだった。病気を予防するにはどうしたらよいかというアドバイスを発表したこと。および以下のような文書を書いて全米科学アカデミーに病原体の確認を依頼したことである。「インフルエンザ発生が軍需生産に重大な影響を与えるとの観点から、当局はあらゆる手を尽くしたいと考える。学術研究会議のほうで、感染源となっている微生物の性質について適切な研究を整えていただければ幸甚である」[28]

クラウダーは徴兵を中止した。ブルーはそれでも非常事態に対応しようとしなかった。それどころかワシントン市担当の公衆衛生局高官は警告を発するほどの事態ではないと報道関係者に繰り返した。

おそらくブルーは公衆衛生局の権限を越えて何らかの行動をとろうとは考えていなかったのだろう。ブルーのもとにあって、同局は完全に官僚主義的な機関、しかも悪い意味での官僚主義に陥っていた。つい一〇年前、アメリカ全土を襲った最後の黄熱病[29]にニューオーリンズがやられたとき、ブルーはここが任地で、連邦政府がこの地域流行病と戦う費用を立て替えるため二五万ドルを――前払いで――支払えと、公衆衛生局はニューオーリンズに要求したものだ。それでいて、わずか数週間前、ブルーは局の主任研究員から、ロックフェラー研究所でコールとアベリーが共同で肺炎を研究する費用を出してほしいとの要請を受けたのに、それを拒否したばかりだった。

しかし、知事も市長も援助を要求し、ワシントンにいるすべての人に助けを求めた。特にマサチューセッツ州の当局は州外からの援助、州外からの医者、州外からの看護婦、州外からの研究支援を求めた。マサチューセッツの死亡者はすでに数千人に達していた。サミュエル・マッコール知事は他州の知事に電報を打って援助を求め、九月二六日には正式に連邦政府にも援助を要請した。

一番必要なのは医師と看護婦だった。医師と看護婦、特に看護婦。病気が蔓延するにつれ、ウエルチ、ボーン、ゴーガス、多くの内科医、そしてついにブルーからさえも警告が発せられるに及んで議会が動きだした。公聴会や審議を経ないで、公衆衛生局に一〇〇万ドルが支出された。この支援金は、ブルーが緊急任務の医師五〇〇〇人を一カ月雇うのに十分な金額だった——使いものになる医師を五〇〇〇人雇うことができればの話だが。

日々——いや、時間を追うごとに——ウイルスとそれによる死者が爆発的に勢いを増して広がるのが明らかになってきた。ブルーはいかにも初めて気がついたかのように、この金額では少なすぎると思った。ブルーは金額について議会に苦情を述べてはいない。増額を求めた記録も残っていない。しかし、議会が予算支出を認めたその日に、みずからより多くの援助金と支援を赤十字戦争協議会に要請した[30]。

赤十字社は政府と密接な協力のもとに動いていたが、政府の資金や指示は受けなかった。公衆衛生に携わるという責任もなかった。だが、ブルーが要請する前から、赤十字社はこのエピデミックと戦うため資金をすでに割りふっており、独自の取り組み——大規模な取り組み――を組織しはじめていた。看護部門は「国土防衛看護婦」、すべて女性からなる十分な専門能力を持った看護婦で、年齢、障害、結婚などにより従軍勤務ができない看護婦をすでに動員しはじめていた。赤十字社は国内を一三の地域に分け、各地域の看護委員長は、看護教育を受けたことのある者全員を集めるように命じられた。それは現役看護婦や看護学校を中退した者だけでなく、――赤十字がすべての看護学校に問い合わせた結果――自宅で病人の世話をする赤十字社の看護コースを履修した者にまで及んでいた。各地域は、一番人手が足りない地域へ出動できるよう移動看護部隊を最低一隊は組むように指示を受けていた。そして政府内部から援助を求められるまでもなく、赤十字戦争協議会は「スペイン風邪の流行との戦いに目下必要な緊急対策資金」[31]を設けていた。そして協議会はただちに、緊急資金をはるかに上まわる金額を支出することに同意した。

ようやく、ブルーも公衆衛生局の組織化に動きはじめた。一番必要なのは医師と看護婦だった。医師と看護婦。しかし、その頃にはウイルスは国中に広がっており、周辺地域、海岸線に腰をすえ、デンバー、オマハ、ミネアポリス、ボイシなどの内陸地にまで進行していった。アラスカにも浸透し、太平洋を越えてハワイにまで到達した。プエルトリコにも現れた。西ヨーロッパ、インド、中国、アフリカにも渡っていまにも爆発せんばかりだった。

昔も今も科学者による科学者のための雑誌である『サイエンス』は、「現在発生している流行病は電撃的に唐突に現れ、どうすることもできない激流のように暴れ、狂暴で異様な影響をもたらしている。この病気はゆっくり、知らぬまに蔓延することはない。発生すれば、その存在感は驚異的である[32]」と警告した。

一番残酷な月は四月でなく一〇月だった。

第22章　医療体制の整備

米国内外で吹き荒れるインフルエンザの嵐を止められるものは何もなかったであろう。徹底的遮断と隔離によって進行を妨げ、一時的な抑止帯をつくることぐらいしか打つ手はなかった。

重症急性呼吸器症候群、すなわちＳＡＲＳと呼ばれる新たな病気の発生を抑止するため二〇〇三年に取られたような徹底的な対応だったら効果があったかもしれない。だが、インフルエンザはＳＡＲＳほど簡単に抑止できるものではなかっただろう——インフルエンザのほうがはるかに伝染しやすいからだ。

だが、インフルエンザの蔓延を何らかの方法で遮断すれば、大きな効果が得られたはずだ。ウイルスは時間がたつにつれ弱まるからである。ウイルスがやってくるのを遅らせるか、地域での拡大を少し抑えるだけで——たったこれだけの成功で——数千人もの命を救うことができたかもしれなかった。

徹底的な対応には前例があった。わずか二年前に、東海岸の都市はポリオの発生に対し、最も厳しい対策を立てて戦った。ポリオが蔓延した町の公衆衛生当局はいずれも水も漏らさぬ体制をとった。しかし、これはアメリカが参戦する前の話であった。インフルエンザに対してはこれと比較できるような取り組みはなされなかったし、ブルーは軍務に介入しようとすらしなかった。

それでも、公衆衛生局と赤十字社には重要なことを成し遂げるチャンスが一つだけあった。一〇月初旬の時点で秋の最初の発生を見ており、さらに春の発生を覚えている以上、ウイルスがある一定の周期で襲ってくることはすでにわかっていた。流行がピークを迎えて下火になるまで、民間では初発から約六週間、人がきわめて過密な軍のキャンプでは三、四週間を要した。流行が衰えたあとも患者は断続的に発生したが、すべての業務が麻痺するほどの大人数が感染することはなかった。そうしたことから、赤十字社と公衆衛生局の計画担当者はウイルスの到来をずらせばその攻撃の時期もずれ、地域ごとにピークのタイミングを変えられると考えていた。流行がピークの間は、各地域が協力し合うことは不可能だ。どんなに組織がしっかりしていても、流行に打ち負かされるのは必至である。しかし、赤十字社や公衆衛生局が最も必要とするある一地域に医師や看護婦、物資などを集中させることができれば、病気が下火になった段階で援助をとりやめ、次に必要としている地域へと次々に援助のバトンタッチができるかもしれなかった。

こうした態勢を整えるために、ブルーと赤十字社の市民救済部長で新設のインフルエンザ対策委員長でもあるフランク・パーソンズは、作業を分担した。公衆衛生局は医師を探し、報酬を支払い、任務を与えることになった。いつどこに看護婦や物資を送るか、どこに看護婦が出ていくかも決め、州や地元の公衆衛生当局を取り仕切った。

赤十字社は看護婦を探して給料を出し、地元当局の手が及ばないところで救急病院に医療物資を供与し、情報の提供など実際に必要と考えられることすべてについて責任を負った。赤十字社はその任務に一つの限度をもうけた。軍キャンプからの要請には応じないことである。だが、この規定はすぐにほごにされた。赤十字社ですらすぐに、民間よりも軍を優先するようになった。一方、赤十字戦争協議会は三八六四の支部、特にインフルエンザにまだ襲われていない地域に対しても、インフルエンザ対策委員会を設けるよう指令を出した。戦争協議会は「各委員会は、できるだけ各自の手持ちだけでやりくりするように」[1]と伝えた。

パーソンズの頭にはモデル地域があった。マサチューセッツである。特にこの地域が未知の病気になんの警告もなしに襲われたという点を考え合わせると、赤十字社ニューイングランド支部のジェームズ・ジャクソンは、見事な手腕を発揮した。支部でマスク

――やがて至るところで見られるようになり、エピデミックのシンボルとなった――をつくる一方で、まず看護婦と医師を自前でまかなおうとしたのである。しかし、これが失敗したので、ジャクソンは州国防会議、米国公衆衛生局、地方公衆衛生局、赤十字社からなる臨時の包括的な組織を結成した。各グループはその医療品をプールし、必要に応じて町に割りふった。

ジャクソンはプロビデンス、ニューヘブン、ニューヨーク、またハリファックスやトロントからも看護婦を集めた。人材不足の緩和では少なくとも若干の成功を収めた。しかし、マサチューセッツは幸運だった。ここでエピデミックが発生したとき、ほかの地域は援助を必要としていなかったからである。発生してから四週目に、ジャクソンはこう報告した。「われわれは看護婦や物資をよそへ出せる段階ではない。キャンプ・ディベンズでは、四〇人の看護婦が倒れ、多数の肺炎患者が出ている」[2]

ジャクソンはまた、ワシントンにある赤十字社本部に進言した。「今回の危機で最も重要なことは、より多くの職員をただちに多くの家庭に送り込み、家族を助けることだ。そのため私は救急および家庭医療の講習を受けた女性とかボランティアで仕事を引き受けてくれる人とかを動員しようとして、すべての支部に二度電報を打った」[3]

またこんなこともらした。「連邦公衆衛生局は、全体状況に十分に対処できる能力がない。仕事に身が入っていない」[4]

ジャクソンがこの電報を打ったのは一〇月だった。その頃は、誰もが看護婦を必要としていた、また目前に必要が迫ってくるときで、そうなることはわかっていた。その頃は、誰もが医師を必要としていた、あるいは目前に必要が迫っているときで、そうなることはわかっていた。そして、医療品が必要だった。最大の課題はやはり医師、看護婦、そして医療品を見つけることだった。この三つがすべて必要だった。

足りなかった時間

この世界的流行病《パンデミック》を向こうにまわし、医師は手を差し伸べることができた。命を救うことができた。もし医師の腕がよく、適切な医療品があり、適切な手が借りられ、時間さえあれば。

実際、ウイルス感染に効く薬や療法はなかった。インフルエンザウイルス自体の激しい感染が直接原因で死亡した人、ＡＲＤＳ〔急性呼吸窮迫症候群〕へと進行するウイルス性肺炎で死亡した人はどのみち死亡したことだろう。一九一八年のＡＲＤＳの死亡率は一〇〇パーセントといってよかった。

だが、死亡の原因はほかにもあった。最も一般的だったのは細菌の二次感染による肺炎だった。

最初のウイルス攻撃を受け、患者の具合がよくなり、回復の兆しが見えてから、一〇日か二週間、ときには二週間以上たった頃、患者は突然、再び重症に陥り、死に瀕することがあった。ウイルスが患者の肺から免疫システムをすっかり剝ぎ取ってしまったのだ。最近の研究で、ウイルスがある種の細菌を肺組織にも感染しやすくさせることがわかった。細菌はこれを利用し、肺に侵入して死に至らしめる。患者が回復したように見えても、具合がよさそうに見えても、ふだんと変わりないように見えても、職場に復帰できるくらい元気でも、患者は静養を続け、寝ていなければならないということを人々は知り、医師はこのことを忠告し、新聞は警告した。さもなければ、患者の命が危険にさらされたであろう。

六年前のこの国の医学はものの役に立たなかった。オスラーですら実践医学の古典とされた教科書の最新版で、肺炎の患者には瀉血《しゃけつ》療法が必要と言っていたほどだ。しかしいまは、細菌の二次感染を発症している患者に打つ手があった。最先端の医療と腕のいい医師が揃えば――そして医療品と時間があれば――なんとかなりそうだった。

アベリー、コールらロックフェラーの研究員は、春にキャンプ・アプトンでおこなった実験で有望な結果を出したワクチンを開発し、陸軍軍医学校でこのワクチンの大量生産をしていた。アベリーとコールも、通常の場合で三分の二以上の大葉性肺炎の原因となっている肺炎球菌Ⅰ型およびⅡ型による肺炎の死亡率を大幅に下げる血清を開発していた。だが、今回は通常の場合と違った。ほとんど肺炎を起こさないような細菌がやすやすと肺に侵入し、そこで成長し増殖していた。しかし、それでも肺炎球菌Ⅰ型とⅡ型は多くの肺炎の原因であり、その場合この血清は効果があった。

ほかの研究者も別のワクチンや血清を開発していた。メイヨー・クリニックのE・C・ローズナウが開発し、シカゴで使用したもののように効果のないこともあった。だが、幾分効果があるものもあった。

医師はほかにも頼れるものを持っていた。外科医は大流行のさなか、肺のなかにできる体に有害な膿胸、膿と感染部が袋状になったものを抜き取るのにいまも用いられる新しい技術を開発した。医師はいくつかの症状をやわらげ、心臓を刺激する薬を手に入れた。大病院には診断や負傷兵の分類に役立つX線があり、患者の呼吸を助ける酸素吸入を始めた病院もあった――医療としてはそれほど効果的には広まらず、あまりおこなわれなかったが、何らかの価値はあった。

しかし、医師がそうした医療品を使うにはそれを手にしていなければならないし、また時間も必要だった。もの自体が手に入りにくかったし、時間を手に入れるのはさらに困難だった。もう時間がなかった。ロックフェラーの血清は精密な管理と膨大な量が必要だったからだ。もう時間がなかった。病棟にあふれる患者にも、廊下やポーチのベッドを埋め尽くしている患者にも、自分自身が病気に倒れベッドを埋め尽くしている医師にも時間がなかった。医療品が揃っていても、もう時間がなかった。

公衆衛生局が探し当てた医師には医療品も時間もなかった。医者そのものを見つけるのも容易でなかった。軍がすでに医師と看護婦を最低四分の一——ある地域では三分の一——先どりしてしまっていた。そして、軍自体もウイルスの攻撃にさらされ、どんなに差し迫った状況であっても、民間に回せる医者はいなかった。予備労働力として活用できる医者がおよそ一〇万人残っていた。だが、質に問題があった。国防会議は地域医療委員会に密かに医者の等級をつけさせた。委員会によると、およそ七万人は軍の任務に不適切と見なされた。不適切とされた者の大部分は、能力がないからであった。

政府はこの残った者から最良の医師を見つけ出そうとした。国民総動員の一環として、一九一八年一月に国防会議は「医療奉仕事業団」を創設した。事業団は米国の医師すべてに協力を求めようとした。特に女性や身体に障害のある若い医師——つまり、召集されずにすんだ質の高い医師——を探そうとしたのだ。

大がかりな探索は成功した。八カ月を待たずに、七万二二一九人もの医師がこの任務に参加した。[5] しかし、実際に医療をおこなうのではなく、ただ自分の愛国心を証明するために参加したのだ——会員資格として具体的に必要なものは何もなく、額縁に入れてオフィスに飾っておくのにかっこうの魅力的な紙切れが一枚もらえた。

このグループから良い医者を探し出そうという計画は崩れた。ウイルスが至るところに浸透し、至るところで医師が必要とされていた。責任感のある医師なら必死に助けを求めている自分の患者を見捨てるはずがなかった。ところが、連邦政府は週に五〇ドルの報酬しか支払わなかった——一九一八年当時でも十分な額とは言えなかった。民間の医師一〇万人のうち、七万二〇〇〇人が医療奉仕事業団に入り、そのうち公衆衛生局の懇請に応じたのは一〇四五人にすぎなかった。まだ医療の経験が浅く、召集を待っている良質の若い医師も若干いたが、多くの医師は最低の能力しかないか、お粗末な教育しか受けていない者ばかりだった。実際に、公衆衛生局で働く医師があまりに少なかったため、ブルーはこれでは足りないとした一〇〇万ドルの予算から一一万五〇〇〇ドルをあとで財務省に返還した。

公衆衛生局はこれら一〇四五人の医師を医師がまったくいない地域へ、この病気で完全に壊滅し、どんな援助でもよいから受け入れたいという地域へ派遣した。だが、医師たちはロックフェラーのワクチンや血清、それらをつくり患者に与える訓練、X線、酸素、酸素吸入器などほとんどなんにもなしで派遣された。そして患者の数に圧倒され、重荷を感じ、休む暇とてなかった。

医師たちは診断した。ありとあらゆる医薬品を使って治療をおこなった。しかし、現実には何もできず、ただ助言することしかできなかった。最良の助言は「寝ていなさい」だった。それから次のベッドへ、次の村へと移っていった。

医師よりも看護婦のほうが役に立った。看護によって患者は緊張をやわらげ、潤いや安らぎ、平穏を保ち、最良の栄養を与えられ、高熱のときは冷やしてもらえた。看護はこの病気の患者に生き残る最大のチャンスを与えることができた。命を救うことができた。

しかし、看護婦を見つけるのは医師を見つけるより困難だった。そもそも医師の四分の一の人数しかいなかったのだ。看護職に権限をもっていた女性が以前、看護助手やのちのいわゆる准看護婦を多数訓練することを拒否していたため、大きな予備労働力を生み出せなかった。計画では、このような補助要員を数千人養成する予定だった。そのため、軍看護学校が創設された。しかし、二二一人の見習い看護婦が養成されていただけで、正看護婦は一人もいなかった。

この頃、エピデミックが襲う直前、フランスでの戦闘が激化し、それに伴い軍も切実に看護婦の必要に迫られていた。実際、その必要性は深刻で、八月一日にゴーガスはとりあえず現在の要望を満たすために国内の兵営からおよそ一〇〇〇人の看護婦をフランスの病院に送り、同時に八週間にわたって「毎週一〇〇〇人の看護婦」という要求を出し続けた。

赤十字社は軍、特に陸軍に看護婦を供給するルートだった。赤十字社はそれまでにも軍のため盛んに看護婦を募集していた。ゴーガスの要求が出されたあと、赤十字社はさらに熱をこめて募集キャンペーンを繰り広げた。各部門、各支部にノルマが割り当てられた。赤十字社の職員は、そのノルマが達成できなければ自分たちの職が危うくなることを知っていた。募集員はすでに国内の全看護婦の仕事と住所のリストを持っていた。募集員は仕事を辞めて軍に入るよう看護婦に圧力をかけ、医師には個人病院の看護婦を辞めさせるようにけしかけ、付き添い看護婦をつけている裕福な患者は非国民であると思わせ、民間の病院には看護婦を放出するように仕向けた。

この強行策は成功をおさめていった。民間の生活の場から大量の看護婦を引き抜き、家族などのしがらみにわずらわされず身軽に動ける看護婦に仕事を辞めさせた。この強行策によって病院からは労働人員がすっかり奪い取られ、全国の多数の民間病院は人手不足に陥って閉鎖に追い込まれ、戦争が終わるまでそのままにされた。[6] ある赤十字社の募集員はこう記している。「全国本部の仕事は非常に困難で、いまや打ちのめされているという感じだ。われわれは米国の隅から隅まで（探しまくり）、隠れている看護婦を残らず掘り出している。この調子でいけば、民間の看護婦は一人もいなくなるだろう」[7]

募集職員がこう書いたのは九月五日、キャンプ・ディベンズでウイルスが爆発的に猛威をふるう三日前だった。

第23章　立ち上がる人々

フィラデルフィアはインフルエンザの襲来に動揺し、隔離され、孤立した。アメリカ赤十字社や公衆衛生局が援助の手を差し伸べている様子はなかった。公衆衛生局が募集した医師は一人もこなかった。赤十字社が募集した看護婦も一人もこなかった。いずれの機関も何ひとつ手を貸さなかった。

毎日、人々は一週間前、いや、つい昨日まではまったく元気だった友人や隣人が死んでいくのを目の当たりにした。どうしたらよいのだろう。パニックに陥り、絶望的になった。一体いつまで続くのか。

この大流行が始まった頃に逮捕され、自分自身も感染した市長は、全然何もしなかった。『プレス』、『インクワイアラー』、『ブレティン』、『パブリック・レッジャー』、『ノース・アメリカン』五紙の記事を見ても、危機についての市長からのコメントは一言も載っていなかった。市政全体が何もしていなかった。市の衛生当局の責任者、ウィルマー・クルーゼンはもはや誰からも信用されていなかった。誰かが何かをしなければならなかった。

ポール・ルイスはプレッシャーを感じた。自分の周りに死を感じた。いまとなってはずいぶん前のことのように思えるが、シティ・オブ・エクセター号の水兵が死んでいったときから幾分かのプレッシャーを感じていたのだ。九月初旬、ウイルスでフィラデルフィアの海軍軍人がインフルエンザの症状を示し、その五パーセントが死亡するに及んで、プレッシャーは強まった。そのときから、ルイスは部下ともども、ほとんど家に帰ることなく研究室にこもった。インフルエンザ桿菌《かんきん》を見つけたことで、ルイスの本当の仕事が始まったのであり、それで終わったのではなかった。

いままで研究でこれほど身が細る思いをしたことはなかった。ルイスは肺炎球菌で実験を始めた。濾過性のウイルスがインフルエンザの原因である可能性を探りはじめた。ルイスはインフルエンザ桿菌に注目し続けた。ルイスもほかの研究員もワクチンを開発した。ルイスは血清をつくろうとした。これらをすべて同時におこなった。時間がなかったからだ。誰も時間がなかった。

ルイスに科学上の弱点があるとすれば、それは尊敬する人からの助言をすぐ喜々として受け入れることだった。以前、フレクスナーからさらなる指示を得ようとしたとき、フレクスナーはこう言って拒否した。「君が計画を立ててくれたらなあ……。私は特に君の時間に合わせて計画したことはなかったが、君に任せるほうがずっといい」[1]。ルイスはフレクスナーを尊敬していた。また、リヒャルト・ファイファーをも尊敬していた。

ルイスはきわめて多数の症例で、生きている患者のスワブ〔患者の分泌物などを拭きとり採取するための綿棒〕や検死解剖した肺のなかにインフルエンザ桿菌を見つけた。ただいつも、必要に迫られてインフルエンザ桿菌だけを探していたのではなかった。確かな証拠はなかった。しかし、この細菌こそが病気の原因であるとますます確信を深めていた。時間に追われ、濾過性のウイルスがインフルエンザの原因かもしれないという可能性について研究しなくなっていた。

それにしても、ルイスはこの研究が気に入っていた。いやな病気だったが、研究は気に入っていた。自分はこのために生まれてきたのだと信じていた。ルイスは何百ものフラスコやペトリ皿のなかの細菌の成長を調べ、時間差をつけて何十もの実験をおこない、オーケストラの指揮者のように調整して、並んだガラス器に囲まれ夜更けまで仕事をするのが好きだった。ルイスはすべてを覆すような予想外の結果が出てもいとわなかった。

ただ一つ、ルイスが研究所長の地位にいて気にくわなかったのは、パーティーに出席し、ペットのような科学者になりすまし、フィラデルフィアの上流階級の家族から慈善寄付を引き出すことだった。ふだん身を置いていたところは研究所だった。この頃は、毎日、ずっとここにこもっていた。ルイスはフィラデルフィアの上流階級と付き合う時間が多すぎると思った。

実際は、上流階級の家族はもっと尊敬されてしかるべきだった。責務を引き受けてくれようとしていたのだから。

州国防会議

作家クリストファー・モーリーはかつて、フィラデルフィアは「ビドル家とドレクセル家の集まる場所」につくられていると言ったことがある。一九一八年当時、この表現はあながちはずれてはいなかった。

米国の大都市のなかで、フィラデルフィアは最も「アメリカ的」というにふさわしい町だった。ニューヨーク、シカゴ、ボストン、デトロイト、バッファローなどと比べると、主要都市のなかでも生粋の米国人の割合が最も高く、移民の割合が最も低かった。フィラデルフィアは、一番古い富裕な家族がまるで当然のように慈善事業、社会奉仕団体――地元の赤十字社を含め――ペンシルベニア国防会議を取り仕切っていた。しかしこの時期、市政がないも同然の状態だったとはいえ、これらの家族が国防会議を動かすのが自分たちの義務だと考えたのは異常であった。

国のレベルで言えば、国防会議は戦前、ウィルソンが工場、輸送、労働、天然資源に関する情報を国内から集めるために利用し、経済をつかさどる計画を立てるための道具だった。しかし、それぞれの州には独自の会議があり、ウィルソンの政敵が支配しているところも多かった。戦争が始まると、ウィルソンは新しい連邦機関を設立してこの組織をはずしたので、組織は権力を失った。しかし、ペンシルベニア州の国防会議は、ウィルソンの政敵が運営していたにもかかわらず、まったく非公式に近かったとはいえ、鉄道計画から州のあらゆる大企業の収益や賃金に至るまですべてにおいてたいへんな影響力を保っていた。国防会議がこうした権力を持つことができたのはひとえにジョージ・ワートン・ペッパーがトップにいたからである。

これほど毛並のいい人物はほかにいなかった。ペッパーの曾祖父の父は独立戦争のときの州の民兵を指揮し、妻はベンジャミン・フランクリンの子孫であった。叔父のウィリアムは医学教育改革でウエルチと親しく仕事をしていたことがあり、フレクスナーをペンシルベニア大学へ呼んだ人物だし、今日ではその銅像がフィラデルフィア中心街にある公立図書館の大階段に鎮座している。ジョージ・ワートン・ペッパーは有能な人物でもあった。アメリカの大企業六社の顧問弁護士だったペッパーは横柄な態度はとらずに、意のままに支配する術を心得ていた。数カ月前に、コネティカット州ハートフォードのトリニティー・カレッジが授与した名誉学位三件のうちの一つを授与され、これで人物の大きさが証明された。このとき同時に学位を授与されたのがＪ・Ｐ・モルガンと元米国大統領で、近く最高裁判所長官に就任予定のウィリアム・ハワード・タフトだった。

国防会議のフィラデルフィア事務局を切りまわしていたのはＪ・ウィリス・マーティン判事だった。妻のエリザベスはアメリカ最初のガーデン・クラブを設立し、この町の緑地帯リッテンハウス・スクエアの創設に深くかかわった。また、国防会議の婦人部および町で最も重要な民間社会事業である緊急援助部を取りしきっていた。

社会事業はほとんどすべて女性――知性とエネルギーにあふれ、それなりの地位にありながら慈善事業以外の仕事からはすべて締め出された強い女性――の手で運営されていた。市長は社会婦人委員会を設立して非常事態に備えた。そこにはペッパー夫人のほかにジョン・ワナメーカー夫人、夫が市の一流銀行家でドレクセル社の社長でもあるエドワード・ストーツベリー夫人、シビック・クラブの会長のエドワード・ビドル夫人などがいた。ちなみにビドル夫人の夫エドワードは、仇敵のアンドリュー・ジャクソンに言わせれば国家の邪悪な金力を体現した第二合衆国銀行の創設者ニコラス・ビドルの末裔にあたる。女性たちはベア〔上巻二二〇ページを参照〕の政治グループを軽蔑していたが、戦時の団結のためというだけで協力していた。しかし、エピデミックについて町の役人が何もしないので、夫人たちはみな辞任し、委員会は事実上解体された。エリザベス・マーティンは市長に手紙を書いた。「委員会には目的らしい目的がありません。よって私はここに委員会との関係を絶ちます」[2]

そこで、市当局にかわり、ペッパー家とマーティン家らは一〇月七日に民間一二団体の代表をウォルナット通り一四二八番地にある緊急援助部の本部に呼び集めた。そこではペッパーが夫人たちにも権力を与え、夫人たちが主導権を握った。戦争債を売るために、夫人たちはすでに町のほぼ全体を各ブロックレベルまで組織し、各居住ブロックごとに「出身地を問わず必然性のあるリーダー」に責任を負わせた。つまり、アイルランド系の女性にはアイルランド人地区、アフリカ系アメリカ人女性にはアフリカ系アメリカ人地区というふうに。

夫人たちは、今度は同じ組織を利用して医療から食料に至るまですべてを分配しようとした。[3] 夫人たちは混乱とパニックに組織と指導力を注入しようとした。赤十字社――アメリカの他の地域とは異なり、ここでは赤十字社の任務をより大きな緊急援助部の一環に組み込むことができた――と手を携え、夫人たちは看護婦を求めて訴えた。「フィラデルフィアの一日の死亡者だけで、フランスのアメリカ軍の一日の死亡者数をはるかに上まわっている」[4]

州国防会議はすでに、開業医以外も含め、ペンシルベニアのすべての内科医のリストを作成していた。マーティンの率いる臨時委員会はリストに記載された医師すべてに助けを求めた。委員会には支援活動に支払う金があったし、もっと多くの金を調達できた。

ストローブリッジ&クロウジアー社が電話回線の供用を申し出たので、委員会は二四時間電話サービスを設けた。新聞やポスターで、「フィルバート一〇〇番」に一日二四時間いつでも電話をすれば情報や照会が得られると伝えた。公立学校――閉鎖されていた――の台所をスープ調理用キッチンとし、自分で食事がつくれないほど症状の重い患者数万人のために食事を用意した。町を七つの地域に分け、医師の時間を節約するために地理的条件に従って医師を派遣した。このため医師は自分自身の患者を診ることができなくなった。

ボランティアがくる場所にもなった。五〇〇人近い人々が自分の車を救急車や医師の送迎車にするようにと差し出した。車には緑の旗がつけられ、ほかのどの車よりも優先的に通行できた。自由国債購入キャンペーンをしている人々がさらに四〇〇台の車を援助用にまわしてきた。何千人もの市民が本部に電話をかけてきて、必要な支援の提供を申し出た。

クルーゼンの変身

クルーゼンは一〇月七日の民間グループの会合に出席せず、その前から動きが鈍かった。だが、変わった。多くの人々の死がとうとう彼を変えたのだろう。ほかの人が一所懸命になっていることに突き動かされたのかもしれない。クルーゼンは突然、ベア一派のことや戦争債、官僚政治、自分自身の権力といったものに関心を示さなくなった。彼はひたすら病気を終わらせたいと思った。

　クルーゼンは町で働く数百人の看護婦全部の管理を夫人たちのグループに譲った。[5] それから、町の憲章に違反して町の災害資金一〇万ドルと、戦時緊急資金からも二万五〇〇〇ドルを手に入れ、これを救急病院への物資供給と、倍の給料を支払って公衆衛生局の医師を雇用するために使用した。クルーゼンはこれらの医師を最も被害の大きい地域、サウスフィラデルフィアの警察署すべてに派遣した。さらに「先週の死亡者数はこの町の記録史上最大だった」[6]として、病気の流行が落ち着くまでフィラデルフィアの医師は召集しないよう、すでに召集されているがまだ出頭していない者についてはフィラデルフィアに残れるように陸軍と海軍に電報で申し入れた。

　それでも、連邦政府の公衆衛生局はフィラデルフィアに関心を示さず、何の手も打っていなかった。ルパート・ブルーが困窮する町のために一つだけしたことがあった。海軍軍医総監にクルーゼンの申し入れを「誠意をもって承認する」[7]よう電報を打ったのだった。ブルーよりも死者のほうがはるかに大きい声を上げた。軍はフィラデルフィアに医師をとどめることを許可した。

　クルーゼンは街路の清掃もした。サウスフィラデルフィアの通りは文字どおり腐敗臭と排泄物の悪臭に満ちていた。ビクトリア朝時代の人々はそもそも通りが汚ければ病気になるのは当然だと考えていた。最も近代的な公衆衛生の専門家たち――プロビデンスのチャールズ・チャピン、ニューヨークのビッグズなど――はこの考えをきっぱりと否定した。しかし、以前、自由国債キャンペーン・パレードがインフルエンザを蔓延させると警告してもマスコミに無視されたハワード・アンダーズ医師は、一〇月一〇日付の『レッジャー』紙に一ページ全部を提供してもらって、こう指摘した。「汚い通りや回収すべきなのにそのまま放置された汚物は病原菌の巣窟となって、突風ですぐまき散らされる。ここに恐ろしい流行病の最大の原因がある」[8]。ほかのフィラデルフィアの医師も同調した。「通りがこういう状態では流行病が広まる」[9]と。

そこで、クルーゼンはトラックと噴霧器と箒《ほうき》を持った人をほぼ毎日のように派遣し、ベアが賃金だけもらっておきながらやらなかった仕事をおこなった。クルーゼンと緊急援助部、カトリック教会は手を組んでもう一つ最も重要な作業をおこなった。死体を片づけはじめたのである。

恐怖と混乱

死体は葬儀屋に滞り、葬儀屋の建物の至るところにあふれ、住居にまで押し寄せてきた。病院では、死体安置所に置かれるべき死体が廊下にまであふれていた。町の死体安置所でも死体が通りにまであふれ出ていた。そして家庭にも死体が滞って、玄関、押入れ、廊下の隅、ベッドの上などに横たわっていた。子どもたちは親の目をこっそり盗んで死体を見て、それに触った。妻は死んだ夫を持っていかれたくなく、死んだ夫から離れたくなくて、そのかたわらで寝た。死体、死を彷彿とさせるもの、恐怖と悲しみをもたらすものが、小春日和の陽気のさなか氷の下に横たわっていた。死体は常に存在し、恐怖が町を混乱に陥れた。逃げられない恐怖。ようやく市は死体に追いつこうとした。

クルーゼンは死後一日以上たってまだ残っている死体を家から運び出すため警察を派遣した。死体はパトロールカーにすぐ山積みになったが、死んでいく人数に追いつかず、死体の撤去は大幅に遅れた。幽霊のような手術用マスクをした警察官を見て人々は逃げ出した。しかし、マスクはウイルスに一向に効果がなく、一〇月半ば頃までに三三人の警察官が死亡し、さらに多くの警察官が死に瀕していた。クルーゼンは二〇番通りとケンブリッジ通りの角にある霊安施設に「仮死体安置所」を設けた。さらに五カ所開設するつもりだった。クルーゼンは陸軍から死体防腐処理員を派遣するよう軍に要請した。ペッパーとマーティンは路面電車を製造していたブリル社に、棺桶にする簡単な箱を数千個つくるよう頼み、死体防腐処理学校の学生や二四〇キロも離れたところから葬儀屋を集めた。

墓穴が掘られた。最初は死亡した患者の家族がシャベルを取って土を掘った。顔には汗と涙と土の筋ができた。墓掘り人は見つかりそうになかったからだ。町の公式の年間記録にはこう書いてある。「腐敗しやすい性質のものであったため、葬儀屋が死体を扱ってくれる人を雇えなかった」[10]。アンナ・ラビンは叔母が死んだときのことをこう話している。「叔母は墓地まで運ばれました。父が私と、やはりインフルエンザにかかっていた男の子を連れていきました。男の子は毛布にくるまれ――父がその子を抱えて――墓地に行って、死者のために祈ったのです。家族は自分たちの墓を自らの手で掘らなければなりませんでした。あまりにも悲惨なことでした[11]」

ペッパーとマーティンは死体に触ってもいいという人には一日一〇ドル出した。しかし、それでは足りなかったようで、死体は依然としてうずたかく積まれていく一方だった。神学校の生徒がボランティアで墓掘りの作業を引き受けてくれたが、それでも追いつかなかった。町と大司教区は建設機械に目をつけ、大量の墓穴を掘るのに掘削機を使用した。葬儀屋のマイケル・ドノヒューはこう述べている。「掘削機がホーリー・クロス墓地に運び込まれ、実際に掘削したんだ。棺桶が運ばれ、埋葬の祈りが溝のなかで捧げられると、次々と溝のなかにそれが並べられていった。いろんな取り片づけをするのに家族ができることはこれが関の山だったね[12]」

家庭で場所ふさぎになっていたり、遺体仮置場に積まれた死体は最終的には土のなかに埋めることになった。

遺体の回収にあたって、ほんの数週間前に就任したばかりのデニス・ドアティー大司教は――のちにドアティーは大司教区の第一枢機卿になる――遺体を家から運び出すために司祭を派遣した。司祭は警官や屈強な人々と同じ作業をしなければならなかった。

遺体の回収にトラックを使用したこともあった。「こんなに死んだんだもの、木の箱を用意し、死体を入れて玄関先に置いておくように言われた。トラックが近くからやってきて死体を回収していった。死体を置く場所はもうなかった。どこにもなかったわ[13]」とハリエット・フェレルは振り返った。

死体の回収には荷馬車も使われた。兄のダニエルが亡くなったときのことをセルマ・エップはこう話す。「死んだ人は荷馬車に積まれていた。叔母が馬車がくるのを見ていたら、ダニエルは馬車に積まれた。誰も抗議できなかった。荷馬車には棺桶などはなく、死んだ人は麻布のようなものでくるまれて馬車に積まれていた。一人、また一人と積み上げられて、本当にたくさんの遺体が積まれていた。馬車は馬に引かれ、遺体を運んでいった[14]」

人々はトラックや荷車が死体――布にくるんだ死体がやはり布にくるまれた死体の上に無造作に積み重ねられ、腕と足がはみ出し、死体は墓地に運ばれ溝に埋められた――を運んでいくのを見るのに耐えられなかった。嘆き悲しむ人々の泣き声や死んだ人の名を呼ぶ声を聞き、ペスト――中世のペスト――の再来かと思うことにも耐えられなかった。

足りなかった看護婦

エネルギーがよみがえり、町はやがて盛り返し、リーダーシップと組織が機能し、活力と勇気をもって対応しはじめているように見えた。

しかし、エピデミックは衰えなかった。街路の清掃は、少なくともインフルエンザについてはなんの効果もなく、検死官――ベアの手下――は死亡者が増えているのは州公衆衛生局長が酒の販売を禁止したからだ、アルコールはインフルエンザの最良の治療薬なのにと言い張った。

現に、どの家にも必ず一人は病人がいた。人々は互いに避け合うようになり、話をしなければならないときはあらぬほうを向いて話をし、それぞれが孤立していた。電話会社がこの孤立に拍車をかけた。一八〇〇人いる社員が出てこなくなったため、緊急の電話だけしか受け付けなかったのだ。オペレーターは電話を無造作に聞き、通常の通話の場合は回線を切った。孤立は恐怖をさらに増大させた。クリフォード・アダムズのこんな述懐がある。「みんなは話をするのをやめ、教会に行くのをやめ、学校は閉鎖された。酒場も全部閉鎖され、すべてがひっそりと静まりかえっていた[15]」

五〇万人――いやそれ以上――のフィラデルフィア市民が感染したと思われる。より正確な数字を出すのは不可能だ。感染例を報告しなければならないという新しい法律ができたにもかかわらず、医師は忙しすぎて報告する暇がなく、とてもすべての患者を診療することなどできなかった。看護婦もそうだった。

援助が必要だった。だが、緊急援助部、国防会議、赤十字社の努力もむなしく、援助は得られなかった。

『インクワイアラー』紙は、「科学的な看護こそが流行病を抑止できる」[16]という見出しで記事を書き立てた。

だが、看護婦はいなかった。

看護婦を派遣したある団体の業務日誌にはコメントなしでこう書かれていた。「電話件数二九五五件、応じられなかった件数二七五八件」[17]。この報告の数字は——九三パーセントが応じられず、応じられたのは七パーセント——それが控えめであることを示していた。なぜなら、「応じた件数」は必要とされた看護婦の数を表すのではなく、電話の多くが一カ所に複数の看護婦を要求するものだったからだ。看護婦五〇人を要請する電話も二件あった。

これだけの看護婦が何としても必要だった。病院に入院しなかった五五人のインフルエンザ患者に関する研究があり、それによると、医者や看護婦に診てもらえた人は一人もいなかった。五五人の患者のうち、一〇人は死亡した[18]。

内部崩壊

あたかも地域流行病《エピデミック》が発生するまでは、この世に生活なるものが存在していなかったかのようだった。町のすべての人のすべての行動はこの病気とともに始まった。

大司教はユダヤ系の病院も含め、病院での奉仕活動に修道女を派遣し、教会への規則違反を認め、修道院の外で外泊し、沈黙の誓いを破ることも認めた。しかし、必要な人数にはほど遠かった。

以前にどっと入ってきたボランティアの多くは、もうその頃にはいなくなっていた。仕事があまりにも恐ろしかったり、きつかったり、自分自身が病気になってしまったりしたからだ。また本当に怖かったからでもある。新聞には毎日のように、さらなる新たなボランティアを求めて必死に懇願する記事が載った。

一〇月一〇日のたった一日だけで、フィラデルフィアでエピデミックのため死亡した人は七五九人に達した。エピデミック発生以前は、すべての死因――病気、事故、自殺、殺人など――による死亡者数は平均して週に四八五人だった。

恐怖は市民生活を崩壊させ、信頼も崩壊した。不安だけでなく、怒りが表れはじめ、私利私欲に走ったり、それを守ったり、大きな災難にあったときのなりふりかまわぬ身勝手さがあちこちで見られはじめた。数十万人にも及ぶ町の患者は重い負担となって市民のうえにのしかかった。そして町は混乱と恐怖で内部崩壊しはじめた。

ボランティアを求める哀願はますます悲壮かつ声高になっていった。「緊急援助部、未経験看護婦を求む」[19]という見出しでマーティン夫人の要請が新聞に掲載された。「この異常事態に際し、緊急援助部は現在、自宅で病人の看病をしていない健康な人すべてに対して、日曜日の朝、至急ウォルナッツ通り一四二八に集まるよう要請します。事務所は終日開いており、応募者は登録後すぐに緊急業務に派遣されます」

「この町に住む婦人で、緊急事態のボランティア作業のために現在の仕事から離れることができるすべての婦人の、これは義務だ」とクルーゼンは述べた。

しかし、この言葉に耳を傾けた者がはたしてどれくらいいただろうか。

マーティン夫人は「手が二本あり、働く意思のある人はみんな[20]」助けにきてほしいと要請した。

だが、人はほとんど集まらなかった。

一〇月一三日、児童衛生局は近隣の住民に、両親が重体または死亡した子どもを一時的にでも受け入れてくれるよう公的に要請を出したが、反応はゼロに等しかった。

エリザベス・マーティンは懇願した。「もっとボランティアの手が必要です。通常の患者の看護はもう中止しました。この人たちはほとんどみな瀕死の状態なんです。看護の経験の有無にかかわらず、フィラデルフィアに住んでいる健康な女性全員に援助にきていただけないかと問いかけてください[21]」

返事はほとんどなかった。

医療的なケアだけでなく、ごく普通の世話そのものも必要だった。家族がみな病気になり、食事を用意してくれる人がいなくなったからだ。クルーゼンは公に要請した。「この町に住む婦人で家庭をあけられる人はみな、エピデミックとの戦いに役立つことができます」[22]

しかし、これまでに町はいやというほどお願いをしており、町自体が変わっていた。信頼というものがもうまったくなくなっていた。信頼がないため、すべての人間関係が破綻しつつあった。

専門家たちは自分の任務を続けた。フィラデルフィア病院のある女医は、仕事を続けていたら自分も確実に死んでしまうといって逃げ出したが、これはまれなケースだった。死亡する医師がいても、ほかの医師は仕事を続けた。死亡する看護婦がいても、ほかの看護婦は仕事を続けた。フィラデルフィア病院にはバッサー大学から二〇人の看護実習生がきていた。そのうち二人はすでに死亡していたが、ほかの看護婦たちは、実に立派に仕事をこなしていたし、もっともっとがんばるとも言っていた。

ほかの専門家たちも仕事をした。警察官は英雄的に任務を遂行した。エピデミックが発生する前の警察官の行動は、ベア派に忠誠を捧げる私兵のようだった。警察は海軍が軍施設付近での売春を取り締まったことに反対した。そのため全国的にほぼ孤立する状態にあった。しかし、「ベッドから死体を棺桶に移し、車に積み込む」ために四人志願者を出してほしいと頼まれたとき、警察ではその死体の多くが腐敗しているとわかっていたにもかかわらず、一一八人の警官が要請に応えたのである。[23]

一方、一般市民からの申し出はほとんどなくなっていた。多数の女性が救急病院で交代勤務を一回すると申し出たが、彼女たちが再びやってくることはなかった。勤務の途中でいなくなった人すらいた。一〇月一六日、フィラデルフィアで最も大きな病院の婦長が顧問会議でこう伝えた。「病棟のボランティアは怖がっていて役に立ちません。自分から申し出た人がほとんどなのに、患者とかかわりを持つことを拒否するのです[24]」

ボランティアが患者と接触しないですむ場所、例えば台所でさえ人が減るのはほとんど変わらなかった。マーティン夫人はついに怒りだし、軽蔑をあらわにした。「何もしないで満足している何百人もの女は、慈悲の天使の役割をしているという心地よい夢に浸っているだけだ。大いなる犠牲の精神を備えていると思いめぐらすような理解しがたい虚栄心を持っているのだ。彼女たちを目覚めさせるものは何もないようだ。彼女たちは家族全員が病気に倒れ、食事を与えられずに実際に飢えている子どもがいるという話を聞いている。こんなに死んでいく人がたくさんいるというのに、それでも何もしようとしない[25]」

救急病院でボランティアを続け、来る日も来る日も病院に通いつめたスザンナ・ターナーはこう振り返っている。「なにもかもが心のなかの恐怖でなえてしまうのです。外へ出るのが怖く、何をするのも怖かったのです。ただ日々を過ごし、しなければならないことをするだけで、将来のことなど考えられませんでした。近所から助けを求められても、めったなことはしたくないから行こうとしませんでした。自分の家のことでなければかかわろうとしなかったのです。誰かが病気になってお手伝いにいくというようなふだんの慈善活動と同じ気持ちでは何もできませんでした。でも、あのときは自分たちで何とかするしかありませんでした。恐怖に襲われたときだったからです」[26]

専門家たちはみな英雄だった。医師、看護婦、医学生、看護実習生も大勢死んだが、彼らがひるむことはなかった。ほかにもまだいた。アイラ・トマスはフィラデルフィア・アスレチックスのキャッチャーだった。「働け、さもなくば戦え」というクラウダーの指令で野球シーズンは短縮された。スポーツは必要な労働と見なされなかったのだ。トマスの妻は身長一八〇センチの骨太で屈強な女性だった。二人の間に子どもはなかった。毎日、トマスは自分の車で病人を病院へ運び、妻は救急病院で働いた。[27]ほかにももちろんそういう人はいた。しかしごくわずかだった。

「人助けですって?」とスザンナ・ターナーは言った。「あの人たちはそんな危険を犯そうとはしなかった。パニックに陥って拒否していたのです。あまりにもたくさん人が死んだので、自分の身内も死ぬんじゃないかと恐れた——実際、パタンと死んじゃった人もいたんです」

物を買えなくなった。日用品店、石炭業者、雑貨屋などが店を閉じた。「店の人が病気になってしまったかそれとも恐怖のためですか、恐怖を抱くのも当然でしたよ」

一〇月一六日からの一週間だけで、四五九七人ものフィラデルフィア市民がインフルエンザまたは肺炎で死亡し、インフルエンザは間接的にさらに大勢の人を死に至らしめた。この週はこの大流行のなかでも最悪の週であった。しかし、当時は誰もそのことに気づかなかった。クルーゼンは峠は越したと何度も言った。マスコミは病気が制圧されたと何度も報道した。

大規模なプロパガンダ・キャンペーンが勝利は生産量にかかっていると労働者に語りかけていたが、軍事産業ですら大きく落ち込んでいた。アンナ・ラビンは言った。「私たちは働きませんでした。働けなかったのです。誰も仕事に行きませんでした」。病気にかかっていない人たちまで「家のなかに閉じこもっていました。みんな恐怖を感じていました」。

いずれも数千人の労働者を抱えるボールドウィン機関車製造工場、ミッドベール製鉄所、サン造船所で、二割から四割の労働者が欠勤した。実際にどの大企業でも、労働者の欠勤は高い割合にのぼった。ペンシルベニア鉄道の従業員は三八〇〇人が欠勤した。ボルティモア・オハイオ鉄道は独自の救急病院を沿線に開設した。大西洋沿岸中部地域の交通システム全体がよろめき揺らぎ、国の工業生産の大部分が危機に陥った。町はばらばらになった。孤児の問題がすでに出はじめた。社会福祉局は食料を配ったり、病人を病院に搬送したりしようにも手が足りずにいたが、そのうえ孤児のことも考えなければならなくなった。

第24章　終わらないエピデミック

フィラデルフィアと同じことが至るところで起こっていた。人口密度の高いこの町で、アイザック・スターは町の中心部にある自宅から車で三〇キロほど走る途中、一台の車にも出会わなかった。地球の裏側でも同じこと――死、恐怖、援助の躊躇《ちゅうちょ》、静寂――が起こっていたのだ。アルフレッド・ホローはニュージーランドのウェリントンにいた。「私はアベル・スミス通りにある救急病院で働いていた。女性ボランティア職員のいる病院だった」。ベッド数は六〇あった。「この病院での死亡率は本当に恐るべきものだった――一日に一二人ということもあった。――そして、女性ボランティアがいなくなり、彼女たちが再びやってくることはなかった。ある平日の午後二時にウェリントン市の中心部に立っていたが、人影は見えなかった。市電は走っていないし、店は閉まっていた。ただ一つ動いているのは大きな赤十字が描かれた白い布を横にくくりつけたバンだけで、救急車か霊柩車に使われていた。死の町だった」[1]

ニューヨーク市のプレスビテリアン病院のダナ・アチリー医師は、毎朝の回診で、自分では気の遠くなるほど長い時間に思えたが、実はたった一晩のうちに重症病棟の患者がみんな死亡しているのを見て驚き、恐怖を感じた。[2]

政府は理性のある人が納得するような指導をしなかった。地方自治体もうまくやっているところはほとんどなかった。空洞ができ、そこが恐怖で満たされた。

政府が「士気」を保持しようとしたことがかえって恐怖を助長した。戦争が始まってからというもの、公的発言でいつも優先されたことは士気――最も狭い、近視眼的な意味での士気――であった。まさにカリフォルニア州上院議員のハイラム・ジョンソンは一九一七年に「戦争が起こって真っ先に犠牲にされたものは真実である」[3]と述べている。

それは部隊の五〇パーセントが死傷したことを「果敢な戦い」と表現するような時代だった。前線の看護婦が一九一六年に出版した回顧録が、悲惨な状況の真実を伝えているからとして、出版社がアメリカの参戦後に回収するような時代だった。夜と日曜日は「自主的に」店を閉めるようガソリンスタンドに指令が出て、「ガソリンなし日曜日」の運転に反対する全国規模のキャンペーンがおこなわれ、警察が「自主的に」従わなかった運転手に車を止めさせているのに、新聞が「自動車用のガソリンとオイルは豊富にある」[4]と主張するような時代だった。

新聞はこの病気について、ほかの場合と同じように真実と半真実、真実と曲解、真実と嘘をとり混ぜて伝えた。そして、政府の高官は、インフルエンザの危険性を公にはまったく認めなかった。

しかし、医療界には大きな懸念が持ち上がっていた。ウエルチは無論新しい病気の可能性があると早くから怖れていたが、やがてインフルエンザだと認めるに至った。深刻にとらえたドイツとスイスの病理学者はペストの可能性があると考えた。[5] ベルビュー病院の研究長は『米国医師会雑誌』に「世界が直面している」のはきわめて死亡率の高いインフルエンザの世界的大流行ではなく、軽いペストかもしれないと述べ、「二つの病気の類似点は、多くの点でよく似ている臨床的な特徴および肺以外のある一定の組織の病状から裏付けられる」[6]と記した。

一般市民が夫や妻が黒ずんでいくのを目にしていたさなか、医師は病理学者が医学雑誌に書いたことについて文句を言い合った。そしてひどい悪寒、恐怖の悪寒がこの国を支配した。

一方ウィリアム・パークは研究室でペトリ皿と解剖したネズミ、病原菌の培地に埋もれて座り、ダニエル・デフォー〔イギリスの小説家・ジャーナリスト。『ロビンソン・クルーソー』の著者（一六六〇―一七三一）〕の『ペストの記憶』を引用した。「全体的に見てたいへんな変化があったと言える。みんなの顔には悲しみと心痛がにじみ出ていた。まだ打ちひしがれていない者もいたが、みんな非常に心配しているようだった。いよいよそのときがくるように思えた。みんな自分や家族が特大の危険にさらされているのを知った」[7]

報道への不信

病気が恐怖をもたらし、マスコミがその恐怖に拍車をかけた。マスコミは病気を軽視することで恐怖を与えた。役人やマスコミの言うことは人々が見たり、触れたり、臭いをかいだり、耐えたりしていることとは関係がなかった。人々は報道を信じることができなかった。不信感が不確かさを生み、不確かさが恐怖を生んだ。そしてこうした状況で不安が恐怖を生んだ。

インフルエンザがマサチューセッツを襲ったとき、近くで発行されている『プロビデンス・ジャーナル』紙は次のように報じた。「ボストン港の駐屯地にある病院のベッドはすべてインフルエンザ患者で埋まっている。キャンプ・ディベンズには患者が三五〇〇人いる」。だが、新聞はこう言い切った。「これらの報告は実際には警告というより安心のための保証である。兵士や水兵は指示があれば見張り番に立つような気持ちでベッドにいく。自分が病気だと思ってないからだろうし、そのとおりだとも言える。しかし、軍医と口論するわけにいかないし、いまとなっては、ワンマン上官が部下の若い兵士に危ない橋を渡らせるようなことをするはずがない」[8]

ウイルスがグレートレークス（五大湖）海軍訓練所に蔓延すると、ＡＰ通信はこう報じた。「誇張されたつくり話がもとで国中に広がる不安を払拭しようとして、海軍大佐Ｗ・Ａ・モファット司令官は本日、センターの水兵四万五〇〇〇人のなかに約四五〇〇人の患者がいるが状況は概して改善に向かっていると発表した。死亡率は一・五パーセントにすぎない。これは東部よりも低い[9]」

この記事は安心させるためのものだった。前出の訓練所、隣接のグレートレークス航空キャンプ、近隣のフォート・シェリダン陸軍兵営、全部を合わせると米国最大の軍事施設集中地域となるところに隔離措置が課せられたという事実は伏せられていた。とはいえ、この記事で人々が安心したとは考えられない。もちろん軍当局は「エピデミックは終息に向かっている[10]」と言って近隣の民間人や国民全体を安心させていた。

何百という新聞が、「備えあれば憂いなし[11]」というルパート・ブルーの安心宣言をみんな読むようにと、毎日繰り返しいろいろな形で報じた。

国内の造船所の衛生問題担当の将校、フィリップ・ドーン大佐の言葉もみんなが読んだ。ドーン大佐はＡＰ通信に「いわゆるスペイン風邪は昔の流感にほかならない」と言い切った。

こうした言葉が何百もの新聞に掲載されて流れた。しかし、人々はそこに死の臭いをかぎとった。やがてその死を知るはめになった。

リトルロックのすぐそばにキャンプ・パイクがあった。ここでは四日の間に八〇〇〇人の患者が病院に搬送され、キャンプの司令官は死者の名前を公表するのを中止した。パイクの軍肺炎委員会のメンバーで、その四人のうちの一人であるフランシス・ブレークは「今夜、この病院を見にきてほしい[12]」と手紙を書いた。「何千メートルもある廊下全部に二列に並んだベッドがあり、ほとんどすべての病棟には真ん中に追加のベッドが列をなしてインフルエンザ患者で埋まっている。キャンプにある多数の兵舎は緊急診療所と化し、キャンプは閉鎖されている……あるのは死と破滅のみだ」

キャンプはリトルロックに看護婦、医師、リネン、棺桶を要請した。ところが、町では『アーカンソー・ガゼット』紙が見出しに「スペイン風邪はただの流感、熱と悪寒がお決まりの症状[13]」と報じていた。

アイオワ州デモイン郊外のキャンプ・ドッジでもインフルエンザで若い兵士たちが数百人死亡していた。町には、グレーター・デモイン委員会という緊急時の対応をする実業家、専門家などからなるグループがあり、町の弁護士も入っていて、警告――告訴もありうるとの脅しをちらつかせた警告――を出版関係者に出した。「この病気についての印刷物を発行するのなら、簡単な予防措置――破壊的ではなく建設的なもの――にとどめておくべきです[14]」。委員会の別のメンバーである医者は言った。「この人たちは心がけが立派だから病気から身を守れたに違いありません。多くの人は恐怖からこの病気に感染したのだと私は考えています……恐怖は何よりもまず克服しなければならないもの、それがエピデミックに勝つための第一歩です」

ニューヨーク州ブロンクスビルの『レビュープレス・アンド・レポーター』紙はインフルエンザをいっさい報じなかった[15]。一〇月四日になって初めて「天罰」が最初の犠牲者に下ったと報道した。どこからともなく天罰がやってきたというふうな書き方だった。しかし当の新聞社でさえ、活字にしなくても誰もがそのことを知っているのはわかっていた。そして流行病がブロンクスビルに根を下ろしてもなお、新聞は「心配性」を非難し、「恐怖は病気よりも多くの人を死に陥れる。弱音を吐く者や臆病者が最初に犠牲者となる[16]」と警告した。

恐怖が敵だったのだ。そのとおり、恐怖は敵だった。役人が半端な真実と真っ赤な嘘で病気を丸めこもうとすればするほど、恐怖は広がった。

さまざまな情報

ロサンゼルスの公衆衛生局長は、「通常の予防措置が守られていれば警告を出すには及ばない[17]」と言った。その四八時間後、局長は学校、教会、劇場など一般の人々が集まる場所をすべて閉鎖した。

イリノイ州公衆衛生局監督官は――ほかのイリノイ州公衆衛生局の役人やシカゴの政

治家との秘密会議で私的に——命を守るためすべての事業所を閉鎖したらどうかと提案した。シカゴの公衆衛生局長ジョン・ディル・ロバートソンは、それは不当で士気を損なうとして断固この提案を拒否した。エピデミックに関する公式の報告書で、ロバートソンは「世間の士気を妨げるようなことをしてはならない[18]」と言い放った。のちにロバートソンはほかの公衆衛生専門家に説明した。「住民を恐怖から守るのはわれわれの義務だ。不安はエピデミックよりも多くの人を死に至らしめる[19]」

クック・カウンティ病院でのインフルエンザ死亡率——肺炎を発症していない患者も含む——は三九・八パーセントだった[20]。

この地方最大の定期刊行物である『リテラリー・ダイジェスト』誌は「恐怖こそ第一の敵[21]」と忠告した。この地方ではほとんど全部の新聞が「恐れてはいけない！」という忠告を「インフルエンザにかからない方法」という見出しで大きな囲みにして載せた。『アルバカーキ・モーニング・ジャーナル』紙は「流感をかわす方法」という注意を掲載した。一番目をひいた忠告はやはり相変わらず「恐れてはいけない」であった[22]。毎日のように「流感の死の脅しにのるな」、「パニックになってはいけません」という忠告が繰り返された。

フェニックスでは、『アリゾナ・リパブリカン』紙が一歩離れた観点でインフルエンザを見守っていた。九月二二日、同紙はこう報じた。「ボストン衛生局のW・C・ウッドワード医師が今晩、楽観的な態度を表明した。ウッドワード医師は現在患者数は増加しているが心配することはないと述べた」。キャンプ・ディックスでは、「キャンプの医療当局がエピデミックを制圧したと主張した」[23]。そして、同紙はニューオーリンズの日刊紙『アイテム』紙が触れるよりも二日早く、ニューオーリンズで最初のインフルエンザによる死者が出たことを報じた。[24]

しかし、おひざ元のフェニックスで最初の患者が出たあと、『リパブリカン』紙は沈黙、完全な沈黙を守り、どうしても沈黙を守っていられないようなニュースが出るまでアメリカ全土のインフルエンザについていっさい報じなかった。[25] 競合紙『ガゼット』は安堵感に訴えて対抗し、地元の医師ヘルマン・ランデルの言葉を引用した。「同じ風にあたっている一〇人が同じ細菌に接触した。そのうち数人は苦しみ、死に瀕したが、ほかの者は何ともなかった。医者が証明するところによれば、エピデミックが蔓延しているとき、普通は、一番怖がっている人がまず死亡する」[26]。そしてフェニックスでは戦争が終わっても、非常事態時に市政を引き継いだ「市民委員会」がずっと沈黙を守らせ、「商業関係者は直接的にも間接的にも広告でインフルエンザのことにふれないように[27]」と命じた。

また、数百紙に出ているヴィックスヴェポラップの新聞広告はエピデミックを「新しい名前がついただけの昔ながらの流感[28]」と呼んで安心を保証し、その裏で安心にかかわる微妙な表現を弱めていた。

まったく何も報じないことで不安を抑えようとした新聞もいくつかあった。ノースカロライナ州ゴールズボロのインフルエンザ生還者が述懐する。「新聞は死亡者の名前すら掲載しようとしなかった。だから誰それが死にかけているという情報は人から人へと口コミで伝わった[29]」

ネブラスカ州バッファロー郡のことを研究しているある歴史家は、みずからの困惑をこう記している。「特に『キアニー・ハブ』紙が顕著だったが、郡の新聞はインフルエンザの影響について奇妙なほど沈黙を守っていた。おそらく編集者があまりに恐ろしい状況を目の前にし、みんながパニックに陥るのを抑えようと、事の重大性を表に出さなかったのだろう」。一二月一四日になって新聞はやっと、当局は多くの市民のようにパニックに陥ってはいないと報じ、パニックにならないようにと訴えた[30]。

警告と混乱

どうしたらパニックにならずにすむのか。隣人が死にはじめる前に、つぎからつぎへと新たな地域で死体が山をなす前に、新聞などに頼らず風の便りで真実が伝わった。ブルーは持論――備えあれば憂いなし――を展開しているときでさえ、地方当局にはつぎのように要請していた。「町がエピデミックにさらされそうな場合、住民が集まるような場所はすべて閉鎖するように。病気の蔓延を食い止めるにはこれが一番だ」[31]。ドーン大佐が「インフルエンザは昔ながらの流感以外の何ものでもない」と言っていても、新聞のほうは「唾を吐く者はドイツ皇帝の手先と同じだ」[32]という大佐の言葉も引用する始末だった。

ブルーとドーン、知事と市長、ほとんどすべての新聞が、これはインフルエンザ、ただのインフルエンザだと主張していたものの、公衆衛生局はアドバイスを広めようと躍起だった――ただし、それはほとんど役に立たなかったが。同局はすぐに版下を用意し、一万紙もの新聞に掲載してくれるようにと送った。新聞の多くは版下のまま印刷した。さらに六〇〇〇万枚のチラシやポスター、パンフレットも用意し、その印刷と配布の費用は赤十字社が負担した。教師は学校でそれを配った。責任者は店や郵便局、工場などにそれを積み上げた。ボーイスカウトが何万世帯もの玄関口にそれを配り、牧師は日曜日、教会でそのことを口にした。郵便配達人は農村の無料集配郵便箱にそれを入れ、町の労働者は壁にポスターを貼った。

しかし、人混みを避けなさいという公衆衛生局の警告はもはや手遅れで役に立たず、実際に役立ったアドバイスと言えば、従来と同じだった。具合が悪いと思ったらすぐにベッドに行き、症状がすっかりなくなるまで数日間寝ていること。このほかにブルーが作成したチラシに書かれていたことはあまりにも一般的で無意味だった。だが、全国の新聞は繰り返し次のように印刷した。「三つのC、清潔な口、清潔な肌、清潔な衣服(clean mouth, clean skin and clean clothes)を忘れないように。お通じを良くするように。食事が戦争に打ち勝つ秘訣……良い食べ物を選び、よく嚙んで食べよう」[33]

『米国医師会雑誌』は事情がもっとよくわかっていた。一般市民を安心させたりせず、こう警告した。「いま大流行しているインフルエンザが生命に及ぼす危険は深刻で、患者一人一人を完全に隔離する必要がある」[34]。また、同誌は「役所などから一般に向けて出された最近の助言や指示」――ブルーのアドバイス、事態を甘くみる地元公衆衛生局のアドバイス――は無用であるばかりか危険であるとさえ攻撃した。

「恐れてはいけない！」と新聞は伝えた。

一方、人々は――ウイルスがまだ到達しないうちに記事を読んだ西海岸の人々は――新聞半ページ大のことも珍しくなかった赤十字社のアピールを読んだ。「この国の安全のため、愛国心のある働ける看護婦、看護助手、看護施設での看護経験がある人はみんな、ただちに政府の命令に従ってください。この任務につけそうな看護婦が自分のところで慢性病や重症でない患者についていたら、医師はその全員を看護からはずしてください。正看護婦、看護学生、看護助手、ボランティアの方は至急、地元の赤十字支部またはワシントンDCの赤十字本部まで電報で知らせてください」

「恐れてはいけない！」と新聞は伝えた。

怖がってはいけない。

しかし、みんながみんな神を信じようとしていたわけではなかった。

周囲は死の海

二〇〇一年には炭疽菌を使用したテロリストの攻撃で五人が死亡し、アメリカを震撼させた。二〇〇二年には西ナイルウイルスによってアメリカ全土で六カ月間に二八四人が死亡し、数週間にわたって新聞の見出しを賑わせた。恐怖のあまり人の動きまで変わるほどであった。二〇〇三年はＳＡＲＳが世界中で八〇〇人以上を死に至らしめ、アジア経済を凍結させ、香港、シンガポールなどで数百万人を恐怖に陥れた。町の至るところでマスク姿が見られた。

一九一八年、恐怖は船の舳先に砕ける波のようにウイルスよりも先に走った。恐怖は人々を追いつめ、政府やマスコミは手の施しようがなかった。報道はすべて嘘で固められていたからだ。役人や新聞が安心させようとすればするほど、「備えあれば憂いなし、インフルエンザは昔ながらの流感と何ら変わらない」といった言葉を口にすればするほど、頼れるものもなく波間に放り出され、死の海に漂っていると思う人が増えるばかりであった。

こうして人々は迫りくるウイルスを見ていた。そして容赦なく迫る毒ガスの雲が近づいてくるときと同じような無力感を抱き、ただ恐れていた。それはあと一〇〇〇キロ、あと五〇〇キロ、あと五〇キロ、あと二〇キロと迫ってくるのだった。

九月の終わりに報告書が公表された。裏ページや短いパラグラフに隠された事実がある報告書、だがまぎれもなく報告書であった。アナポリスの海軍兵学校生徒八〇〇人が患者に……ニューヨークでは口を覆わずに咳やくしゃみをすると一年間の投獄と罰金五〇〇ドルが科せられた。コロラド大学の学生三〇〇人がインフルエンザ――ただし、言うまでもなくAP通信は「患者はいずれも重症でないとされる」と伝えている。

だが、重症だったのである。フィラデルフィアでは一日に四〇〇〇人が死亡。コロラドとニューメキシコでは二〇人が死亡。シカゴでは四〇〇人が死亡。エルパソでは社会活動や娯楽事業がすべて中止となり、一日で七件の兵士の葬儀がとりおこなわれた（その後さらにひどい事態となった）。アリゾナ州ウィンズローでも猛烈な発生。[35]

まるで狙い撃ちされているかのように、集中砲火はじわじわと迫ってきた。

スプリングフィールドから五〇キロほどのところにある小さな町、イリノイ州リンカーンでは、ウィリアム・マクスウェルがそのような感じを抱いていた。「私がはじめにもしや流行病ではと感づいたのは軍隊に何かが起こっているということがわかったからだった。でも、それが自分たちに関係があるとはまったく思っていなかった。しかしそいつは徐々に容赦なく近づいてきた。事の恐ろしさを知らせる噂が中西部のこの小さな町にも届き、はっきりした形のあるものが近づいてくるようだった」[36]

プロボから一六〇キロのところにあるユタ州メドウでは、リー・リエイが「町にいる私たちは気が気ではありませんでした。インフルエンザは高速道路を南へと移動していて、次は私たちだったからです」[37]と思い出を語った。インフルエンザがペイソン、サンタギュン、ネピー、レバン、ミルズで人を殺していくのを見た。人々はインフルエンザが徐々に近づいてくるのを見つめた。道路に大きな看板を立て、メドウで止まらず通りすぎるようにと記した。だが、郵便配達人が立ち寄るのはどうしようもなかった。

アメリカのどこにいようと、インフルエンザは忍び寄ってきた。隣の町に、隣の地域に、隣のブロックに、隣の部屋に。トゥーソンでは『アリゾナ・デイリー・スター』紙が「スペイン・ヒステリー」[38]にやられないように読者に警告した。アリゾナ衛生委員会が病気にかからないために出した公式の忠告は「心配無用！」だったが、そのあとが続かなかった。

恐れてはいけない！　至るところで新聞は書き立てた。恐れてはいけない！　デンバーでも、シアトルでも、デトロイトでもそう書いた。バーモント州ベーリントンでも、アイオワ州バーリントンでも、ノースカロライナ州バーリントンでも。ロードアイランドでも、サウスカロライナ州グリーンビルでも、ミシシッピ州グリーンビルでも同じだった。そして新聞が「恐れてはいけない！」と報じるたびに人々は恐怖を抱いた。

ウイルスは西へ南へ、東海岸から水路と鉄道を通じて移動した。大きな山となって盛り上がって町に氾濫し、大きな波となって町をなめつくし、荒れ狂う川となって村に襲いかかり、水かさを増した小川になって集落を流れ、小さな流れとなって点在する家に流れ込んでいった。そして大きな洪水のようにすべてを覆うと、まちまちの深さとはいえすべてを覆うと、とてつもない広がりとなってその地に居座った。

ワード医師

アルベール・カミュは「この世の悪について言えることは、疫病にも当てはまる。これによって人は自分を越えるのだ[39]」と書いた。

越えたのはラルフ・マーシャル・ワード医師だった。牛の放牧をするため医学を辞めたのだが、医学を捨てたのはビジネスのためではなかった。

インテリで、特に薬理学に興味を持っていたワードはカンザスシティーのストックヤード証券取引所ビルに事務所と薬局をかまえる優秀な医師であった。カンザスシティーは鉄道の主要な起点で、ワードの事務所の近くには操車場があった。患者の多くは事故で怪我をした鉄道労働者だった。ワードは数々の切断手術をおこない、いつも押しつぶされた人や鉄で引き裂かれた人を治療していた。激しい苦痛に悶える人を治療するたびに、ワードも身を引き裂かれる思いになった。

ワードは医師の仕事にうんざりしていた。そのうち、カンザスシティー北方の牛追い道でカウボーイの怪我の治療をしながら、家畜業の知識を得、戦争が始まる直前に一六〇〇キロ以上も離れたメキシコ国境付近のテキサス州サンベニートの近くに小さな農場を購入する決心をした。南へ向かう長い道すがら、ワードと妻は医者であったことは決して口に出さないようにしようと約束した。しかし、一九一八年一〇月にインフルエンザがワードの足もとにも押し寄せてきて、数人の牧場労働者が感染した。ワードが診察を始めると、その噂が広まった。

数日後、ワードの妻は何やら騒がしい、わけのわからぬ音で目を覚ました。外へ出てみると、薄明の地平線に何百人もの人が見えた。人々は地平線を埋め尽くし、だんだんと近づいてくるようだった。見ると、メキシコ人であるのがわかった。ラバに乗っている者も少しいたが、大方は歩いていた。女は赤ん坊を抱え、男は女を抱えて、薄汚れ、疲れ果てていた。大勢の人々。恐怖と苦痛に打ちのめされた大勢の人々。妻が大声でワードを呼ぶと、ワードが家から出てきて玄関先に立った。「何ということだ！」とワードは言った。

みんな着の身着のままでやってきた。だがワードが医者であることを知ってきたのだ。のちにワード夫妻は、傷つき、瀕死の状態で苦しみながら地面の上に人が累々《るいるい》と横たわるその光景を『風とともに去りぬ』に出てくる病院のシーンのようだったと孫娘に語った。彼らは着の身着のままでやってきた。何も持っていなかった。いまにも死にそうであった。ワード夫妻は大きな鍋をいくつか外へ持ち出して湯を沸かし、家にあるありとあらゆるもので食事を与え、治療を施した。メキシコ国境付近の空漠荒涼とした農場には力になってくれそうな赤十字社も国防会議もなかった。ワード夫妻はできる限りのことをし、一文無しになった。ワードはカンザスシティーに帰って、医者に戻ることにした。[40]

ドイツの陰謀説

ワード夫妻のような人はほかにもいた。医師、看護婦、科学者などは任務を果たすなかで、ウイルスにやられた。毎週、『米国医師会雑誌』が文字どおり何ページも何ページにもわたって小さな圧縮した文字で書いた短い死亡記事で埋め尽くされるほど大勢の人々が死亡した。[41] 数百人の医師が死に瀕していた。数百人。それだけで収まりそうになかった。

しかし、カミュも悟っていたように、悪と危機はすべての人を超越させるものではなかった。危機は人々を自覚させるだけだ。あまり人間を感動させるものでないことに気づく人もいただろう。

フィラデルフィアで砕けた波頭が全土に寄せ返しはじめると、通りに静寂をもたらしたあの同じ恐怖がやってきた。ほとんどの人が自分の命を子ども、妻、夫など最も愛する者のために投げ出し、危険にさらした。そのほかわが身だけを大事にし、最愛の者さえも放り出して逃げ出す者もいた。

また、敵――ドイツ――を非難することが戦争のためになると信じ、あるいは実際にドイツのせいだと信じて恐怖をあおりたてた人もいた。ドーン自身は「潜水艦に乗ったドイツのスパイ」がインフルエンザを米国に持ち込んだと言って、こう非難した。「ドイツ人がヨーロッパでエピデミックに火をつけたのだ。特にアメリカに対してだけやさしくしていなければならない理由はないじゃないか[42]」

国じゅうがこぞってドーンの言葉を繰り返した。ミシシッピの丘陵地帯にある人口三〇〇〇人の町ミシシッピ州スタークビルは製材工場と綿畑――豊かで青々としたデルタ地帯のプランテーションでなく、荒涼とした土地――とミシシッピA&M大学（現在のミシシッピ州立大学）のそばにあった。大学はミシシッピ州北東部の米国公衆衛生局職員M・G・パーソンズ博士の本拠地になっていた。パーソンズは、「公衆に正しい考え方をさせる一助として」つくり話を地元の新聞にまんまと掲載させたとブルーに誇らしげに報告した。その正しい考え方とは恐怖にほかならなかったのである。パーソンズは「大衆が自分たちの言わんとすることを受け入れる気になり、それに沿って行動する[43]」ようになると信じて恐怖をつくりあげたかったのだ。

パーソンズは地元の新聞にこう書かせた。「ドイツ野郎は罪のない非戦闘員を殺すという好ましからざる殺人手段に打って出た。細菌による病気と死を蔓延させるようそそのかされ、実際にそれをやってのけた。伝染病はより厳密に言うならフランス、イギリス、アメリカなどに対する後方戦線での武器だ」[44]。ブルーは恐怖をあおりたてたパーソンズを責めもせず、ほかの方法をとるよう勧めもしなかった。別の記事にはこう書かれていた。「迫る細菌。インフルエンザの流行は広がっている、いや広げられている（どちらかはわからないが……）」[45]

こういう非難があったればこそ、公衆衛生局の研究所はバイエルのアスピリンなどに代わる細菌をやっつけられそうな薬の研究に貴重な時間と労力を割くべきだとするような国民感情が生み出されたといっていい。パーソンズの管轄はアラバマを境にしていたが、そこで、H・M・トマスというフィラデルフィアからきた移動セールスマンがドイツのスパイでインフルエンザ――死――をばらまいたという嫌疑をかけられ逮捕された。トマスは釈放されたが、一〇月一七日、フィラデルフィアで七五九人がインフルエンザで死亡した翌日に、ホテルの部屋で手首を切った姿の死体で発見された――首にも切り傷があった。警察は自殺と判定した[46]。

全米各地の状況

フィラデルフィア同様、至るところで二つの問題が起こっていた。病人の看護とそれなりの秩序を維持することだった。

炭鉱地域の中心にある埃だらけの鉄道と工業の町——ポトマック川の向こう岸へと石を投げればウェストバージニアに届くほどのところ——メリーランド州カンバーランドでは、病気の拡大を防ぐために学校や教会などがすでに閉鎖され、住民の集まる場所も閉鎖され、店は閉店時間を早めるよう命令が出ていた。それでもエピデミックは一〇月五日に爆発した。その日の昼、地元赤十字の会長が赤十字戦争基金の会計担当者と地元国防会議の支部長に会った。話はこんなところに落ち着いた。「まったく手に負えない事態のようだ……医者も看護婦もいなくて、誰それが死んだという知らせがすぐに伝わり、まさにパニックそのものといった状態だった」

そこで、三人はワシントン通りにある二つの大きなビルを救急病院に転用することを決めた。三人が決定を下してから一時間もしないうちに、ひと握りの女性が仕事を引き継いだ。それぞれの女性には任務が課せられた。それはシーツ類、洗面用品、調理器具、小麦粉を集めることだった。彼女たちは猛スピードで仕事をした。翌朝、病院は患者でいっぱいになった。

カンバーランドでは全人口の四一パーセントが感染した。[47] しかし救急病院に看護婦は三人しかいなかった。担当者はもっと多くの看護婦を要請した。「仕事を続けるにはもっと看護婦が必要だと衛生委員会に知らせました。看護婦の確保は約束してくれましたが実現しないまま、今日までに九三人が入院し、一八人が死亡しました。付き添い人の問題は深刻です。とにかくなかなか見つからないのです[48]」

パーソンズはスタークビルに戻ると大学の学長、学生を指揮する軍司令官——学生はすべて軍隊に入れられていた——と医師に会ったあと、ブルーに「いまの危機と最良の対策について率直に討論したところ、できることはすべてやると約束してくれました[49]」と電報を打った。その結果、スタークビル、コロンバス、ウエストポイントの人口を合わせた数よりも多い一万五〇〇〇部のパンフレット、ポスター、ビラをつくってもらった。だが、パーソンズもほかの連中もほとんど何もできなかった。一八〇〇人の学生のうち、半数以上がインフルエンザに感染していたからだ。一〇月九日、パーソンズは「丈夫な人がみんな信じがたいような状態になっているのを知って愕然とした」。このとき、八〇〇人の学生がすでに感染し、全学生の二パーセントがすでに死亡していた。死亡者はさらに増えそうだった。パーソンズは「インフルエンザが地域全体に、町に、村に、家庭に蔓延していることがわかった。人々は非常におびえていた。おびえるのも当然だった」。人口五〇〇〇人の町ウェストポイントでは一五〇〇人が同時に感染した。パーソンズは「パニックの前兆だ[50]」と認めた。

エルパソでは、米国公衆衛生局の役人がブルーに報告した。「一〇月九日から本日まで、エルパソでインフルエンザで死亡した民間人は二七五人でした。これには政府機関で働いている民間人、フォート・ブリスの基地病院で働いている人、および兵士は含まれていません。もう町全体がパニック状態です」[51]

コロラド州サンファン山脈の町ではパニックは起こっていなかったが、みんな不安げに思いつめていた。準備の時間はあった。レークシティーの警備隊は誰も町に入れないようにして町を完全に病気から守っていた。人口二〇〇〇人の町シルバートンは患者が出る前から事業所を閉鎖することを認めた。だがウイルスは復讐するかのように潜入してきた。シルバートンではたった一週間の間に一二五人が死亡した。[52] アウレイの町には「強制隔離」[53]が敷かれ、警備員を雇ってシルバートンやテルライドからくる炭坑労働者を締め出した。しかしウイルスはアウレイにもやってきた。

ウイルスはまだガニソンには到達していなかった。ガニソンは小さい町ではなく、離れているわけでもなかった。鉄道の町で、州の中西部への物流拠点であり、ウェスタン・ステート・ティーチャーズ・カレッジの地元だった。一〇月初旬——インフルエンザが発生するずっと前に——ガニソンと近隣の町のほとんどが閉鎖命令を出し、公的な集会を禁止した。以後ガニソンは完全に孤立することを決めた。ガニソンの警察官はほかの町へ通じる道路すべてを閉鎖した。列車の車掌は、ガニソンの駅のホームに降りて足を伸ばしたりすると、逮捕され五日間隔離されると全乗客に警告した。ネブラスカ州の住人が二人、隣の郡の町へ車で通り抜けようとして検問を通過しただけで投獄された。一方、近隣のサージェンツの町ではたった一日で六人が死亡した。全人口は一三〇人だった。

九月二七日、つまりエピデミックの初期――まるで何年も前のことのような言い方だが――に話を戻すと、ウィスコンシン州の新聞『ジェファーソン・カウンティー・ユニオン』紙が病気の真相を報じた。すると軍の士気担当司令官がその報道を「士気を低下させる」とし、刑事訴追を含む「適切な措置[54]」をとるよう取締官に記事を転送した。それから数週間後、つまり死者が出てから数週間後だが、すでに戦争は終わった頃、『ガニソン・ニュース・クロニクル』紙はアメリカ国内のほかのどの新聞とも違い、ずばりと警告した。「この病気はジョークなんかじゃない。侮ると恐ろしい災難に見舞われる[55]」

ガニソンは死者を出さずにすんだ。

引き裂かれた人々

米国では戦争ははるか彼方での出来事だったが、エピデミックは身近にあった。

フィラデルフィアのスザンナ・ターナーは「戦争は起こっていたにしても、私たちからは遠く離れた、向こう側の出来事でした。でも、この悪性疾患は家のすぐ入り口にまできていたのです」[56]と思い出を語った。

誰もがこの悪性疾患、この目の前の得体の知れないものを恐れ、憎んだ。どんな犠牲を払ってもこれを取り除こうとした。ノースカロライナ州ゴールドボロのダン・トンケルは、「息をするのも怖かった。劇場も閉鎖されていたため、人混みに入ることはできなかったし、まるで卵の殻の上を歩いているようだった。外へ出るのも怖かった。遊び仲間や学校の友達、近所の友達と遊ぶこともできなかった。家にいて張りつめた気持ちでいることしかできなかった。実際、みんなひどく怖がっていて、家から外へ出ようとしなかった。人と話すのを恐れていた。まるで私の顔に息をかけるな、私の顔を見るなと言っているようだった。毎日次は誰が死亡リストに載ることになるかわからなかったし、人はこんなにもあっけなく死んでいくものなのかと、それが恐ろしかった」[57]と述懐した。

トンケルの父は店をかまえていた。八人いた女店員のうち四人が死亡した。「農民は畑仕事をやめ、商人は商品を売るのをやめ、国が息を潜めて閉鎖されたようなものだった。みんなが息を潜めていた」[58]。トンケルの叔父のベニーは一九歳で、徴兵されてフォート・ブラッグスへ行くまでトンケルと一緒に住んでいた。ベニーは出頭したが家に帰された。キャンプは新しい被徴兵者の受け入れをすべて拒否していた。トンケルはベニーが家に帰ってくるのを両親が嫌がっていたことを覚えている。「ベニー、君のことはどうしたらいいだろう」と両親は言った。「どうかしたのですか。僕はこうして帰ってきているんですよ」と叔父は答えた。両親はベニーを家のなかへ入れてこう言った。「怖いんだ。とても怖いんだよ」

ワシントンDCのウィリアム・サルドは言った。「インフルエンザはみんなをばらばらに引き裂いた。社会生活のすべてを剝ぎ取られて社会生活など存在しなくなった。学校生活も教会生活もすべてがなくなった。家族と社会が完全にめちゃくちゃにされた。みんなお互いにキスし合うのを怖がった。一緒に食事をするのを恐れた。他人と接触するとインフルエンザに感染するので、接触するようなことをすべて恐れた。インフルエンザはこうした接触を壊し、みんなの間にあった触れ合いを壊した。恐ろしかったよ。周りでたくさんの人が死んでいくのを見ていたので常に恐怖を感じていた。死に取り囲まれていた。毎日夜が明けると、日が沈む頃までまだ生きていられるだろうかと考えた。インフルエンザは朝一日が始まってから夜寝るまでの間に家族すべてを消し去る、一家全滅、一人も残らない。しかも、たまになんてものじゃない。近所のいたるところで起こっていた。恐ろしい経験だった。伝染病とはまさにこういうものだからこそ、伝染病と呼ばれるのだ。いくら恐怖から隔離されても、またあっという間にさっとやってきた。朝起きてから夜寝るまで常に恐怖のほとぼりがさめないで暮らしていた」[59]

コネティカット州ニューヘブンのジョー・デラノは同じような孤独な恐怖を思い出し

た。「普通、誰かが病気になれば両親、母親、父親などがよその家に食事を持っていくが、このときは実に奇妙だった……誰もこなかった。誰も食事を持ってきてくれなかったし、誰も家に訪ねてこなかった[60]」

アリゾナ州プレスコットでは握手をすることが違法になった[61]。石炭を掘ったり、わずか数センチの表土のところでも何とか地表を耕したりする人々がいる丘陵地帯、ケンタッキー州ペリー郡は厳格な人々の多いところで、家族の結束が固く、だれもかれも忠実で、プライドや名誉のためなら生命も惜しまないようなところだったが、赤十字社の支部長が「人の入っていけないような山奥に数百人の患者がいる」と報告し、援助を要請した。道はほとんどなく、乾季には川床が道の代わりとなっていたが、水がたまると移送は不可能だった。しかも、「食料がなくて餓死しかけているのではなく、健康な人がパニックに陥り病人に近づこうとしないのだ。恐怖におびえた家では、死体がそのままベッドに横たわっていた[62]」。一時間往診にきてくれる医師には一〇〇ドル出すと言ったが、誰もこなかった。赤十字社の職員モルガン・ブラウナーでさえ土曜日にこの郡にきて、日曜日には帰ってしまった[63]。彼自身も恐怖におびえていた。恐れるのも当然だった。住民の死亡率が三〇パーセントに達した地区もあったからだ[64]。

マサチューセッツ州ノーウッドでは、数年後、ある歴史家が生存者にインタビューをおこなった。一九一八年に新聞配達をしていたある男性は、ボスが「集金したお金をテーブルの上に置くように言いました。私がお金を置くとボスはそれを手に取る前に消毒スプレーをかけました」[65]と語った。また別の生き残ったある男性は、「訪ねてくる人はほとんどいませんでした。家の者だけで過ごしていました」と語った。「父に必要な物を持ってきてくれてドアのところに置いていってくれる人はいましたが、誰も人の家のなかに入りませんでしたよ」と言った人もいた。またある人は、「すべてが静まりかえっていました。私たちは外へ出てはいけないと言われ、人に近寄らないようにしていなければならなかったのです」と言った。「大柄な警官がやってきて、家に大きな白い看板を打ちつけていきました。その看板には赤い字でインフルエンザと書いてありました。それをドアに釘で打ちつけていったのです」と語った者もいた。看板は家族をさらに孤独にした。また別の生存者はこう語った。「私は町中を通るとき、目を手で覆いながら通りを歩きました。たくさんの家がドアに黒の喪章を下げていたからです」。そしてもう一人は「怖かった。自分も同じ目にあうのではないかという恐怖だけでなく、自分のそばを通り過ぎる人みんなが不気味な感じがしたのです」と言った。

ミシガン州ルース郡で、ある女性が夫と三人の男の子の看病をしていた。ところが、「彼女自身もやられた」と赤十字社の職員から報告があった。「近所の人は誰も手伝いにこようとしなかった。私はそこで夜を明かし、翌朝、その女性の妹に電話をした。妹はやってきて窓を叩いたが、安全な距離をおいてしか私と話をしなかった。その女性には何もしてあげられず、牧師のもとに送り届けるのがやっとだった」[66]

コロラド州モニュメントとイグナチオは公共の集会をすべて禁止したうえ、さらに措置を講じ、客が店にはいるのを禁じた。店は開けていたが、客はドア越しに大声で注文をいい、外で待って品物を包んでもらった。[67]

コロラドスプリングズでは「病人あり」と書かれたポスターが家に貼られた。

フェニックスの場合

産業界では愛国心について、また自分たちの労働がいかに前線の兵士並みに戦争に貢献しているかということを耳が痛くなるほど聞かされているという点で、造船労働者の右に出るものはいなかった。全産業を通じ、造船労働者には一番行き届いた配慮がなされていた。すべての工場で共用のコップが壊され、何万個という紙コップに取り替えられた。病院や治療施設などは前もってインフルエンザワクチンを用意した。看護婦と医師がまだいたのはおそらくこの業界だけだっただろう。そのため、公衆衛生局の役人は「教育プログラムでみんなを安心させているのだから、この病気でパニックになったり恐怖を抱いたりして仕事を休む者が多く出るなんて考えられない。労働者は職場にいるほうがどこにいるよりも安全だと教えられている」と胸を張ったものである。[68]

彼らは仕事にこなければ無論、給料はもらえなかった。しかし、ニューイングランドの何十もの造船所で、欠勤者の数が非常に多くなっていた[69]。L・H・シャタック社では四五・九パーセントの労働者が欠勤し、ジョージ・A・ギルクリストでは五四・三パーセントが欠勤した。フリーポート造船所では五七パーセントが、グロトン鉄鋼所では五八・三パーセントがそれぞれ欠勤した。

アリゾナ州フェニックスはここから四〇〇〇キロ以上離れていた。エピデミックが始まった頃、新聞はほかの町と同様、ほとんど何も報じず、恐怖心は病気よりも危険だと主張して人を安心させることに努めていた。だが、ウイルスは長い間ここにとどまった。ほかのどの場所よりも長く居座った。ついにマスコミまで恐怖を表明するほど長く居座った。一一月八日、『アリゾナ・リパブリカン』紙は「フェニックスの住民は危機に直面している。エピデミックの感染の割合がここまで高くなり、いまや最大の問題となった……町中ほとんどどの家も病気に感染しているが、勇気のある人は人道のために奉仕しなければならない[70]」と報じた。

終戦まであと三日だった。偽りの和平がたびたび発表されてはいた。それでも、戦争が続いている限り、新聞がインフルエンザを「最大の問題」と報じるのは異例のことだった。ついに、町は対策のための「市民委員会」を結成した。

アリゾナ州では市民委員会なるものが一日も二日も置かれていた。一年前に「市民保護同盟」の武装したメンバー一五〇〇人がストライキ中の炭坑労働者一二二一人を家畜用車両や有蓋車両に詰め込み、水も食べ物も与えずにニューメキシコとの州境の彼方にある砂漠の引き込み線に放り出したことがある。フェニックスでは別の「市民委員会」が「ボンド・スラッカー〔自由国債を買わない人〕」を追跡し、メインストリートで人形《ひとがた》にしてつるした。ある男が宗教上の理由から国債を買うことを拒否した。それでも、その男の人形はつくられ、「H・G・セイラー、臆病怠け者……自由国債を買えるのに買わないやつ！[71]」というプラカードをつけてつるされた。セイラーはまだしも運がよかった。委員会は大工のチャールズ・リースも捕まえ、うしろ手に縛って顔を黄色に塗った。そして首に縄をつけ、「こいつがいなければ一〇〇パーセント」というプラカードを下げさせてフェニックスの目ぬき通りを引きずりまわした。

　インフルエンザ市民委員会も同様の行動に出た。委員会は自警団を任命し、「愛国者」全員に対インフルエンザ条例の実施を呼びかけ、公共の場ではみんなマスクをしなければならないこと、唾を吐く者、咳をするときに手で口を覆わない者を逮捕すること、店（開けている店）は顧客一人につき一一〇平方メートルのスペースを確保すること、町に入る交通をすべて遮断し、「実際にこの町で仕事をしている」者にだけ入ることを許可することにした。まもなく『リパブリカン』紙が「マスクの町」、「カーニバルの仮面を思わせるグロテスクな町[72]」と書き立てた。

　しかし、皮肉なことにインフルエンザはほかの町に比べ、フェニックスの町にはほんの少しふれただけだった。それでもパニックが起こった。犬も恐怖を訴えたが、吠えなくなった。犬がインフルエンザを運んでいるという噂が広がって、警察は通りにいる犬をみんな殺しはじめた。住民も自分たちが飼っている犬、可愛がっている犬を殺すようになった。自分の手で殺すに忍びない人は警察に渡して殺してもらった。『ガゼット』紙は報じた。「自然死以外の理由でこれだけの割合で死んでいったら、やがてフェニックスから犬がいなくなるだろう」[73]

メアリー・ボルツはフィラデルフィアで教会の近くに住んでいた。彼女はいつも「教会の鐘の音が好きだった。歓喜に満ちていたからだ」。だが、今度ばかりは二、三分おきに人がきて教会に棺を運び入れ、置いていった。「そしてまた次の棺桶が運びこまれた」。そのたびに鐘が鳴り、「鐘の音を聞くのが私の楽しみだったのに、そのときのゴーン、ゴーンという音は恐ろしかった。病床で聞くゴーン、ゴーンは特に怖かった。この鐘は私のために鳴らしているのかしらと思えてしまって」[74]

戦争ははるか彼方で起きていたが、エピデミックはすぐそこにあった。戦争は終わった。だがエピデミックは続いた。恐怖は凍った毛布のようにアメリカの上に覆いかぶさったままだった。「世界は炎に包まれて終わるという人もいるが、氷があればそれで十分だ」[75]とロバート・フロストは一九二〇年に書いている。

アメリカ赤十字社の内部報告書にはこう書かれた。「黒死病に見舞われた中世の恐怖、それに似たインフルエンザの恐怖とパニックが国のあちこちで広く見られた[76]」

援助を要求、嘆願、懇請する電報が赤十字社と公衆衛生局に殺到していた。バージニア州ポーツマスからは「黒人医師を二名求む。その見込みのほど連絡されたし」[1]という電報が、ケンタッキー州ケアリーからは「連邦政府経営の炭坑がインフルエンザ援助を至急要請。至急返事請う」という電報がきた。またワシントン州スポーカンからは「地元赤十字社支部派遣の看護婦支援のために看護婦四名至急求む」[2]という電報がきた。

要求は満たされず、以下のような返事が出された。「都合のつく黒人医師なし」[3]、「全員地元で必要なため看護婦派遣はできない」[4]、「知力と実践経験のある地元ボランティアに要請せよ」

要求が満たされなかったのは努力不足のせいではなかった。赤十字社の職員は戸別に家々をまわり、看護経験のある者を探した。[5] できる看護婦が見つかると、あとを追った。

看護婦だったジョシー・ブラウンはセントルイスの劇場で映画を見ていた。明かりがつき、スクリーンが消えると、一人の男が舞台に現れ、ジョシー・ブラウンという人がいたら入場券売り場に行くようにと伝えた。[6] ジョシーが行ってみると、そこにはグレートレークス（五大湖）海軍訓練所行きを命じる電報がきていた。

『米国医師会雑誌』は繰り返し――同じ号に二回のときもあった――「流行がとりわけ深刻な地域を援助するため医師を緊急募集。本任務は陸海軍医療隊での任務と同様、きわめて愛国的な特別行為である。要請は火急かつ緊急を要するため、任務に就けると思う医師はワシントンDCの公衆衛生局衛生総監に電報を打ってください」[7] という記事を出した。

それでも足りなかった。

一方、医師たちは命を救うためにあらゆる――本当にあらゆる――努力をした。いくつかの症状はやわらげることができた。医師はアスピリンからモルヒネに至るまですべてを使って痛みに対処した。咳は少なくともコデインでいくらか抑えることができ、ヘロインが効くと言う者もいた。興奮剤としてアトロピン、ジギタリス、ストリキニーネ、エピネフリンが投与された。酸素吸入もおこなわれた。

試みた治療のなかには、症状をやわらげるにとどまらず、まだインフルエンザに応用した例はなかったけれど確固たる科学に基づくものもあった。ボストンではルイスがおこなったポリオの実験をもとにレデンの治療法〔上巻三五四ページ参照〕がおこなわれた。この治療法はさまざまな変更を経ながら世界中で繰り返し試された。

また、科学的根拠の薄い治療法もあった。論理的であるようには見えたし、確かに論理的だった。ただしイチかバチかのところもあった。どんなことでもやってみたい医師の当て推量、乱暴な思考や数千年の実績、数十年の科学的手法が入り交じった当て推量であった。一流の医学雑誌は最高にとっぴでばかげた療法と称するものは否定したが、少なくとも意味があると考えられるものはどんなものでも掲載した。仲間の批評や念入りな分析を待つ時間はなかった。

『米国医師会雑誌』は「私の治療法で適切に治療すればまず一〇〇パーセント感染を予防できる」[8]と言う医師の論文を掲載した。その治療法は論理的だった。医師は粘液の流れを刺激することにより、体の防御最前線に手を貸す、つまり病原菌が粘膜に付着するのを防いでくれると考えた。そこで刺激性の粉末薬品を調合し、粘液が多く流れるようにと上気道に吹きつけた。理論は信頼できた。おそらく粘液が実際に流れている間は何らかの効果があったろう。

フィラデルフィアのある医師は論理的であるがより手のつけやすいアイディアを持っていて、『米国医師会雑誌』に投稿した。「免疫システムがアルカリで飽和状態になると、細菌が成長する土壌が貧弱になる」[9]。そこで、この医師は全身をアルカリ性に変えようとした。「ひととおりやってみていつも良い結果が出た。クエン酸カリウム、重炭酸ナトリウムで口、腸、皮膚を飽和状態にして、患者がつい手を出したがるアセチルサリチル酸〔アスピリン〕による治療なしですませるべきだ。このエピデミックで成功した私の経験は偶然とか独特だとか言って片づけられるものではない。早急に経験に基づいて試験することを勧める。今後、さらなる研究は研究室や医院でおこなうのがよいだろう」

　医師は免疫反応の特性を十分に理解しながらも、全体的に免疫システムをある程度高めることができるかもしれないと考え——あるいはただ期待するだけで——チフスのワクチンを注射した。[10] この治療は効果があると言った者もいた。同じ理論にのっとって既知のワクチンをすべて患者に注射した医師もいた。キニーネはある病気には効果を示した。マラリアだった。医師の多くは推量のよしあしでインフルエンザに対処したのではなく、ただもう何とかしたかっただけだった。

　結果はどうであれ効果があると自分に言い聞かせて治療する医師もいた。モンタナのある医師が『ニューヨーク医学雑誌』に自らの実験的治療法を報告した。「結果は良好だった」。この医師は六人の患者に治療を施した。二人が死亡した。それでも「回復した四人の患者では結果がすぐに現れ、しかも確実だった」[11] と譲らなかった。

　ピッツバーグ大学の研究員二人の推量も同じような結果だった。自分たちはレデンがフレクスナーとルイスから応用した技術を改良したと信じていた。四七人の患者に治療を施したが、二〇人が死亡した。[12] 治療を受けるのが遅すぎたからだといって七人の死亡者が除外された。それでも四七人中死者は一三人だった。しかし彼らは成功したのだと主張した。

ある医師は二五人の重い呼吸器疾患の患者に静脈から過酸化水素を注入した。[13] 血液に酸素が供給されると考えたのである。一三人は回復したが、一二人が死亡した。この医師も成功したと主張した。「酸素欠乏症には著明な効果があった。毒血症が抑えられた患者も多かった」

同僚にも似たり寄ったりのとんでもない治療を試し、同じように成功したという者が多かった。成功だと信じる者が多かったのである。

ホメオパシー療法医は自分たちが「逆症療法医」〔治療する病気の引き起こす状態とはまったく別の状態を積極的に生じさせ、症状を消失させる療法を逆症療法という〕よりも優れていることがエピデミックで証明されたと信じた。『米国ホメオパシー協会雑誌』は通常の医師の治療を受けたインフルエンザ患者の死亡率は二八・二パーセントだと主張した——ばかげた数字であり、本当にそうなら米国だけで数百万人の死者が出たことになる。また、主にゲルセミウムという薬草でホメオパシー療法の治療を受けた二万六〇〇〇人の患者は死亡率が一・〇五パーセント、数千人の患者のなかで死亡した者はまったくいなかったと主張するホメオパシー医も多かった。[14] だが、自己申告の結果なのだから、この治療を受けて死亡した人を適当に除外するのはきわめて簡単だった。例えば、言うことを聞かず、ホメオパシー医の間では毒と考えられているアスピリンを飲んだ患者はサンプルから除外されていた。

ヨーロッパ各地では

世界のどこもが似たような状況だった。ギリシャでは、医師がインフルエンザ患者の皮膚に水疱を起こさせようと、からし軟膏を貼り、水疱の水を抜き、液体にモルヒネ、ストリキニーネ、カフェインを混ぜてそこに再注射した。「効果はてきめんで、三六時間ないし四八時間後、または一二時間後にも体温の降下が見られ、みるみる改善した」[15]。しかし、二三四人いた患者の死亡率は六パーセントだった。

イタリアでは医師が塩化第二水銀を静脈に注射した。別の医師は体内を駆け巡る白血球の前線基地ともいうべきリンパ節がすぐ皮下にある脇の下に消毒薬のクレオソートをすり込んだ。また別の医師は、あらゆる年齢層の患者に一二時間おきに温かいミルクとクレオソート一滴を浣腸すると肺炎を予防できると言って譲らなかった。

イギリスでは陸軍省が『ランセット』誌に治療法の勧めを掲載した[16]。それは米国のどの指針よりもはるかに特殊なものでいくつかの症状は本当にやわらぐように見えた。睡眠をとるためには二〇粒の臭化カリウムを服用し、咳をしずめるためには鎮痛剤を、チアノーゼには酸素を補給するというものだった。この勧めによると静脈切開はめったに効果が見られず、アルコールは非常に有効だが、食べ物を一緒にとるとあまり効果がないと警告した。頭痛にはアンチピリンとサリチル酸――アスピリンが有効だとした。心臓を刺激するにはストリキニーネとジギタリスが使用された。

フランスでは一〇月半ばになって陸軍省が科学アカデミーに援助を求めた。医師や科学者は病気の予防にマスクの着用を勧めた。予防にはヒ素が最適だと主張する者もいた。パスツール研究所は例によって馬と回復した患者との血液から採取した抗肺炎球菌血清を治療用に開発した（比較してみると、コールとアベリーの血清のほうがはるかに優れていることが証明された）。熱を下げるものであればどんなものでも必要だった。心臓のために興奮剤が勧められた。体を浄化する「誘導刺激法」もおこなわれた。顕微鏡でより見やすくするように細菌を染色するときに使う染料メチレンブルーは毒性があることが知られていたが、細菌を殺すかもしれないとの期待をこめて試された。別の医師は金属性の液体が少しずつ体に吸収されるように筋肉または静脈に注射した（金属性液体を静脈に注射した医師は、この治療法は「少々残酷」だと認めた）。吸角法――火を使って真空にしたガラス容器を体の上に置いて毒素を吸い出す療法――も勧められた。ある著名な医師は肺水腫やチアノーゼの兆候が最初に見られたときにアセチルサリチル酸とともに五〇〇cc以上の血液を「早急に瀉血《しゃけつ》する」[17]必要があると言った。瀉血療法を指示したのはその医師だけではなかった。「英雄医学」に戻ることを勧めた医師は、実行する医師が多くなればそれだけ多くの人が体に刺激を受けて反応すると説明した。戦争と同じで、病気にしても戦士が主導権を握らなければならないと言った。[18]

あふれる広告

世界中で数億人――米国だけでも数千万人――が医師の診察や看護婦の看護を受けられず、ありとあらゆる想像のつく限りの民間療法や詐欺的治療が試みられた。樟脳の玉やニンニクが首の周りにぶら下げられた。消毒薬でうがいをし、家から寒い場所をなくし、窓を密閉して部屋を過剰に暖めたりした。

新聞には広告があふれた。ときとしてニュース記事と同じ小さな――記事と区別するのが困難な――文字で掲載され、またページ全面に広がる大きな文字で掲載されたこともあった。ただ一つ共通だったのはすべての広告がインフルエンザを阻止する方法がある、生き延びる方法があると自信をもって訴えていたことだった。ある広告は靴屋の宣伝と同じくらいに素朴だった。「足をいつも乾かして流感を防ぎましょう」[19]。面倒な広告もあった。「感染しやすいときはスペイン風邪にかからないようにコリノス・ガスマスクをしましょう」

恐怖に訴えるものもあった。「スペイン風邪に感染しないよう、米国陸軍軍医総監は口のなかを清潔にしておくことを勧めている。ソゾドント液〔歯をきれいにする薬品〕を数滴使用するとよい」「家を消毒して衛生委員会がスペイン風邪に勝てるように協力しましょう……ライソール消毒薬」「流感には、ファーザー・ジョンの薬を飲めば安心です」「スペイン風邪にはインフル・バーム」「みなさんへの特別のお知らせ。ベネトールの使用法についてミネアポリスの医師と一般の人々からの電話による問い合わせやアメリカ各地からの手紙が当事務所に殺到しています……スペイン風邪の予防と治療の強力な砦として[20]」「スペイン風邪。スペイン風邪とは何か、どうやって治療したらよいか……必ず医師を呼ぶこと。パニックになってはいけません……パニックになってはいけません。インフルエンザ自体の死亡率は非常に低いものです。ヴィックスヴェポラップを使いましょう[21]」

さまざまなワクチン

一〇月半ば、一流の科学者が作成したワクチンがそこらじゅうに出そろった。一〇月一七日、ニューヨーク市衛生局長ロイヤル・コープランドは「市立研究所所長ウィリアム・H・パーク博士がインフルエンザワクチンを開発し、テストの結果、予防法として十分に推奨できる」と発表した。コープランドは「このワクチンを接種した人はすべて、病気に対して免疫ができる[22]」と言って市民を安心させた。

フィラデルフィアでは一〇月一九日に、市立研究所の細菌学者C・Y・ホワイト博士がポール・ルイスの研究に基づいてつくったワクチン数万人分を完成させた[23]。さらに数万人分がほどなくできる予定だった。これはインフルエンザ桿菌、二種の肺炎球菌、そのほか数種の連鎖球菌などの不活性株からつくった「多彩な効果のある」ものだった。

同じ日に『米国医師会雑誌』の最新号が発行された。ボストンでのワクチンの実験の予備評価をはじめ、インフルエンザに関する情報がぎっしり入っていた。ウエルチのもう一人の弟子で、のちにノーベル賞を受賞したジョージ・ホイップルは「重要なことだが、これまで蓄積することのできた統計上の証拠によれば、われわれが開発したインフルエンザワクチンを使用しても治療の効果はないことが示されている」と結論を出した。ホイップルは「治療」という言葉をテストしたワクチンでは治療できないという意味で使った。だが、つづけて「これまでのところ、統計上の証拠ではこのワクチンの使用は予防法としてなら何らかの価値がありそうだということを示している[24]」とも述べた。

ホイップルはコープランドの発表を裏付けたとはとてもいえなかったが、少なくともいくらかの希望をもたらした。

公衆衛生局は民間人のためのワクチンの製造、配布、治療はまったくやらなかった。要請はずいぶん受けた。だが何も出さなかった。

ワシントンの軍医学校（現在の軍病理学研究所）はワクチンの製造に最大限の努力を

した。軍はワクチンを必要としていた。ワシントンにある軍のウォルター・リード病院では肺炎を併発している患者の死亡率が五二パーセントに達していた。[25] 一〇月二五日にワクチンができあがった。軍医総監室はキャンプの医師に伝えた。「肺炎を頻発させるより重大な微生物に対するワクチン接種の効果が確立されたと考えられる。軍は現在、すべての将校、下士官、軍の民間人職員に肺炎球菌Ⅰ、ⅡおよびⅢ型を含むリポワクチン〔溶剤である植物油に溶かしたワクチン〕を接種することが可能である」[26]

翌週、軍はこのワクチンを二〇〇万人分配布した。これは大量生産が成し遂げられたことを意味した。以前、著名なイギリス人科学者が、イギリス政府が短期間にワクチンを製造しようとすれば四万人分でさえつくるのは不可能だと述べたことがある。しかし、このワクチンはⅠ型とⅡ型の肺炎球菌による肺炎にしか効かなかったし、そもそも接種するのが遅すぎた。その頃、インフルエンザはすべての兵営に蔓延していた。ニューヨークの民間の医師がカリフォルニアへ行き、軍からワクチンを分けてもらおうと願い出た。軍からは確かに「肺炎予防のワクチンをつくったが、配布はできない」[27] という返事が返ってきた。軍は隊内での再発を恐れていた。恐れるのも当然だった。

軍医学校はインフルエンザ桿菌のワクチンもつくっていたが、ゴーガスの軍医総監室はこれについてはより慎重な言い方をした。「現在のエピデミックにおけるインフルエンザ桿菌によると思われる病因的重要性から鑑みて、軍は食塩水ワクチンを用意し、それをすべての将校、志願兵、軍の民間人職員に接種することができる。ただしインフルエンザ桿菌ワクチンの効果についてはまだ実験段階にある」[28]

軍の声明は公的なものではなかった。『米国医師会雑誌』の慎重な論説もそうだった。「インフルエンザを治療する特別な血清や治療法はまだない。予防用の特別なワクチンもまだない。新聞に出ているもの、また宣伝屋の言うことはみな事実に反している。したがって、医師は冷静さを保ち、事実の裏付けがない約束をしてはならない。この警告は特に広報部門の保健衛生関係者を対象にする」[29]。ほとんど毎号に同じような警告が出た。「一般人にいい加減な希望を持たせて医学および医療専門家に不信を抱かせるようなことを医療専門家はおこなってはならない」[30]

『米国医師会雑誌』は米国医師会を代表していた。医師会のリーダーは何十年にもわたって医学に科学的基準と専門性をもたせようとしてきた。それがいまやっと成功しかけたところだった。やっと築いた信頼をぶち壊したくなかった。つい先頃までそうだったように医学を物笑いの種にしたくなかった。

そうしたなかで、医師は懸命に努力を続けていた。大量のワクチン生産が続いた──イリノイ州だけで一八種類ものワクチンがつくられた[31]。そのうちのどれが効くのか誰にもわからなかった。あるのは希望だけだった。

しかし、病気の実態は、キャンプ中でも死亡率が最高となったオハイオ州のキャンプ・シャーマンで大流行中の出来事を細かく記録したものを見れば手にとるようにわかる。キャンプの医師は、オスラーが自ら書いた最新版の教科書で推奨されているインフルエンザの標準的治療法を踏襲した。アスピリンを飲ませ、ベッドで休ませ、うがいをさせ、嘔吐を起こさせる吐根〔南米原産アカネ科植物トコンの根〕を混ぜた「ドーバー・パウダー」と、痛みと咳をやわらげるアヘンとを投与した。通常の肺炎を合併している場合は「いつもどおりの食事療法、新鮮な空気、休息、穏やかな下剤と排泄を勧め、すべての患者にジギタリスが投与された」――心臓に刺激を与えるためなるべく大量のジギタリスが投与された――「そして即時に刺激する場合は水溶性のカフェイン塩がよいとされた。大量のストリキニーネを皮下注射すると、衰弱している場合に著しい効果があった[32]」

しかし、いまはARDSと言われるが、当時きわめてよく見られた「重症急性炎症性肺水腫」に対してはなす術がなかったという。「このことが治療法に新たな問題を提起した。心臓の膨張に伴う肺水腫に適用される治療の原則が、該当する症状を呈してなくても用いられたのである。ジギタリス、二倍のカフェイン塩、モルヒネ、静脈切開」――またしても瀉血だったわけだが――は「それほど効果がなかったが、酸素補給は一時的に効果があった。状況によって排液法がうまくいくこともあったが最終的な結果には何ら影響を与えなかった。症状がガス中毒と似ているというので下垂体製剤の溶液を皮下に注入する方法も提案された。実際におこなってみたところ、何の効果もなかった」[33]

すべてが試された。考えうるものはすべて試された。ついに患者がかわいそうに思えて治療をやめた。「英雄的だからということで」試されたもっと残酷な――そして役にも立たない――治療は放棄された。すでに、死地におもむく兵士の雄姿をいやというほど見ていた。ようやく、医師たちは彼らを安らかに死なせたいと思うようになった。こんな状況を前にして、「有効な特別治療法はない」と結論づけることしかできなかった。

地の果てまで

医学も、当時開発されたワクチンも、インフルエンザを予防することができなかった。数百万人もの人が身につけたマスクも期待したほど役に立たず、インフルエンザを予防できなかった。ウイルスに接触しないようにすることしかできなかった。今日でも、ワクチンが予防において大きな威力――しかし、完璧ではない――を発揮し、数種類の抗ウイルス薬が激しい症状をやわらげることはできても、いまなおインフルエンザを治療する決め手はない。

孤立した場所――コロラド州ガニソンや島の軍事施設など――は被害から免れた。しかし、ほとんどの町が閉鎖命令を出したがウイルスへの接触を防止することはできなかった。徹底しなかったのだ。酒場や劇場、教会を閉鎖しても、大勢の人が市電に乗り、仕事や買い物に行っていたのでまったく意味がなかった。恐怖のあまり仕事を休業しても、店主と客がじかに向きあわず、路上に注文の品を置くようにしても、まだまだ人の接触が多くて感染の連鎖を断つに至らなかった。ウイルスは実に効果的に、爆発的に、巧妙に広がった。ついに、ウイルスは世界中を意のままにした。

ウイルスはまるでハンターのようだった。人間狩りをしているようだった。都市では容易に人間を見つけられたが、それだけでは満足しなかった。ウイルスはあとを追いかけて町、村、さらに一軒一軒の家へ入っていった。地の果てまで人を探し求めた。森のなかを探り、ジャングルへ入り込み、氷上まで追いかけた。そして地の果て、人がほとんど生きていけないような荒涼とした場所、まったく文明からかけ離れた場所でもウイルスの危険から免れることはできなかった。人間のほうが弱かった。

アラスカではフェアバンクスの白人ががんばった。見張りが立ってすべての小道を警備し、町に入ろうとするものはみな五日間隔離された[34]。イヌイット（エスキモー）はこういう幸せを共有できなかった。赤十字社の幹部は「ただちにエスキモーに医療援助をしなければ「絶滅」してしまうと警告した[35]。

赤十字社の資金も地方政府の資金も利用できなかった。アラスカの知事がワシントンにきて議会に――公衆衛生局は国全体で一〇〇万ドルの資金援助をおこなっていたが

——二〇万ドルの援助を願い出た。ある上院議員がなぜアラスカは六〇万ドルの財源から支出できないのかと尋ねた。知事は「アラスカの住民は、その金はアラスカの白人から徴収した税金であり、アラスカの発展のために使われるべきだと考えている。道路建設に多額の金が必要だ。住民はいま以上に、米国政府の保護を受けているアメリカのほかの地域のインディアン並みにアラスカのインディアンを扱ってほしいと思っている[36]」と答えた。

知事は一〇万ドルを獲得した。海軍は救助遠征隊を送るために米国船籍の石炭船ブルータス号を用意した。ジュノーで一行はグループにわかれ、小さなボートに分乗して村々へ向かった。

そこで一行は恐ろしい光景を目の当たりにした。恐ろしい光景。ノームでは三〇〇人のエスキモーのうち一七六人が死亡していた[37]。もっとひどいことがありそうだった。医師が小さな村一〇カ所を訪れたところ、「三つの村が全滅し、他の村の死亡率は八五パーセントだった。生き残ったのはたいていが子どもたちで、およそ二五パーセントは救助が到着する前に凍死したと思われた[38]」。

赤十字社の資金援助を受けた次の救助遠征隊が到着すると、アリューシャン列島で医師二人と看護婦二人ずつからなる六つのグループに分かれ、船に乗り込んで散開した。最初のグループがミックニックという漁村に到着した。しかしすでに遅かった。大人六人しか生き残っていなかった。大人三八人と子ども一二人が死んでいた。小さな家が一五人の孤児の孤児院と化していた。グループはナクネック川を渡り、水産物缶詰工場のある村へやってきた。エピデミックが発生する前は大人二四人が住んでいた。そのうち二二人が死亡していた。援助隊が到着した翌日に二三人目が死亡する。そのとき、一六人の子どもが孤児となって生き残っていた。ナシャガック湾にはピーターソン缶詰会社が建てた本部社屋と倉庫があった。看護婦は小屋から小屋へとまわった。「ここのインフルエンザ流行は一番ひどい。生きている大人はほとんどいない。調査をおこなっていてヒーリー医師とライリー医師が寝たきりの先住民を数人発見した。医師は誠心誠意治療にあたったけれど、援助が遅すぎ、患者が五人死亡した」[39]

　事態はさらに悪化した。別の救助隊が報告した。「半ば飢えて野良犬化した犬のほか、多くの村では生きている者の気配がなかった」。イヌイットは「バラバラ」と呼ばれる家に住んでいた。バラバラは円形で三分の二が地下に入っている。ハリケーン並みの強さで日常的に吹く強風、普通の構造なら倒壊してしまうような強風に耐えられるようにつくられていた。ある救助隊員がバラバラについて説明している。「板状にした草炭《ピート》を粗末に積み上げたもの……高さ一五〇センチ足らずのトンネルを通ると入り口がある。ほとんどの場合、このトンネルは採光と換気だけに使われている。これらの部屋の両側には棚が掘ってあって、この棚に干草と毛皮のマットレスを敷いて人が寝るようになっている」

家族全員、一〇人あまりが一つの部屋に住んでいた。「マクギリカディー医師の一行がバラバラに入ると、棚や床の上に大人の男女や子どもの死体が山のように横たわり、ほとんどは手がつけられないほど腐敗していた[40]」

彼らはみんな、ウイルスに直接やられたのではなさそうだった。しかし、それがあまりに急激に、同時に襲ってきたため、ほかの人を看病する余裕もなく、食事をとり、水を飲むこともできなかった。生き残った者は死体、愛する者の死体に囲まれ、おそらく家族が逝ったところへ自分も一緒に逝くことを、一人きりにならないことを願ったのだろう。

犬がそのあとに続いた。

「死者の数を推定するのは不可能だ。飢えた犬が多数の小屋に入りこみ、死体をがつがつと食べていたからだ。残った骨と衣類がそれを物語っている[41]」

救助隊にできることといえば、死体にロープを巻きつけ、外へ引っ張り出して埋葬することだけだった。

ラブラドルの場合

大陸の反対側も状況は同じだった。ラブラドルでは、人は生きようとしぶとくしがみついたが、満潮時に砕ける波に翻弄され、岩の上で干上がった海草ほども長持ちしなかった。ヘンリー・ゴードン牧師は一〇月終わり近くにカートライトの村を出発し、数日後の一〇月三〇日に戻ってきた。ゴードン牧師は「どこにも人の気配はなく、奇妙なただならぬ静寂があった」。帰路出会ったハドソン湾カンパニーの男は、「郵便船が出ていってから二日後に、病気がサイクロンのように襲ってきた」と言った。ゴードン牧師は家を次々とまわった。「一家全員が台所の床の上に動かずに横たわっていた。自分で食べ物を用意することもできず、火の面倒をみることもできないでいた[42]」

一〇〇人のうち、二六人が死亡した。海沿いの遠くの町はさらにひどかった。ヘブロンでは二二〇人のうち一五〇人が死亡した。季節はもうすっかり寒くなっていた。死体はベッドに横たわり、汗が凍って布団が死体に張りついていた。ゴードンやカートライトの村人は墓を掘らずに、死体を海に葬った。ゴードンは「当局の無神経さには激しい憤りを感じる。やつらは郵便船で病気を持ち込み、それからわれわれを置き去りにし、心のなかをすっかり空っぽにしたのだ[43]」と書いた。

そしてオカック。ここには二六六人の住民とほとんど野生化した犬が多数いた。ウイルスの到来があまりに激しく早かったため、人は自分のことも犬の食べ物のことも構う余裕がなかった。犬は飢え、飢えのために狂暴化し、互いにむさぼり食った。それから窓やドアをぶち破り、食べ物を探した。アンドリュー・アスボー牧師はかたわらにライフル銃を置いて生き延びた。一人で一〇〇匹以上の犬を殺した。[44]

ウォルター・ペレット牧師が到着したとき、二六六人中生きている者はたったの五九人だった。牧師と生存者がここでした仕事は一つしかなかった。「地面は鉄のように硬く凍っていて、穴を掘る作業は信じられないほどたいへんだった。二週間ほどかかって穴を掘ったが、できた穴は縦一〇メートル、横三メートル、深さ二・五メートルだった」。次に死体を穴に入れる作業が始まった。死体は白い布で覆われ、消毒液が吹きかけられた。穴に入れた一一四体の遺体に土をかけ、上に岩を置いて犬が掘り返さないようにした。[45]

ラブラドル全域では、少なくとも総人口の三分の一が死亡した。[46]

インド亜大陸の惨状

ウイルスは北極の氷を貫き、ケンタッキーの道なき山を登っていった。ジャングルにも浸透していった。

西洋人の間で、一番大きな打撃を受けたのは民間人も軍人もぎゅう詰めにされた若い大人であった。メトロポリタン生命保険会社によると、保険に加入していた二五歳から四五歳の全炭鉱労働者の六・二一パーセントが――インフルエンザだけではないが――死亡した。[47]同じ年齢層で保険に加入していた全産業労働者は三・二六パーセント――軍キャンプでの最悪の死亡率に当たる――が死亡した。

フランクフルトではインフルエンザで入院した全患者――肺炎で入院した人ではない――の死亡率は二七・三パーセントにのぼった[48]。ケルンでは、のちにヨーロッパの大政治家となったコンラート・アデナウアー市長が、この病気は何千人もの人を「憎む力も出ないほど消耗させた[49]」と述べた。

パリでは、政府は士気の低下を恐れて学校だけしか閉鎖しなかった。インフルエンザによる死亡率は一〇パーセントで、合併症を発症した人の死亡率は五〇パーセントにのぼった。これらの患者は「症状の重さと進行の速さが著しく、死期が早まった[50]」とフランスの医師は指摘した。フランスで見られた症状はほかの地域同様、典型的なものだったが、エピデミックにかかりきりだった医師は故意にコレラや赤痢と誤診したらしく、ほとんど報告しなかった。

免疫システムが無防備で、どんな種類のインフルエンザウイルスもまだあまり経験したことがない人々は病気にかかりやすかったし、全滅する場合もあった。これはイヌイットだけでなく、すべてのアメリカ先住民、太平洋諸島の人々、アフリカ人にも言えることだった。

ガンビアでは八人のヨーロッパ人が死亡したが、内陸部からきたあるイギリス人旅行者の報告には「三〇〇ないし四〇〇世帯の村全体が絶滅し、埋めてない死体の上に家が崩れ落ち、二カ月もしないうちにジャングルがそこに忍び込んですべての集落は跡形もなくなった」[51]とあった。

たとえウイルスが穏やかに変異しても、インフルエンザにほとんど、あるいはまったく接触したことがない免疫システムしかもたない人々は確実に死んでいった。米船ローガン号が一〇月二六日にグアムに到着した。上陸した米軍水兵のおよそ九五パーセントがこの病気に感染したが、死亡した者は一人もいなかった。[52]先住民のほうは同じウイルスで数週間のうちに全体の五パーセントが死亡した。

ケープタウンそのほかの南アフリカの都市では、インフルエンザは最初の感染が報告されてから四週間のうちに全人口の四パーセントを死に至らしめた。南アフリカの白人の三分の二、黒人の四六パーセントが発病した。[53]ヨーロッパ系白人の死亡率は〇・八二パーセントだったが、アフリカ系黒人の死亡率は最低でも二・七二パーセント――もっともっと高い割合だったかもしれなかった――だった。

メキシコでは、ウイルスは人口密度の高い中心部からジャングルまで浸透し、鉱山住宅居住者、スラム街居住者、スラム街家主、地方農民を多数苦しめた。チアパス州では全人口の一〇パーセント――インフルエンザ患者の一〇パーセントではない――が死亡した。[54]

ウイルスはセネガル、シエラレオネ、スペイン、スイスを引き裂き、破壊し、涙にくれさせ、ある地域では死者が全人口の約一〇パーセントを超えた。
ブラジルでは――メキシコやチリに比べウイルスの力は比較的弱かった――リオデジャネイロでの感染率は三三パーセントにのぼった。[55]
アルゼンチンのブエノスアイレスでは、人口の約五五パーセントがウイルスに感染した。[56]
日本でも三分の一以上の人口が感染した。[57]
ロシアとイランの大半では全人口の七パーセントがこのウイルスで死亡した。
グアムでは人口の一〇パーセントが死亡した。
これよりも死亡率の高いところもあった。フィジー諸島では一一月二五日から一二月一〇日までの一六日間に人口の一四パーセントが死亡し、死体の埋葬すらできなかった。[58]
これを見たある人は、「死体を積んだトラックが一日中通りを行き交い、通りを埋める死体は燃えつづける炎で焼かれた[59]」と記した。
厳重な隔離措置がとられたり、当局が徹底的な対処をしたりしたところで、ごくわずか――本当にわずか――の孤立した地域だけがこの病気から完全に免れることができた。アメリカ領サモアはその一つである。ここではインフルエンザで死亡した者は一人もいなかった。
数百キロ海を隔てたところに、開戦時にニュージーランドがドイツから手に入れた西サモアがあった。一九一八年九月三〇日、汽船タリューン号が島に病気を運んでくる前の人口は三万八三〇二人だったが、数カ月後、二万九八〇二人になった。[60] 人口の二二パーセントが死亡した。

中国でも人数は不明だが大勢の人が死亡した。重慶では町の人口の半分がインフルエンザに感染した。[61]

さらにインドは一番犠牲者が多かった。ほかの地域同様、インドも春の波にやられた。ほかの地域同様、この春の波は比較的穏やかだった。九月にインフルエンザはボンベイに再び到来した。ほかの地域同様、もはや穏やかではなかった。

ところが、インドはほかの地域とはちがっていた。インフルエンザがまさに殺戮といってよいようなレベルに達したのである。一九〇〇年に腺ペストの大流行が見られ、特にボンベイがひどくやられた。一九一八年のインフルエンザによる一日の最高死亡率は一九〇〇年の腺ペストのほぼ二倍だった。[62] インフルエンザの死亡率は一〇・三パーセントに達した。[63]

インド亜大陸全域に、あるのは死のみであった。生きている人を乗せた汽車が駅を出発し、次の駅に到着すると乗客は死人か瀕死状態になっていた。[64] 汽車が駅に入ると死体が降ろされた。インドに駐留していた白人のイギリス軍の死亡率は九・六一パーセントだった。[65] インフルエンザにかかったインド軍の死亡率は二一・六九パーセントとなった。

デリーのある病院では一万三一九〇人のインフルエンザ患者が治療を受けた。そのうち七〇四四人が死亡した。[66]

最も被害が大きかった地域はパンジャブだった。ある医師がこう報告している。病院は「満杯で、瀕死の患者のスペースを確保しようにも死体をすぐに運び出せないほどだった。町の通りという通りには死体と瀕死の人が散乱していた。ほとんどどの家も死を悼み、至るところを恐怖が支配していた[67]」。

いつもなら、死体は階段のついた川岸の一番上にある火葬場で火葬にされ、灰は川に流される。薪がたちまち底をついて火葬ができなくなり、川が死体でいっぱいになった。[68]

インド亜大陸だけで、二〇〇〇万人近くが死亡したとみられているが[69]、死亡者数はさらにそれより多かった可能性もある。

ウエルチの昔の仲間ビクター・ボーンは陸軍軍医総監室兼軍伝染病対策部長室に座ってウイルスが世界を駆け巡るのを見つめていた。「エピデミックが数学的な加速スピードを続けたら、文明はわけなく滅んでしまうだろう。地球上からあと数週間もしないうちに[70]」とボーンはその思いを記した。

Ⅷ 停滞

第26章　翻弄される文明

ボーンは、インフルエンザが文明の存亡を左右すると思い込んでいた。その存在が文明にかかわる病気なら確かにほかにもある。麻疹《はしか》はその一つだ。ただ、一度麻疹にかかれば、普通は一生涯その免疫が得られる。だから小さな町では、麻疹ウイルスが生き延びるだけの受け皿がない。新たな感染対象になる人間が足りなくなるため、やがてウイルスも死に絶える。疫学者の計算によると、麻疹が発生し続けるには、ワクチンを接種してない人間が少なくとも五〇万人、かなり濃密に接触して暮らしていなければならない。[1]

インフルエンザウイルスの場合は違う。鳥が住処を提供しているため、インフルエンザは文明とは無関係だと言える。生存条件ということになれば、人間がいてもいなくてもかまわないからである。

自然のプロセス

インフルエンザの世界的大流行《パンデミック》に先立つ二〇年前、H・G・ウェルズは火星人が地球を侵略するという小説『宇宙戦争』を発表した。火星人は世界に死の船を解き放ち、しかも徹底して事にあたった。人間を食べあさり、生命のエキスを骨の髄までしゃぶりはじめたのだ。一九世紀の人類は、人類の偉業が世界の秩序を変えたと勝利宣言をしたにもかかわらず、たちまち無力になった。人類の持てる力、国家や個人が地球上に築き上げた技術、戦術、努力、英雄的行動といったもののすべてが、侵略者の力に歯が立たなかった。

ウェルズはこう書いている。「そこはかとない何日も心にのしかかっていた思いがやがてはっきりしてくる。王位を奪われたような感じ、自分は、もう支配者ではなく動物の一種にすぎないのだという確信だ……。人間の畏怖も帝国も消え去った」[2]

人類の破綻が避けがたくなると、そこに自然が介入してきた。侵入者自身も自然に侵された。つまり、地球の感染性病原体に生命を奪われたのである。自然のプロセスが科学ではできないことをやってのけたのだった。

インフルエンザウイルスに対しても、自然のプロセスが働きはじめていた。

まず最初、こうしたプロセスはウイルスの致死性を高めた。動物の宿主から人間へ初めて飛び移ったのがカンザスか、それともほかのところだったかはともかく、ウイルスは人から人へと移るにつれて、新しい宿主に適応し、感染力を増し、一九一八年春にはおおむね症状の弱かった第一波の病気から、致命的で爆発的な秋の第二波の殺人病へと変わっていった。

ただし、一度こういうことが起き、ウイルスが最大限に近い効果を発揮するようになると、また別の自然のプロセスが二つ、動き出した。

第一のプロセスは免疫である。ウイルスが一度ある人口集団を通過すると、少なくともその人口集団はある程度免疫性を獲得し、抗原に変動がない限り、患者は同じウイルスに再感染しない。一つの都市あるいは町で、一九一八年に見られた地域的流行の初発例から最終例に至るまでの期間は、だいたい六週ないし八週であった。陸軍のキャンプでは、兵員が超過密状態であったため、その周期は通常三ないし四週と少し短かった。

個別的にはその後も続発したが、爆発的発生はやみ、しかも突然終わった。発症状況をグラフにすると、釣鐘型のカーブを描いており、ピークを過ぎると、まるで断崖のように急落し、新規発生はほとんど皆無になった。フィラデルフィアを例にとると、一〇月一六日に終わる週は四五九七人が死亡した。町はズタズタにされ、通りから人が絶え、黒死病の噂が飛び交ったりもした。だが、新規患者は忽然《こつぜん》と消えたため、一〇日後の一〇月二六日、公共の場への立入禁止令が解除された。戦争終結日の一一月一一日には、インフルエンザはもうほとんど町からなくなっていた。ウイルスは手当たり次第、たたきのめされ、みるみるうちに消えていった。

続いてウイルスに第二の動きが始まった。やはりこれもインフルエンザでしかなかった。もともとインフルエンザはただ痛みや発熱があるだけと思われがちだが、それよりずっと危険なものだった。けれど一九一八年のそれのように人を死なせるようなことはまずなかった。一九一八年の世界的流行は、史上未曾有の猛烈きわまる広範囲にわたるインフルエンザの暴発だったのである。

時期と地域による差

とはいえ、一九一八年のウイルスも、すべてのインフルエンザ同様、突然変異群を形成するすべてのウイルス同様、すみやかに突然変異した。「中央値への反転」という数学上の概念がある。これは極端な現象のあと、あまり極端でない現象が見られるということを意味する概念である。ただ、これは法則ではなく、可能性としての問題である。一九一八年のウイルスは極端に走った。ここで突然変異が起きると、さらに致死性を高める方向にでなく、それを下げる方向に向かいやすくなる。だいたいそういうふうになっていったのである。このウイルスは文明を膝下《しっか》に屈伏させ、中世のペストさながら世界を一変させるかに見えたが、やはり突然変異して低レベルに復し、ほかのインフルエンザと同様の動きを見せ、時がたつにつれ、致死性も弱まったのである。
この現象はまず米国の陸軍の兵営に現れた。陸軍の最大級の兵営二〇カ所のうち、真っ先にやられた五カ所では、インフルエンザにかかった患者の約二〇パーセントが肺炎を発症、うち三七・三パーセントの兵士が死亡した。最悪だったのはオハイオ州キャンプ・シャーマンで、兵士の死亡率が最も高まってから最初にやられたキャンプの一つであった。[3] シャーマンのインフルエンザ患者はその三五・七パーセントが肺炎を併発し、肺炎患者の六一・三パーセントが死亡した。シャーマンの医師は責任を問われ、軍が調査に乗り出したが、医師の能力に特に問題があるわけではなかった。どこでもやっていることをやっていただけで、致死性が特に高いウイルスにやられたにすぎなかった。
最後に襲われたキャンプ五カ所の場合、時期が平均三週間ずれていたおかげか、肺炎を発症したインフルエンザ患者はわずか七・一パーセント、肺炎にかかった兵士のうち、死亡した者は一七・八パーセントにとどまった。[4]
この好成績については、軍医が肺炎の予防と治療に慣れてきたからだと説明することもできる。しかし、科学と疫学を究めた人がその証拠があるのかどうか厳密に調べたところ、そこに因果関係は何もなかった。陸軍の主任調査官ジョージ・ソパーは、のちにウエルチの目にとまり、がんの包括的な研究を国レベルで初めてまとめる作業の調整にあたった人物である。ソパーはすべての報告に目を通し、多数の医務官に会って話を聞いた。どのキャンプにおいても最も有効で唯一のインフルエンザ対策は、個々のインフルエンザ患者、さらに必要なら感染した部隊全体を隔離することだとの結論に達した。この対策は「いい加減にやると失敗する」が、「厳しく徹底しておこなえば功を奏する」。ほかに何かが働き、病気の進行を変化させ、ウイルス以外の何かに変化が見られたのかと言えば、その証拠は何もなかった。とにかく病気の発生が遅ければ遅いほど受けた打撃も少なかった。

　各キャンプとも、事情は同じであった。最初の一〇日ないし二週間のうちに倒れた兵士の死亡率は、流行の晩期あるいはほぼ終わった時期に罹患した兵士よりもはるかに高かった。

　したがって、最初にウイルスに侵された都市――ボストン、ボルティモア、ピッツバーグ、フィラデルフィア、ルイビル、ニューヨーク、ニューオーリンズ、および同時に襲われた各中小都市――はすべて甚大な被害をこうむった。しかも、場所が同一であっても、晩期にこの病気に感染した者は、最初の二、三週間の感染者ほどひどい病状ではなく、死亡率も同じではなかった。

　流行が遅かった都市は、一般的に死亡率も低かった。この地域流行病の疫学調査を一番きちんとおこなったコネティカット州の調査員がこう指摘している。「まずコネティカットで病気が最初に発生した場所であるニューロンドンにどれだけ近かったかが、死亡率にかかわる大きな要因であった。初めて州に入ってきたときがウイルスも最も強力かつ伝播力もすみやかで、それ以後はおおむね弱まっていく傾向にあった」[6]

同じ傾向は全国レベルでもみられ、さらに世界的にも同じだった。だが、厳密な指標とは言えない。ウイルスが完璧に安定したものではなかったからである。発生時期が遅かったところのほうが逆に病気にかかりやすかった。サンアントニオは罹病率が最も高い都市の一つだが、死亡率は全国最低となった。人口の五三・五パーセントがウイルスに感染し、全世帯の九八パーセントで少なくとも一人がインフルエンザをわずらっていた。だが、ウイルスは変異し弱まっていたため、インフルエンザの患者で死亡したのはわずか〇・八パーセントにすぎなかった（この死亡率でも普通のインフルエンザの二倍である）。どんな治療を試みたところで、生殺与奪の権利はウイルスが握っていたわけだ。

世界的大流行から一〇年たったあと、米国だけでなく世界中で最も入念かつ広範な調査がおこなわれ、その統計を科学的に検討したうえで確認されたのは、次のことである。「流行の後半になると、インフルエンザの特徴的な症状があまり表れなくなり、二次的な病害のほうがはるかに目立ち、部位による差が明確に表れた。一九一九年には「水浸し」の肺――ARDS〔急性呼吸窮迫症候群〕になって急死する肺患者――は比較的珍しかった」[7]

常軌を逸してはいたものの、ウイルスは若者に対して暴れまわり致命的な暴力をふるったのに、成人者にはやさしかった。流行の発生が遅かったところ、またその地で病気にかかる時期が遅かったときは、インフルエンザの致死性も低かった。ただ、この相関関係は完璧ではなかった。例えばルイビルは、春にも秋にもひどい攻撃を受けている。ウイルスは不安定でいつも型が異なっていた。しかし、地域ごとの発生のタイミングと致死性の間には相関関係が見られた。ウイルスが弱まったとはいっても、やはり死亡者は出た。若者ほどではなかったものの、熟年者で死亡した人も決して少なくなく、未曾有の死亡率を示すインフルエンザウイルスであった。だが、やはり時期が最大の問題だった。

一番早く襲われた東部と南部がやはり一番ひどくやられた。西海岸はさほどひどくやられなかったし、中部が一番ましだった。西海岸のシアトル、ポートランド、ロサンゼルス、サンディエゴでは、死体が東部のように積み上げられることはなかった。さらに中部のセントルイス、シカゴ、インディアナポリスでは、西部ほど死体が積み上げられることはなかった。ただ、フィラデルフィアやニューオーリンズほどではなかったにしろ、それでも死体がそれなりに積み重なったのは事実だった。

サンフランシスコの教訓

一一月の終わりには、ウイルスは世界中に向かっていた。第二波は終わったが、世界はもうくたくたになっていた。今度は人間が狩人になろうとしていた。

だが、ウイルスの猛威は影をひそめたとはいえ、まだ終息してはいなかった。疫病が消えたように見えたので、生き残ったぞと各市町村は続々慶祝ムードに包まれた——病に打ち勝ったと信じて舞い上がった町もある。衛生委員会や緊急対策委員会は劇場や学校や教会の閉鎖と、ガスマスク着用を命じた措置を撤回したが、その一週間後、第三波が襲った。

ウイルスはまたしても変異していた。ただ、すっかり姿を変えたわけではなかった。第二波のときにかかった人は、新たな攻撃に対しかなり免疫があった。それは第一波のときにかかった人がそうでない人より楽にすごせたのと同じである。とはいえ、ウイルスはそれなりに変異し、抗原も変動したために流行が再現されたのだ。

第三波に対しまったく無傷のところもあったが、しかし多くは——いや、ほとんどは——そうではなかった。一二月一一日までにブルーと公衆衛生局は警告を出した。「インフルエンザはまだ終わっておらず、重篤な症状を伴う流行が全国各地で見られる。カリフォルニアでは患者が増え、アイオワでは著しく増加、ケンタッキー州ではルイビルなど大都市での再発が確認され、初期のものとは対照的に多数の生徒が罹患している。

ルイジアナ州ではニューオーリンズ、シュレブポートで増加し、レイクチャールズ高原では前回と肩を並べるに至った。セントルイスでは三日間に一七〇〇人、ネブラスカはきわめて深刻、オハイオ州ではシンシナティ、クリーブランド、コロンバス、アクロン、アシュタブラ、セーレム、メディナなど各都市で再発。ペンシルベニア州では、ジョンズタウン、エリー、ニューキャッスルは初発のときより悪化している。ワシントン州では急増、ウェストバージニアではチャールストンで再発との報告がある」[8]

第二波を別にすれば、第三波も致死性の高い流行となった。少数の孤立した地域、例えばミシガンでは、一二月と一月は一〇月よりも悪化した。アリゾナ州フェニックスでは一月中旬の連続三日間で、新規患者の数が秋の記録を上回った。ジョージア州クイットマンでは、一九一八年一二月一三日に発効した地域流行病関連の二七条例を実施に移したが、そのときは病気はすでに峠を越えていた。[9]サバナでは一月一五日、前よりさらに厳しい制限を設け、劇場と公共の集会施設を閉鎖するという三度目の指令を出した。[10]サンフランシスコは、秋の波のときは西海岸のほかの地域同様に軽くてすんだが、三度目はそうはいかなかった。

確かに、全米主要都市のうち、サンフランシスコが一番まともにしっかりした体制で秋の波を受け止めていた。これは、その一二年前に起きた大地震に堪え町を復興させたことと関連があったかもしれない。九月二一日、患者がまだ発生しないうちから、公衆衛生局長のウィリアム・ハスラーは全港湾施設の検疫をおこなった。あらかじめ全市に動員をかけ、数百人の運転手や有志を集め、各地区ごとに医療関係者、電話、輸送車、救援物資を配置し、学校と教会を救急病院にした。公共の場所は閉鎖された。いつもはただの「風邪」と言って安心させていたのとは打って変わって、一〇月二二日、市長とハスラー、赤十字社、商工会議所、労働組合は協力し、新聞の一ページ広告で「マスクをかけて命を守ろう。これがあればインフルエンザを九九パーセント防げる」[11]と呼びかけた。一〇月二六日までに赤十字は、マスクを一〇万個市民に配った。同時に、地元の事業所のワクチン生産にはっぱをかけ、タフツ〔タフツ医薬品開発研究センター、タフツ大学グループの医薬品情報提供機関〕の研究員がつくった数千人分のワクチンを最高速の大陸横断列車で急送させた。

サンフランシスコ市民は自制していた。よそでは不安のためパニック状態になっている地域がたいへん多かっただけに、感動的にさえ思えた。歴史家のアルフレッド・クロスビーは、それを包囲下の都市というイメージでとらえ、ヒロイズム、不安、恐怖を覚えながら義務を忘れない市民の姿を描いている。学校が閉鎖されると、教師はボランティアとして看護婦、病院雑務係、電話交換手などになった。[12]一一月二一日、町のサイレンが一斉に鳴らされ、マスクを取ってもよいと知らせた。サンフランシスコは、ついに予想よりはるかに少ない死者を出しただけで生き延びた。市民はマスクのおかげだったと信じたが、しかし、何より役に立ったのはハスラーが事前に確立した組織である。

翌日、『クロニクル』紙は、こう書き立てた。この町の歴史において、「戦争の生んだ悪疫が黒い羽根を頭上で羽ばたかせたとき、聖フランシスコの町がいかに堂々と振る舞ったかという物語こそ、一番心沸き立つエピソードである」[13]と。

自分たちこそ悪疫を抑え込み、食い止めたのだと市民はそう思っていた。実はそれは間違いだった。マスクが役に立ったわけでも、ワクチンが役に立ったわけでもなかった。市はただ運がよかっただけなのである。二週間後、第三波が襲ってきた。ピーク時でも第二波の半数しか死亡しなかったけれど、市の最終死亡率は西海岸でも最悪となった。[14]

オーストラリアの場合

少数の孤立した狭い地域を別とすれば、一九一九年のはじめまで、ウイルスにとりつかれなかったところは一カ所しかなかった。

それはオーストラリアである。入港船に厳重な検疫をおこなったことが難を免れた理由であった。[15]乗員が四三パーセントも発症し、七パーセントが死亡したというのに入港してきた船もあった。検疫でウイルスを防ぎ、大陸の安全は保たれてきた。ところが一九一八年一二月の終わり、インフルエンザが世界で退潮しつつあったときに、病兵九〇人を乗せた輸送船が到着する。検疫を受けさせたが、病気は侵入した。おそらく兵士を治療した医療関係者からだと思われる。

そのときすでに病原体の菌株は、致死性をだいぶ失っていた。そのおかげでオーストラリアのインフルエンザ死亡率は西洋諸国よりはるかに低く、米国の三分の一ほど、イタリアの四分の一にもならなかった[16]。それでも致死性は十分あった。

一月と二月にウイルスが襲ってきたときは、戦争終結からすでに二カ月以上たっていた。検閲は戦争とともに終わっていたためオーストラリアの新聞は自由に記事を書いた。ほかの英字新聞以上に書いた。書かれたのは恐怖についてだった。

「インフルエンザは黒死病の再来という説もある」と、シドニーの某紙は報じた。また別の新聞は、ダニエル・デフォーの古典的作品『ペストの記憶』――小説――を、「悪疫インフルエンザ[17]」を予防するための忠告として引用した。恐ろしい見出しが来る日も来る日も続いた。「昔の人は疫病といかに戦ったか」「肺ペスト」「疫病との戦い」「昔の疫病」「異教徒と疫病」「疫病がニューサウスウェストから発生?」「疫病に見舞われたキャンプのカトリック牧師」「疫病と戦うカトリック」などなど。

パンデミック――先進国ならではのマイルドな言い回しだが――と聞くだけでも、恐ろしいのは変わりなく、子どものときに経験した人は、インフルエンザでなくまずペストを思い浮かべた。オーストラリアのある歴史家は一九九〇年代に、口述で歴史を記録していた。インタビュー相手の一人が「腺ペスト」と言ったのに驚き、彼女はさらに研究を進めていった。

あるインタビュー相手はこう語った。「腺ペストのことはよく覚えている。第一次大戦の戦場から戻ってきた人が何百人も、身近で死んでいったからだ[18]」

別の相手は「ワクチンを打たなければならなかった……腺ペスト予防ワクチンを打ったところの傷はいまも残っている[19]」。

また別の相手は「ペストのことは覚えている。ガウンを着て顔にマスクをかけた医者が車で走りまわっていた」。

さらに別の相手は「戦争のあと、みんなマスクをかけて、ペストのこと……それがシドニーでどうしてあんなに心配だったのか」。

ある人は「検疫があり、食べ物は表のドアまでしか配達されなかった……腺ペストのことは読まなかった。でも暮らしのなかに入り込んでいた」。

またある人は「腺ペストと言っていたが、フランスでは気管支肺炎と言っており、兄弟がかかって死んだときは私もそう言った……」。

また別の人は「疫病、腺ペスト。そう、思い出すな。ヨーロッパで荒れ狂ったインフルエンザ、中世の黒死病と同じものだった。同じものだったと思う。ノミとかネズミが運んできたものだと[20]」。

そしてもう一人、別の相手は「腺ペスト……つまるところインフルエンザの一種ではないのかい。とにかく腺ペストというのが頭にこびりついていた……」。

それにしても、これはやはりインフルエンザでしかなかった。一九一九年にオーストラリアを襲ったインフルエンザは、しかも、世界のどこよりも弱いものだった。一九一八年のウイルスの異常なほどの力の大きさを、次のように言い表すこともできるだろう。オーストラリアでは新聞の検閲がなかったので、この国の人の心に残った記憶は、インフルエンザではなく、黒死病であったのだと。

ウイルスの終わりはまだ見えてなかった。一九一九年の春はずっと、地上で雷が鳴り響き、その合間に、ときどき突風が吹きすさび、ときに稲妻が、またときに遠くの暗い空で何か力まかせの恐ろしい音が鳴り響いている。そんな感じであった。

だが、それだけではすまなかった。余韻は続いた。

第27章　パリ講和会議への影響

患者の圧倒的多数は、特に西洋諸国ではすみやかに、また完全に回復した。所詮これはインフルエンザでしかなかったのだ。

しかし、ウイルスが半永久的な合併症、半永久的な後遺症をもたらすこともあった。インフルエンザウイルスは脳と神経組織を侵す。高熱が出ると必ずうわごとを言うものだが、インフルエンザの場合はちょっと違った。ウォルター・リード病院の軍医は、インフルエンザのあとに起きる重度の精神錯乱もしくは精神病について調べていた。彼によれば「病状のピーク時に起き、熱が下がればおさまるうわごとは、この報告に含まれていない」[1]という。

インフルエンザと精神的不安定との関連は明白と思われている。ただ、その証拠は曖昧模糊としており、はたして証拠と言えるのかという程度のものでしかなかった。それでもインフルエンザが精神活動に何らかの影響を及ぼしていることは、ほとんどの研究者が認めていた。例えば、次のような観察に疑いを持つ者は誰もいなかった。

イギリスからの報告。「……激しい肉体的衰弱に伴う深刻な無気力。そして単なる思考の乱れから、さまざまな段階と強度を経て狂気じみた興奮にまで及ぶ[2]」

イタリアからの報告。「……急性期に見られるインフルエンザ性の精神異常は、原則として二、三週で沈静化する。しかし、放心状態が続き、痴呆のようになり、精神喪失に至ることもある。また、落ち込みと不安がもとで、インフルエンザの世界的流行時には多数の自殺者が見られた[3]」

フランスからの報告。「……インフルエンザのあとやその回復期に、重度の精神不安が頻発し、その精神的不安が高じて、興奮、暴力、恐怖、性的高揚をもたらしたかと思うと、一方では鬱状態……強迫神経症をもたらした[4]」

さまざまな米国陸軍駐屯地からの報告。

「精神的症状は無気力、あるいは逆に狂乱状態を示していた。思考の働きは緩慢で、患者の話の信憑性はあやふやで、病気で弱っているのにとても元気だと言ったりした。非常に神経質になることもあった[5]」

「……精神的落ち込みが、一番顕著な症状の一つであった[6]」

「……神経症状は初期によく表れ、不安や狂乱状態になる人が目立った[7]」

「……自殺志向の憂鬱症やヒステリーや精神異常なども見られる」[8]
「……神経系統への有害な反応が重症者全員に明瞭に認められた」[9]
「……多くの患者は、体温が下がってからも、うわごとを言う状態であった」[10]
「……中枢神経系統によると思われる症状がときに認められ、指、前腕、顔面の神経の痙攣《けいれん》、強度の、ときに狂暴なうわごと、普通は静かなつぶやき」[11]
「……単純な一時的幻覚から動作の自由がきかない狂乱状態に至るまで、感染症に伴う精神障害が一八例見られた」[12]

現在の観察者の中には、一〇年後にパーキンソン病が増えたのもインフルエンザのせいだとする向きもある[13]（オリバー・サックスの著書『レナードの朝』に出てくる患者も、世界的に流行した一九一八年のインフルエンザの犠牲者だとも言われている）。ウイルスが統合失調症の原因になると信じている人は多く、一九二六年にカール・メニンガーは、インフルエンザと統合失調症の関係を研究した。この研究には大きな意味があるとみなされ、『米国精神医学雑誌』はこれを「古典的」論文と位置づけ、一九九四年に再録している。メニンガーは「インフルエンザのほとんど比類なき神経毒性」について語り、インフルエンザ発症後に統合失調症と診断されると、その三分の二は完治するのに五年かかると指摘した。統合失調症からの回復がきわめてまれなのは、初期の症状で真っ先に回復機能がやられるからであろうと言われている。

一九二七年に米国医師会は世界の医学雑誌の論文数百編をチェックしたうえで、こう述べている。「インフルエンザが脳に影響を与えることは一般に共通認識になっていると思われる。多くの急性発症に伴ううわごとから、「インフルエンザ発症後」の症状として出てくる障害に至るまで、インフルエンザの持つ精神神経作用が深刻かつ多様なものであることは疑いない。インフルエンザウイルスの神経組織に及ぼす作用は、呼吸器領域に対するそれとほとんど変わらない[14]」

一九三四年にイギリスの科学者が同様の検討をおこなったところ、次の点で一致した。「インフルエンザが神経系統に深刻な影響を及ぼすことは間違いないと見られる[15]」

一九九二年、ある研究者が自殺と戦争の関連を調べて、新説を発表した。「第一次大戦は自殺に影響を与えなかったが、インフルエンザ大流行は自殺を増やした[16]」

一九九六年のウイルス学の教科書にも次のような記述がある。「インフルエンザA型ウイルスが人間に感染すると、中枢神経系に広範な影響が見られ、焦燥、眠気、はしゃぎ、錯乱、さらにそれが進むと精神障害、うわごと、昏睡などが現れる[17]」

感染者一八人中六人が死亡した一九九七年の香港ウイルスでは、そのことが実証された。患者二人の剖検で、「脳浮腫」が見られた。「浮腫」とは「むくみ」のことだが、二人の患者の骨髄、リンパ組織、肝臓、脾臓にマクロファージ（貪食細胞）が大量に入り込んでいるのがはっきりわかった。さらに、うち一名については、この細胞が脳の髄膜

――脳と脊髄を取り囲む膜[18]――および大脳白質にも見られた。このマクロファージが脳に入った理由として一番考えられるのは、そこにウイルスがいて、それを殺そうとしたからであろう。この一九九七年の病理報告は、一九一八年の報告と響き合うところがある。当時の報告にはこう書かれている。当時「うわごとを言っていた患者の場合、脳の髄膜[19]に漿液《しょうえき》が多量に入り、毛細血管を満たしていた。また、死亡例の剖検では少量の髄膜出血を伴う鬱血損傷が判明し、著しく拡張した小血管を取り巻く皮質に見られる浮腫の島では特に皮質の灰白質への出血[20]があり……（脳の）組織細胞は、この部分の……浮腫で変化していた」

二〇〇二年、世界におけるウイルス研究の第一人者と目される、米国メンフィスにあるセント・ジェームズ小児病院のロバート・ウェブスターは、「これらのウイルスは中枢神経系に入ると、恐るべき害をもたらす[21]」と述べた。彼は、インフルエンザにかかり、「植物人間」になってしまったメンフィスのある優等生の子どものことを思い浮かべていた。「インフルエンザが脳に入り込んだ、そういう例はいままで何例も見てきました。数は少ないが確かに実在します。ウイルスをニワトリに入れると、嗅神経からのぼっていって、そのニワトリは死にます」

一九一八年のウイルスが脳に入ったことは確かなようだ。脳のなかで戦いが展開されるにつれ、脳細胞は破壊され力を集中しにくくなり、行動が変わり、思考が妨げられ、一時的な精神障害さえきたすようになった。仮にほんのわずかでもこういう症例があるのであれば、ウイルスの精神への影響はやはりあったと見るべきであろう。

だが、まったくの偶然とはいえ、ここから重大な結果が生まれた可能性がある。

ハウス大佐の病気

一九一九年一月、カンザス選出の下院議員ウィリアム・ボーランドがフランスでウイルスによって死亡した。下院議員としては三人目の死者となった。同月、ウィルソンが一番心を許していた「大佐」エドワード・ハウスがまたもパリでインフルエンザにやられた。

ハウスは、一九一八年三月、第一波のときにインフルエンザにかかり、二週間自宅に閉じこもったあと、ワシントンへ向かったがまた病気がぶりかえし、ホワイトハウスで三週間ベッドで過ごすことになった。春に発病すれば免疫になることが少なくないのに、休戦記念日の一一月一一日のあとまたしても病気にかかった。ヨーロッパに滞在中のことで、一一月三〇日、一〇日ぶりに起き上がると、フランスの首相ジョルジュ・クレマンソーと一五分間ほど会った。そのあと彼はこう記した。「今日は一週間ぶりに自力で仕事をこなすことができた。一〇日間インフルエンザにかかってしまい、まったくみじめだった。この流行病によって世界中でずいぶん多くの人が死んだ。私のスタッフも大勢死んだが、気の毒にウィラード・ストレートもその一人だ」[22]

さて、一九一九年一月、彼はみたびインフルエンザに襲われた。重症だったため死亡と報じる新聞もあったくらいだった。ハウスは、死亡記事は「どれも思いやり深いものだった」[23]と、したたかなところを見せはしたが、受けた打撃は大きかった。回復したと言われて一カ月以上たってから、「一月に病気で倒れ、仕事の収拾がつかなくなり、元どおりにできるようになるかどうかおぼつかない」[24]と日記に書いている。

一九一九年一月はじめには、パリへ行かなければならない重要な仕事があった。戦勝国や弱小国、見るかげもないほど大きな崩壊の淵から這い上がろうとする敗戦国など、各国の代表が平和条約を結ぶため集まってきていた。数十カ国から数千人の人がやってきて、決着をつけるべくテーブルを囲んだ。ドイツにはなんの決定権もなく、ただ命令を受けるだけであった。多数の国がバベルの塔の再現でもあるかのようにしゃべりまくるなか、一〇カ国の列強が会議の日程を決定するに至った。この固い結束のなかにさらに固い結束、米、英、仏、伊の「四大国」の結束があった。ただ現実には、四カ国のなかの三カ国、実際にはたった三人だけが中心だった。

「虎」の異名を持つフランスの首相ジョルジュ・クレマンソーは、二月一九日の講和会議の際、肩に刺客の銃弾を受けたそのままの姿で交渉にのぞんだ。イギリスの首相ロイド・ジョージは国内において、「ガラスのテーブルの上でくるくるまわるビー玉」[25]と言われたような政治問題を抱えていた。次にヨーロッパにやってきたのは、世界で一番評判の高い政治家ウィルソンである。

数週間、数カ月、会合は延々と続き、何万ページもの草稿、メモ、申し合わせが閣僚とスタッフの間を行き来した。しかし、ウィルソン、クレマンソー、ロイド・ジョージにはこうした書類の山など必要でなかった。彼らは外国の外相やスタッフがまとめたものを批准したり、提示された選択肢で決定を下したりはしなかった。自ら実際の交渉を牛耳っていた。取引をしたり手練手管を使ったり、要求したり、主張したり、拒否したりしていたのだ。

部屋にいたのは、通訳を入れても五、六人である。クレマンソーやロイド・ジョージがほかのスタッフを同席させているときでも、ウィルソンはスタッフなし、国務長官もいないし、ハウス大佐もすでに信頼を失い遠ざけられていた。そのためまったく一人っきりのことが多かった。比較的短期間だったが、ウィルソンが米国に帰ることがあり、その間三人の会談は途切れたものの、討議はずっと続けられた。なにしろ世界の将来を決めようとしていたのである。

ウィルソンの異変

一〇月、パリは流行病の山場を迎え、インフルエンザあるいは肺炎で四五七四人が死亡していた。また、この病気が完全に姿を消すことはなかった。一九一九年二月、パリのインフルエンザおよび肺炎による死者は、依然ピーク時の半分を超える二六七六人に達していた。ウィルソンの娘マーガレットも二月にインフルエンザにかかり、ブリュッセルの米国公使館で病床に就いていた。三月には一五一七人のパリ市民が死亡した。[26]『米国医師会雑誌』は、パリで「下火になっていたインフルエンザ流行がただならぬ様相を見せて盛り返し……地域的流行はパリのみならず、フランスのいくつもの県で恐るべき範囲にまで達している」[27]と報じた。

同月、ウィルソン夫人、夫人の秘書、儀典長アーウィン・フーバー、ウィルソンのホワイトハウスづめ主治医でウィルソンの信頼が一番厚いケアリー・グレーソンも病気にかかった。クレマンソーもロイド・ジョージも、軽症ではあったがインフルエンザにかかった。

そのうち、ウィルソンにとって、ロイド・ジョージやクレマンソーとの会談がきつくなることが多くなった。三月の終わり近く、ウィルソンは夫人にこう言った。「おかげでまだ身がもっている。勝つまでやるよ」

三月二九日、ウィルソンは「クレマンソーは、私のことを親独だといって部屋を出ていった」と話した。

ウィルソンは戦い続け、なおもこう言い続けた。「唯一認められる原則は被支配国も同意できる原則である」と。四月二日、その日の交渉が終わったあと、彼はフランスを「畜生」——信心深い彼にとっては最大限のひどい言葉——呼ばわりした。そして報道担当官レイ・スタナード・ベーカーに「いま提示されている原則で平和を求め受け入れるか、何もしないかのどちらかだ」[28]と言った。

翌日の四月三日、木曜日、午後三時、ケアリー・グレーソンによれば、ウィルソンはまだ元気そうな様子だった。ところが突然六時に、グレーソンはウィルソンが「激しい咳の発作に襲われ、その猛烈な頻発に息もつげなくなっている」のを目撃した。

突然の発作だったから、グレーソンはウィルソンが何かの中毒でも起こしたのか、それとも暗殺でもされそうになったのかと疑った。だがいくら気休めのためとはいえ、この診断が軽率であったことがすぐわかった。

ウィルソンの首席補佐官、ジョセフ・タマルティはワシントンにいて、国内の政治的動向に目を光らせていた。グレーソンとは毎日、ときには一日に何度も電報のやりとりをしていた。だが、大統領が病気になっているという情報は電報にするにはあまりに微妙な問題でありすぎた。そこでグレーソンは次のように発信した。「大統領は昨夜非常に重い風邪をひいて、ベッドにこもっている」[29]。同時に手渡しする親展の手紙も書いた。「大統領は昨木曜、重病になった。三九・四度以上の高熱と大量の下痢……これはインフルエンザのはじまり。私が初めて経験する恐ろしい夜だった。咳の発作は抑えられたが、病状はきわめて重かった[30]」

アメリカの講和代表団のメンバー、ドナルド・フレリーもウィルソンと同じ日にインフルエンザにかかり、その四日後、二五歳の若さで死亡した。

数日間、ウィルソンは病床から動けなかった。四日目、ベッドの上に身を起こした。すぐグレーソンはタマルティに送信した。「最善の努力を尽くしているが、あなたが援助し、そこにいてくれることが、どれだけ力になったかわからない[31]」

ウィルソンはようやく来訪者に面会できるまで回復した。病室にアメリカの代表団を招き入れ、口を開いた。

「みなさん、これは平和委員会じゃない。むしろ戦争評議会といっていいのじゃないか」

病気になる直前、ウィルソンは原則で譲歩するくらいなら、会議から退席して米国に帰ると脅していた。いままた脅しをかけ、旅行可能になるまで回復したらすぐ、ジョージ・ワシントン号が出港できるようにせよとグレーソンに言いつけていた。翌日、秘書のギルバート・クローズが妻にこのような手紙を書いた。「こんなに気難しい大統領を見たことがない。病気で寝ているうちに、おかしな癖がついてしまったようだ[32]」

その間にも、交渉は続けられていた。ウィルソンは参加できなかったため、代理のハウスに頼らざるを得なかった（ウィルソンはロバート・ランシング国務長官のことを、ハウスほど信頼していなかった)。何日間もウィルソンはフランスを発つと言い続け、夫人にもこう話していた。「この喧嘩、元気だったらやったはずなかったろうけど、負けたら堂々と身を引いて、国に帰るよ」[33]

やがて四月八日、ウィルソンはどうしても自分で交渉の場に出たいと言い出した。しかし、外出はまだできなかった。クレマンソーとロイド・ジョージが病室にきてくれたが、話はうまく運ばなかった。途中で帰国するというあからさまな脅しにクレマンソーは激怒し、「荷物を玄関先にまとめ帰り支度しているコック」[34]と、うちうちでウィルソンのことをくさしていた。

グレーソンは、こう書き記している。「嫌な感じのするインフルエンザを発症し、じわじわと病勢が進んでいくとやがて体力的に耐えられなくなる……それでも(大統領は)病床から出られなくても、会議はやるべきだと言った。ベッドから起き上がれるときは、わが身に鞭打っていままでどおり、朝と昼、またしばしば夕方に開かれる会議に出はじめた」[35]

ハーバート・フーバーは、アメリカの講和代表団の一員ではなかったものの、荒廃し困窮していたヨーロッパに食糧を提供する活動をしていて、パリではそれなりに重要人物と見られていた。そんなフーバーが次のように語っている。「それまで私はいろんな問題にかかわってきたが、ウィルソンはいつも俊敏で、すばやく本質を把握し、ためらうことなく結論を出し、信頼できる人からのアドバイスを快く受け入れた……ところがいまは私だけでなく、ほかの人たちもそう言うのだが、彼に会うと何か頑な気持ちにぶちあたるような感じがした。何かを決めようというとき、押せども引けどもはっきりせず、もうたいへんなのだ」[36]。フーバーはウィルソンが精神の「弾力性」を失ってしまったに違いないと思った。

大統領の護衛をするスターリング大佐も、ウィルソンには「往年の即断即決がなくなり、すぐ疲れたという」[37]と述べ、誰が公用車を使ったのかというような些細なことにまでこだわるようになったという。[38]レイ・スタナードはその後またウィルソンに会ったとき、目の窪み、物憂げな様子、げっそりこけた青白い容貌、顔面の肉がすっかり落ち、頭蓋骨が浮き出ているのを見て愕然とした。

儀典長のアーウィン・フーバーは、家にフランスのスパイがいっぱいいるなどと、いままでにないまったく不可解なことを突然、ウィルソンが口走ったのを思い出した。「いくら口をすっぱくして言っても、こういう考えが間違っていることをわからせることができなかった。またこの頃、自分のいる家具つきの家の全財産は自分で責任を負わなければいけないという奇妙な考えにとりつかれていた。われわれがよく知っている大統領のことを思うと、これはもう本当におかしなことで、何か頭のなかがどうかしてしまったのではないかと思わずにはいられなかった。確実に言えることはたった一つ、あのちょっとした病気になったあと、昔とは別人になったということだ」[39]

グレーソンはタマルティにこう漏らした。「あんなにくたびれ果てた大統領は見たことがない」[40]と。

また、レイ・ベーカーもこう言っている。「午後になると、もう彼は午前中にやったことをなかなか思い出せなくなっていた」[41]

やがて、クレマンソーが自分の要求に譲歩しなかったら会議から帰ると脅しをかけてからほんの二、三日後、ウィルソンは、アメリカからきた誰にも予告せず、話し合いもせず、突然それまでの主張を撤回した。クレマンソーが望んでいた重要な事柄、ウィルソンが反対してきたことのほとんどすべてについて譲歩したのだ。

いま病床にあって、ウィルソンはクレマンソーが書いた文書、ドイツに賠償を要求し、ドイツが開戦の責任のすべてを負うとの文書を是認した。ラインラントは非武装化され、ドイツはライン川の東岸三〇キロ以内に軍隊を置くことは許されない。ザール地方の豊富な炭田はフランスが採鉱し、同地域は、新たに創設される国際連盟によって一五年間管理される。さらにその後、独仏いずれに帰属するかは住民投票によって決定する。また、ドイツが普仏戦争によって得たアルザス－ロレーヌ地方はフランスに返還された。西プロイセンとポズナニはポーランドに与えられ――ドイツを二分割して「ポーランド回廊」がつくられた。ドイツ空軍は廃止され、陸軍は一〇万人に制限され、植民地は奪い取られた――ただし解放されることはなく、ほかの諸国に再配分されたにすぎない。ロイド・ジョージですら、ウィルソンが見せた「会議の半ばでの神経的・精神的な破綻[42]」を批判せざるを得なかった。

グレーソンはこう書いている。「大統領にとって、肉体的にもそのほかの面でもつらい日々だった[43]」

グレーソンが述べたとおり、ウィルソンはイタリアの要求に譲歩し、中国におけるドイツの権益を与えよとの日本の主張にも同意した。そのかわり日本は良識的に行動するとの口約束――文書でなく――をした。ただし、その約束はウィルソンはおろか、ほかの国の代表とでもなく、イギリスの外相アルフレッド・バルフォアと交わされたにすぎなかった。

五月七日、ドイツは条約内容を提示された。それを見て、ドイツ側は、ウィルソンが侵犯しないと宣言した原則ですら守られていないといって抗議した。ウィルソンは会場を出るときにこう言った。「なんともひどい話だ。こんなに思いやりのないスピーチは聞いたことがない[44]」

それでも、かつてウィルソンが永遠の平和は「戦勝なき平和」によってのみ達成されると言った――そして実際に希求した――ことを思い起こす者は誰もいなかった。

ウィルソンもベーカーにこう語りかけた。「私がドイツ人なら、こんな条約に署名しないだろう」[45]

インフルエンザとヒトラーの出現

四カ月後、ウィルソンは衰弱を伴う激しく重い発作に襲われた。夫人とグレーソン以外、誰もウィルソンに近づくことができず、この二人が重要な政策を事実上立案しているのではないかとささやかれる始末だった。

一九二九年に書かれた回想録の筆者は、ウィルソンがパリに行ったとき、すでに動脈硬化症にかかっていたという医師が二人いたことを指摘している。[46] 一九四六年にも、ある医師が同じことを文字にした。一九五八年、ウィルソンの全貌を記した伝記が出版され、動脈硬化症の専門家は、インフルエンザだったというグレーソンの診断に疑問を呈し、ウィルソンは血管閉塞——軽度の発作——だったに違いないと主張した。一九六〇年、ある歴史家はウィルソンの健康状態に触れて、「いまから見ると、ウィルソンの精神知覚喪失は、たぶん動脈硬化からきた血管閉塞による脳障害であった」[47]と述べた。一九六四年には、別の歴史家がウィルソンの発作は「血栓症」[48]によるものであると述べた。一九七〇年に『アメリカ史学雑誌』に出た「ウッドロー・ウィルソンの神経疾患」という論文では、また別の歴史家が「軽度の発作」[49]であると書いている。

歴史家でただ一人、アルフレッド・クロスビーだけが、ウィルソンの実際の病状——

高熱、激しい咳、全身的衰弱をはじめ、まさにインフルエンザそのもの、発作とはなんの関係もない症状――に注目し、ウエルチ、ゴーガス、フレクスナー、ボーンから高い評価を得ている優秀な医師、グレーソンの枕頭での診断を尊重しているようにみえる。

クロスビーが指摘したにもかかわらず、ウィルソンが軽度の発作だったという神話は消えなかった。二〇〇二年に刊行され、ある賞を受賞した講和会議の記録をつづった作品でも、「ウィルソンは端から見ても目に見えて老けはじめ、頰の痙攣《けいれん》がひどくなった。小さな発作は、その四カ月後に見舞われた大発作の前ぶれだったのかもしれない[50]」と書かれている。

発作はなかった。ただのインフルエンザだった。確かにウイルスが発作を誘発したのかもしれない。一九一八年の剖検報告でも一九九七年同様、脳血管の損傷がしばしば見られた。グレーソン自身も、ウィルソンの「パリでのインフルエンザ発症が最終的に体が破綻する誘因になった[51]」と信じていた。

病に倒れなかったら、ウィルソンはどうしただろうかなどといってもはじまらない。おそらく自らつくった国際連盟を守るため、原則を一つ一つ天秤にかけて譲歩したのであろう。病気に屈しようと屈しまいと、帰るぞと言って本国に引き上げたかもしれない。その場合は、条約が締結されなかったか、あるいはクレマンソーを妥協に導いたか、そのどちらかであっただろう。

いずれにせよどうなったかわからない。実際に起きたこととしか知りようがないからだ。講和会議はインフルエンザに見舞われた。インフルエンザはウィルソンを襲った。インフルエンザは彼の体を弱らせ、交渉の一番の山場で、少なくともそのスタミナと集中力を奪った。そこまでは確かである。さらに、インフルエンザが別の形でもっと深いところまで彼の精神を乱したこともほぼ間違いあるまい。

パリ講和条約がドイツに厳しいものとなったことが、ドイツの経済的窮乏、国家主義的反動、政治的混迷を招き、アドルフ・ヒトラーの出現を促したという見方は、およそすべての歴史家の一致するところだ。

洞察力などなくても、この危険な兆候は感じられた。時代の情勢をよく見れば、それははっきりわかったはずだ。ジョン・メイナード・ケインズは、「ウィルソンなど底なしのいかさま師だ[52]」と言って、パリから去っていった。その後ケインズは、「われわれは財産をすっかりなくしてしまった……人間の魂の火が世界中でいまにも消えそうな時代など、まったく初めてのことではないだろうか」と書いた。ハーバート・フーバーも、平和条約がヨーロッパを引き裂いたことを疑わず、それを口にしてもいた。

ウィルソンが譲歩した直後、アメリカの若手外交補佐官や顧問はあまりのことに、抗議の辞職をすべきかどうかを話し合った。その面々の名は、サミュエル・エリオット・モリソン、ウィリアム・ブリット、アドルフ・バール・ジュニア、クリスチャン・ハーター、ジョン・フォスター・ダレス、リンカーン・ステフェンズ、ウォルター・リップマンである。すでに国内で最も影響力を持っていた人、ないしはやがてそうなっていった人々ばかりである。うち二人はのちの国務長官で、ブリットとバールとモリソンは辞職した。九月、条約批准をめぐって火花を散らしているさなか、ブリットは、国際連盟は無意味だ、大国が意のままに世界を調整するだけであるという、国務長官ロバート・ランシングの私的見解を上院でぶちまけた。

のちの国務次官補バールは痛烈な辞表をたたきつけてケリをつけた。「あなたが戦いをまっとうされず、私を含め、あなたを信じてきたすべての国民に信を置かなかったことは遺憾である。わが政府は、世界で苦しんでいる人々に、新たな抑圧と屈従と分断――新たな戦争の世紀を与えることに同意したのです[53]」

ウィルソンはしかしインフルエンザ、ただのインフルエンザにかかっただけであった。

第28章　大流行の残したもの

一九一九年九月二九日、サー・ウィリアム・オスラーが咳き込みはじめた。オスラーは、あのジョンズ・ホプキンズ大学医学部の創設者の有名な肖像画、アメリカ医学界の新たな科学的頂点の象徴でもある肖像画に描かれた「四博士」の一人で、当時もいまも、史上最高の臨床医とされる人だった。幅広い分野に関心を持ち、詩人ウォルト・ホイットマンの友人で、ロックフェラー医学研究所の創設を促した教科書の著者でもあり、その頃はオックスフォードに住んでいた。

オスラーはすでにひとりっ子を戦争で亡くし、大きな喪失感を抱いていた。いままた、呼吸器感染症にかかり、インフルエンザと診断された。その年の秋、オックスフォードではインフルエンザが蔓延し、教師は学期の繰り延べを検討したほどであった。義妹にオスラーは次のような手紙を書いた。「二日間、病気がひどく、咳の発作で精根尽きた」[1]。

一時回復したかに見えたが、一〇月一三日に熱が三九・二度まで上がった。「インフルエンザのあとによくやる気管支肺炎にかかった」[2]と友人にも書き送った。ホイットマンについての講演をしようとしていたし、母校のマクギル大学への助成のことで、ウエルチやジョン・D・ロックフェラー・ジュニアにも手紙を書いた。だが、一一月七日、右横腹に「刺すような痛みと、花火のような熱さ」を感じ、その一二時間後、また咳をしはじめた。「発作が起こって、胸膜の付着部がすっかり粉々に裂け、それとともに痛みが走った」[3]

三週間後、医師はモルヒネをやめてアトロピンを与え、ひと息ついた。一二月五日、局部麻酔を受け、肺に針を入れて膿を六キロ以上も取り出した。ホイットマンの講演の準備は断念し、間違いなくいよいよ死が近づいてくるのを感じつつ、それでも冗談を飛ばした。「この患者は二カ月間じっと見てきたが、悪いけど、死体解剖はしないでよろしい」[4]

夫人はこの冗談を快く思わず、夫のペシミズムに打ちひしがれ、こう言った。「あの人の言うことは何でもそのとおりになる。だからもう、きっと最期を迎えるんでしょう」[5]。病勢が進行するなか、彼女は努めて楽観的でいようとした。ある日、夫がテニソンの詩を口ずさんでいるのに気づいた。

死の力をもつ幸多き人
さらに幸多き死者の草しげる塚
われを解き放ち、土に返せ……

七月に七〇歳を迎えていた。誕生祝いの記念論文集——栄誉を讃える学術論文集——が一二月七日に届いた。題して『サー・ウィリアム・オスラーに捧げる医学生物学研究寄稿集』。ウエルチが編集したため刊行が遅れた。ウエルチはいつも締め切りに間に合わせたことがなかったのだ。

最新の伝記の筆者は、ジョンズ・ホプキンズ病院に入院していたら、もっとよい医療が受けられたに違いないと思っているようだ。医者がエックス線、心電図を使い、肺にたまった膿つまり膿胸をもっと早めに外科的に排出するようにしたはずだ。そうすれば助かったかもしれないというのである。[6]

一九一九年一二月二九日、オスラーは死亡した。最後の言葉は「頭を支えてほしい」[7]。いつも頭を上げている人だった。

ぶりかえし

それは完全に過ぎ去ったかに見えたが、そうではなかった。一九一九年九月、オスラーが死に瀕していたとき、ブルーはインフルエンザがまた戻ってくると予言していた。「再発に備え、地域の人々は対策を立てておくべきである。再発の可能性に対して一番望ましい方法は、一言でいえば「準備すること」に尽きる。いまこそ準備のときである」[8]

一九一九年九月二〇日、全国の一流の科学者たちが一堂に会し、病気の原因と治療法についてコンセンサスを得ようとした。しかしコンセンサスは得られなかった。それでも『ニューヨーク・タイムズ』は、この会議は再発防止に向け、連邦と州と都市が共同して取り組むきっかけとなったと書いた。二日後、赤十字社は秘密の対処計画を立て、それを部内に配布した。「インフルエンザ緊急事態対応のスタッフ組織／部外秘／覚書。この文書は……地域的流行のレベルでインフルエンザの再発が最初に認められ、しかも赤十字社の地区または地方支部の公式表明がなされない限り公表されない」[9]

一九二〇年二月七日、インフルエンザは猛烈な勢いでぶりかえし、赤十字社は「インフルエンザの急速な蔓延にかんがみ、国家の安全上、愛国的義務を果たすため、業務についている看護婦、あるいは看護経験のある者は赤十字社の最寄りの支部または地元の地域流行病対策委員会と連絡をとり、任務を果たされたし」[10]と要請した。

一九二〇年初頭の八週間に、ニューヨークとシカゴだけで、インフルエンザ関連の死亡者は一万一〇〇〇人にのぼり、ニューヨーク市では、一九一八年のどの日よりも多い一日死亡者数が報告された。[11] シカゴでは、ジョン・ディル・ロバートソン衛生局長が、一九一八年当時の患者の精神状態が憂慮すべき状態にあるとみて、最高のベテラン看護婦三〇〇〇人で全市をカバーする地区看護班を編成した。インフルエンザが発生すると、その患者の家には必ず札が貼られた。[12]

一九二〇年は、インフルエンザと肺炎の死者が、二〇世紀で二番目もしくは三番目（資料によって異なる）に多い年とされており、その後も病気は散発的に都市を襲い続けた。例えば、一九二二年一月になってもなお、ワシントン州の衛生局長ポール・ターナー博士は、インフルエンザの再来を否定しながらも、こう宣言した。「現在わが州全体に重い呼吸器感染症が流行しており、これはインフルエンザと同列に扱うべきだ。厳重な防疫取り締りをおこなう[13]」

それから数年を経て、インフルエンザはようやく米国でも世界各地でも影が薄くなってきたが、それでも消えたわけではなく、発生がやむことはなかった。ただし威力は落ちた。ウイルスが突然変異してごく普通の、インフルエンザ一般のありようと同じになったからであり、また、人々の免疫システムが適応するようになったからでもあった。

だが、遺産は残った。

さまざまな後遺症

地域的流行がまだ終わらないうちに、ニューヨーク市衛生局長ロイヤル・コープランドは、この病気によって、市内で二万一〇〇〇人以上の子どもが孤児になったと推測した[14]。両親のどちらかが生きている子どもはこの数には入っていなかった。ニューハンプシャー州の小さな町バーリンには、数えきれない孤児がいて、ある赤十字社の活動家によれば「ある通りだけで母親のいない子が一六人いた」[15]。人口一万三〇〇〇人のオハイオ州ビントン郡では、このウイルスのため一〇〇人が孤児になったという報告があった[16]。炭坑地帯のペンシルベニア州マイナーズビルは人口六〇〇〇人だが、ウイルスはここで二〇〇人を孤児にしていた[17]。

一九一九年三月、ある赤十字社の幹部は、場所のいかんを問わず緊急に援助に乗り出すよう各地区職員に求めた。それは次の理由からである。「インフルエンザの地域的流行は約六〇万人もの死者を出したばかりか、活力の低下、神経障害、そのほか何千人もの人々を脅かす後遺症を残している。未亡人、孤児、寄るべのない老人がそのまま放置されている。これらの家族の多くは貧困という苦境に追い込まれ、その惨状の広がりは、米国全土とあらゆる階層に及んでいる」[18]

病から「回復」して数カ月のちになっても、詩人ロバート・フロスト〔一八七四～一九六三〕は、いぶかっていた。「すっかり消耗してしまった。体のなかで嫌な感じでこすれ合う骨のきしみは何なのだろうか……。字を書く元気が出るかどうかさえまだおぼつかない」[19]。

シンシナティの衛生局長ウィリアム・H・ピーターズは、エピデミックから一年ほどのち、アメリカ公衆衛生学会の会合で、「『普通じゃない感じ』『いつもの元気がない』『インフルエンザにやられてから落ち込んでいる』といった言葉が当たり前のように使われるようになった」と話した。シンシナティの公衆衛生局は、流行が終わったあと、インフルエンザ患者七〇五八人の調査をし、そのうち五二六四人には医療支援が必要、六四三人は心臓に異常があり、インフルエンザの顕著な症状のある市民のうち一九一九年はじめに急死した人がきわめて多かったことを発見した。きちんと科学的に事例がとられたわけではないが、ピーターズは、体調が変化しないままこの病気をやりすごした患者はほとんどいなかっただろうと思った。

世界中で、同じような現象が記録されていた。流行後、数年にわたり、「嗜眠性脳炎《しみんせいのうえん》」という病気が西洋の国々で広がった。病原菌は特定されず、病気そのものもある一定の期間が過ぎたあと現れなくなった——明確に科学的な意味で、この病気が存在するという動かしがたい証拠もなかった——けれども、当時の医師はこの病気の存在を信じ、これもインフルエンザの結果というのがコンセンサスになっていた。

ほかにも、数量的には表しきれないショッキングな後遺症があった。父親や母親、夫や妻などに激しい虚脱状態がよく見られた。陸軍長官ニュートン・ベーカー――ウィルソンが任命した際、平和主義者だと評判がよくなかった――は、多くの若者は陸軍省の政策によって殺されたようなものだとの非難を人一倍、心に刻んでいた。ディベンズから移籍された部隊に対し、指揮官が流行病のため受け入れを拒否したケースもいくつかある。だが拒否してもむなしかった。軍隊はやってきた。インフルエンザも一緒にやってきた。こういうキャンプでこうして死んでいった少年の父親が、ベーカーに「これは陸軍省のトップの責任であるというのが私の信念である」と手紙に書いてよこした。ベーカーはそれに対し、びっしり七ページにもわたる苦悩の返信を書き送った。

世界はまだ病んでいた。心の底から病んでいた。戦争そのもの、家のなかでの無意味な死……そして何にもまして、ベルサイユでウィルソンが犯した理想への裏切り、骨の髄まで達するような裏切り……。病気に向かい合いながら、現代人の最も偉大な成果である科学がまったく何もなし得なかったこと……。

一九二三年一月、ジョン・デューイは『ニューリパブリック』誌にこう書いた。「病に対する意識が今日ほど広がったことがあっただろうか。癒やしや救いへの関心は世界がいかに病んでいるかの証である」[20]。彼は身体の病気を超える意識について語っていたのだが、身体の病気は意識の一部でもあった。F・スコット・フィッツジェラルドが「神はすべて死んだ、戦はすべて戦われた、人間への信頼はすべて揺らいだ」[21]と詠った世界をデューイは語っていたのである。

小説家と病気

この病気は、どんな文学よりも多く人々の記憶のなかに刻み込まれた。世界的流行《パンデミック》の時代の大人は、いまやほとんど死亡している。記憶を脳裏にとどめているのは、当時の話を聞いただけの人、母がどんなふうに父を亡くし、叔父がどんなふうに孤児となったかを聞き「父が泣くのを見たのはあのときだけ」と叔母が語るのを聞いたことがある人でしかなかった。記憶もまた人とともに死んでいく。

一九二〇年代の作家たちはほとんどこのことには触れていない。

一九一八年一〇月三〇日、作家で批評家でもあるメアリー・マッカーシー（一九一二〜八九）は、三人の兄弟姉妹、叔父、叔母、両親とシアトルから列車に乗った。三日後ミネアポリスについたとき、全員が病気になっていて――父は車掌が列車から全員を降ろそうとしたのを見て銃をかまえた――マスクをかけた祖母が迎えにきてくれた。病院はどこもいっぱいだったので、家へ行くしかなかった。叔父と叔母はよくなったが、三八歳の父ロイは一一月六日に死亡、二九歳の母テスも一一月七日に死亡した。孤児であることがどんなにつらいことであったか、後ろ指を指されまいとどんなにがんばったかを、彼女は『カトリック少女時代の思い出』で語っている。しかし国土の三分の二を走破した汽車の旅についてはなまなましく覚えているにもかかわらず、流行病のことはほとんど何ひとつ触れていない。

ジョン・ドス・パソスは二〇代のはじめに、重症のインフルエンザをわずらったが、病気のことは小説にほとんどと言っていいくらい書いていない。ヘミングウェー、フォークナー、フィッツジェラルドも書くことはなかった。『ニューヨーカー』誌のライターで小説家でもあったウィリアム・マクスウェルは、この病気で母を失った。母の死で、父も兄弟も彼自身も次第に内向的になっていった。「兄が何を思っているのか推測するしかなかったが、気持ちを分かち合ってくれそうにはなかった。よくわからないながらも、兄は、何か傷ついた気持ちを抱えているのにプライドが高すぎて話せないのだと思った……」と振り返っている。自らのことについては、「父と床の上をそっと歩いたせいだろうが、私が頭によく思い浮かべたのは、入ってはいけないドアからついうっかり入ってしまい、離れるつもりでなかった元の場所に戻れなくなってしまう光景だった」と書いている。また、父についても、「彼の悲しみは、希望もなくただ耐えるといったたぐいのものだった」と述べ、さらに自らについて「母の死……それは私が本を四冊書く原動力になった[22]」とも書いている。

キャサリン・アン・ポーターは、死亡記事の活字に一度組まれたほどの病状に陥ったが、無事回復した。婚約者は回復しなかった。何年かのち、この病気とその時代のことを描いた彼女の小品『幻の馬、幻の騎手』は、病気のさなかの暮らしぶりがどんなものであったかを示す最良の、かつ数少ない資料の一つである。とはいえ彼女は、東部に比べれば、ほんのかすり傷程度の打撃しか受けなかったデンバーでずっと暮らしていたのだ。

しかし、文学に残された影響が比較的少なかったのは、特に異常なことでもなんでもない。何世紀か前も、事情はこのときとたいして変わりがなかった。ある中世文学の研究家は述べている。「なまなましい恐怖の記録は多少残っているが、それにしても腺ペストのことを書いたものはあまりにも少ない。よく知られている記録はごくわずかしかなく、後世になっても、ほかに文学作品と呼べるようなものはほとんどない[23]」

戦争のことはよく書かれる。ホロコーストのこともよく書かれるし、人が人に加えた恐怖についてはしばしば書かれる。だが、自然が人間に加える恐怖、人間をまったく取るに足りない存在にする恐怖は忘れられてしまうようである。それでもさすがに世界的流行病ともなれば心に響いた。一九三三年、ナチスがドイツを支配するに至ったとき、クリストファー・イシャーウッドはベルリンについてこう書いている。「全市がエピデミックというもの言わぬ感染症の不安の下にあった。まるでインフルエンザのようだと肌身に感じた[24]」

嘘が招いた多くの死

地域流行病《エピデミック》を調べ、その社会がどう反応したかを分析する歴史家は、権力者というものは貧乏人の苦しみを自業自得とし、彼らに烙印を押して隔離さえしかねないと論じることが多い（二五年間も投獄されていたアイルランド人移民「チフスのメアリー」マロンは、こういう対応を受けた典型的な例で、出身階層がもし異なっていたら、彼女はこんな扱いは決して受けなかったであろう）。多くの歴史家によれば、権力の座にある者は、強引に秩序を押しつけて治安を守り、そうすることで自分たちが支配しているという気になり、世の中がうまくいっていると思いがちなのである。

一九一八年にも、いわゆる「パワーエリート」たちはこういうパターンで行動していた。例えばデンバーの衛生局長ウィリアム・シャープリーは、町が抱えるインフルエンザの問題を、イタリア人を主とする「市内の外国人居住地」[25]のせいにした。また『ドゥランゴ・イブニング・ヘラルド』紙は、ユト族の居留地での高死亡率は「監督官や看護婦や医師の忠告を守らず反抗する」[26]からだとした。ケンタッキーの産炭地域のある赤十字社の活動家はその地域の人々の不潔さに八つ当たりし、こう書いている。「住む人さえいなくなったように見えるみすぼらしい掘立て小屋に行って、なかに入ると、ベッドから足を突き出し、汚れた枕に頭をそっくり返らせ、すっかり息の絶えた女が目を見開き、口をぽっかり開け、その様子は無残だった……。女の夫の母親が入ってきた。一〇

○メートルほど離れたところにある、なんとも名状しがたい掘立て小屋に住む老婆……あのものすごい臭気、吐き気をもよおすような光景はいまも忘れられない。不潔の罰があたって死んだのだろう」[27]

ときにはこうした厳しい差別的言動があったものの、一九一八年のインフルエンザ大流行のとき、人種あるいは階級間にある敵意は、おおむね表面に出ることはなかった。疫学的にいえば人口密度、したがって階級と死亡率には相関関係があるが、そんなことに関係なく病気は万人を直撃した。将来性に満ち、若さみなぎる兵士の死には、誰もが大きなショックを受けた。病気は世界中にあって、誰の目にも見え、人種や階級を問うことなどなかった。フィラデルフィアでは白人も黒人も同じ扱いを受けた。全国の産炭地で炭坑主は、私利私欲を抜きにして、労働者を診てくれる医者を探しまわった。アラスカでは人種差別をかえりみず、手遅れだったとはいえ、当局はイヌイット救援の大行動を起こした。不潔さに吐き気をもよおしながらも赤十字社の活動家は、一番被害の大きな地域で、昼夜を問わず体を張ってがんばった。

第二波がくると地方自治体の多くは、なんの手も打てなくなり、地域の実力者——フィラデルフィアの名門からフェニックスの市民委員会に至るまで——がその肩代わりをした。彼らは地域社会を分断することなく全体を守り、また手元に財産を確保することなく、それを広く分配して、よく力を尽くしたと言えるだろう。

そうした努力のかいもなく、権力の座にある者も市役所も地元の民間組織も地域をまとめきることはできなかった。地域がまとめられなかったのは、信頼がなかったからである。信頼がなかったのは嘘をついたからである（その点サンフランシスコは例外だった。指導者が真実を語り、市が全力をあげて対応した）。嘘をついた背景には戦争への取り組みとウィルソンがつくりあげた宣伝機構があった。

この嘘が災いとなって死んだ人の正確な数を知るのは不可能になった。陸軍が軍医総監の忠告に従わなかったため、どれだけの若者を死に追いやったか、その死者を数えることも不可能となった。当局者はこれはインフルエンザだ、ただのインフルエンザだ、普通の「ラ・グリプ〔風邪〕」にすぎないと言い張った。そのため少なくともある人々はそれを信じたろうし、また少なくともある人々は、なぜそんなことをしなければならないのかと思われるやり方で、ウイルスに身をさらしただろうし、少なくとも何も死ぬ必要などなかった人まで死亡することになった。不安が確かに多くの人を殺したともいえよう。不安を抱いた人たちが、世話をしてもらわなければならないのにしてもらえなかった多くの人々、水分と食物と休息さえ与えられれば生き長らえるであろう多くの人々に、手を差し伸べようとしなかったからである。

推定死亡者数は一億人

全死者数を正確に数えることも不可能である。統計はあくまでも推定であり、たとえ合計をはじきだしても、それは何の感慨も起こさせないだろう。

正常な状態であれば信頼のおける人口統計を出せる地域はいくつかあるが、こういう病気に対してはどうしようもなかった。米国では、公衆衛生局がデータベースに入れられるような正確な統計をとっているのは大都市と、二四の州だけ、いわゆる登録実施地域である。ただ、その地域でも、医者から市職員に至るまで、各人は患者の救命あるいは救命援助に忙殺されていた。記録作成の優先順位は低く、あとまわしにされたうえ、しかも正確な数字の把握はおざなりだった。死亡者の多くは医師や看護婦に診てもらってなかった。先進国以外での状況はもっとひどく、インド、激しい内戦のさなかにあったソ連、中国、アフリカ、南アメリカの農村部では、病気が猖獗《しょうけつ》をきわめたのに、十分な記録などないも同然だった。

死亡数をきちんと把握しようという点で初めて見るべき試みがなされたのは、一九二七年のことである。米国医師会が中心になっておこなわれた調査で、二一〇〇万人が死亡という見積もりが出された。いまマスコミが一九一八年の世界的大流行について触れるとき、「二一〇〇〇万人以上の死者」という出所はこの調査にある。

一九二七年以後、死亡者数を改定するたびにその数は増えてきた。米国の死者ははじめ五五万人とされていた。現在、疫学者の見るところでは総人口一億五〇〇〇万人中、六七万五〇〇〇人説に落ち着いている。二〇〇四年、米国の人口は二億九一〇〇万人を超えている。

世界全体で見ても、推定死亡者数、人口ともに、さらに大きな割合で増えている。一九四〇年代、研究生活のほとんどをインフルエンザの研究にあてたノーベル賞受賞者マクファーレン・バーネットは、当時の死者を五〇〇〇万ないし一億人と見積もった。それ以後、より正しいデータや統計手法が生み出され、さまざまな調査がおこなわれ、見積もり数値も次第に彼の出した数字に迫ってきた。最初のいくつかの調査では、インド亜大陸だけでも死者は二〇〇〇万人に達したとの結論が出された[28]。さらに、二〇〇二年のパンデミック国際会議で出された新しい見積もりによると、死者は「五〇〇〇万人台……だが、この巨大な数値すら実際よりかなり低めではないのか[29]」というのが大方の結論である。やはりバーネットが言ったように、一億人近くの死者が出たのではなかろうか[30]。

一九一八年の世界の人口が約一八億人だったとして、高いほうの見積もりでいえば、わずか二年――しかし、死者の大部分は一九一八年秋の恐怖の二週間に出た――のうちに五パーセント以上の人間が世界中で死んだことになる。

現在、世界の人口は六三億人〔二〇二〇年現在は、約七八億人〕。一九一八年の世界的大流行がいまの世界に与える影響を実感するには、人口調整をして考えてみなければならない。低い見積もりのほうでの死者数二一〇〇万人をとるなら、現在では七三〇〇万人が死ぬことになり、高いほうの見積もりなら、一億七五〇〇万ないし三億五〇〇〇万人になる。これは恐ろしい数字であることは確かだが、ただ脅しのつもりで言っているわけではない。いずれにせよ一九一八年以来の医学の目覚ましい進歩によって、死亡率にかなりの影響が出るのも当然だろう。ただ、この数字は世界的大流行を生き抜くことが、どんなことであったかを実感するためのものにすぎない。

だが、この数字ですら病気の恐ろしさを十二分に表しているとは言えない。死者の年齢分布を見れば、恐怖はさらに身近なものに感じられるはずだ。

普通のインフルエンザの流行であれば、一六歳から四〇歳までの死者は一〇パーセントないしそれ以下にとどまる。ところが一九一八年のときは、男も女も元気いっぱい、夢と希望にあふれた年齢層の若者たちが死者の半数以上を占め、そのなかでも最悪の死亡率を示したのが二一歳から三〇歳の年齢層の人たちであった。[31]

西洋社会はそれでも被害が一番少なかったが、これは医学が進んでいたからというより、都市の人々がインフルエンザにさらされ、免疫システムが機能し、まったく無防備な状態ではなかったからである。米国の死亡率は人口の約〇・六五パーセントだったが、若い成人だけとればその約二倍の率で亡くなっている。先進国のなかではイタリアが一番手ひどくやられ、人口の約一パーセントを失った。ソ連の被害はもっとひどかったかもしれないが、正確に把握できる数字があまり示されてない。

ウイルスが最も荒れ狂ったのはもっぱら開発途上国と言われる世界である。メキシコでは最も控えめに見積もった数字でも死者は全人口の二・三パーセント、もっと妥当な見積もりなら四パーセントを超えるという[32]。これは、若い成人が五〜九パーセント死亡したことを意味している。

世界全体の状況はまだ誰にも把握しきれていないのだが、若者の五パーセント――途上国では一〇パーセント――もが現実問題としてウイルスによって殺された公算が高い。

見直される体制

これはまた死者だけの問題ではなかった。生存者の多くも合併症につきまとわれた。さらに一九二〇年代を通じて、ウイルスは人々に精神的惑乱、背信、喪失感、ニヒリズムなどをもたらしたばかりか、それにとどまらぬ多くの遺産を一九一八年のパンデミックは残していった。

なかにはプラスの遺産もあった。世界的規模で、行政が健康問題に関する国際協力計画を立てインフルエンザの経験を通じ、米国でも全土で公衆衛生に対する取り組みが再構築されることになった。ニューメキシコ州では公衆衛生局が新たに創設され、フィラデルフィアでは市の憲章が書き直され、公衆衛生局が再組織された。コネティカット州マンチェスターからテネシー州メンフィス、さらにその先に至るまで、緊急病院が常設病院に変えられた。また、この世界的流行病に触発され、ルイジアナ州選出のジョー・ランズデル上院議員は国立衛生研究所を再編成するために力を尽くした。その努力が実るのは以前よりははるかに弱いインフルエンザが流行した一九二八年のことで、そのとき議会は一〇年前のことを思い出さざるを得なかった。

以上、ここで述べてきたことは、ウイルスが残したすべての遺産の一部にすぎない。しかし、この病気は、最も大きな遺産を研究室に残してくれた。

Ⅸ 終幕

第29章　霧のなかで

第一次世界大戦のおかげで、ウィリアム・ウエルチが推進してきたアメリカの医学革命は勝利をおさめた。この革命は教育、研究、技術、診療をすべて科学のフィルターにかけ、それによってアメリカの医学を一変させてしまった。

優れた科学研究ができるようにしようとしても、米国はまだ少数の、ほんのわずかな中核的人材しかいないという段階にとどまっていた。この中核となるグループのメンバーは数にして数十人程度、最も若い研究者を含めても、一九二〇年代半ばの段階でようやく数百人、せいぜいその程度の数でしかなかった。

みんな顔見知りの間柄で、経験をともにし、大なり小なりジョンズ・ホプキンズ大学、ロックフェラー研究所、ハーバード大学と縁があり、そのほかペンシルベニア大学、ミシガン大学、コロンビア大学などとも何らかのつながりがないでもなかった。小さなグループではあったが、それでも革命を担った第一世代、すなわちウエルチ、ボーン、シオボルド・スミスのほか、若干の現役研究者も加わっていた。やがて初期には学生だったいくつか年下の人材が参加してきた。ゴーガスは戦争終結以前に、すでに陸軍の定年を迎えており――陸軍は彼を職にとどまらせることもできたはずだが、ゴーガスは上官に友人がいなかった――ロックフェラーが出資する財団で、世界の公衆衛生問題を研究する分野に河岸《かし》を変えた。

ほかにニューヨークのフレクスナー、パーク、コール、ボストンのミルトン・ロズノー、ミシガンのフレデリック・ノビー、シカゴのルートウィヒ・ヘクトーンなどがいた。さらに半世代遅れの門下としては、フィラデルフィアのルイス、ロックフェラーのアベリー、ドチェス、トマス・リバーズなど、ニューヨーク州ロチェスターのジョージ・ホイップル、セントルイスにあるワシントン大学のユージン・オーピー、そのほかにも数十人の人材が加わってきた。ただ、本格派による本格的研究が大いに進展し、それが全国に広がっていくには、さらに次の世代、およびその次の世代を待たなければならなかった。

ここにあげた人たちは単に友情だけで結ばれていたわけではない。なかには、例えばパークとフレクスナーのように、互いに敬遠する者もいたし、あわよくば相手の欠点を見つけて困らせてやろうとするような者もいないわけではなかった。お互いの長所美徳などはどうでもよかったのだろう。専門職に就くものが増えるにつれ、内部的な策動さえ見られるようになった。よく耳を傾けると、こんな声も聞こえてきた。「オーピー博士をこの計画のトップにもってくるなんて、致命的なミスではないか」[1]。あるいは「ジョーダン〔エドウィン・ジョーダン〕ははじめのうちは目もくらむような可能性の持ち主かと思っていたが、どうもそうじゃなかったな。難局にあたってあくまで信念を貫き通すようなタイプのやつじゃないな」[2]。さらに「名前が取り上げられているなかでは、何といってもエマソンがいちばんだと思うけど、ラッセルやコールとは特に合わないんじゃないか。ロックフェラー財団全体ともたぶんよくないと思うし、ただの印象にすぎないけれど、エマソンはむしろ外れてるらしいぜ」[3]などなど。

それにしてもここにいる人物たちは、互いの欠点がどんなものであれ、それぞれ力を、それも並大抵ではない力を持っていることは認め合っていた。やり遂げた仕事はすべて立派なもので、たとえそこに失策があったとしても、その失策のなかに新しい何か、重要な何か、参考になりそうな何かが潜んでいることが多かった。排他的なところもあるグループだったにもかかわらず、ライバルや嫌なやつがいても、そこに兄弟愛のようなものがあったことも確かだった。兄弟愛といっても、そこにはごく少数の女性、文字どおりひと握りの女性の研究者もいた。しかし細菌学の分野では双璧のアンナ・ウィリアムズとマーサ・ウォルスタインを乗り越える女性はまずいなかった。*

これらの科学者は全員、初めから懸命に研究室でこの病気に取り組み、ずっとこの病気と戦い続けた。最悪ともいえる絶望的状況――科学者ならやはりそう考えるのだろうが――またとない絶望的状況にあって、通常のときなら結論に至ることなどあり得ないような証拠でも、彼らは双手をあげ、期待をこめてそれらを受け入れた。無論ミゲル・デ・ウナムーノが言ったように、絶望的であるからこそ希望をつながなければならないのである。彼らはやみくもに動きまわりながらも、常に混沌だけは回避するように努め、根拠のしっかりした仮説にもとづいて作業を進めていた。アベリーがばかにして言ったように、彼らはただ素材をひとつの試験管から別の試験管に移し替えていたわけではない。身体の働きをまったく理解せずに、ただとんでもない実験をやっていたわけでもない。マラリアやチフスに効いたからインフルエンザにも効くかもしれないと、いいかげんな期待だけで、インフルエンザにキニーネやチフスのワクチンを与えるようなこともしなかった。ほかの研究者はこういうこと、いや、もっとひどいこともしていたが、彼らはそんなことはしなかった。

＊米国において女性医学者のトップを走っていたのはフローレンス・サビンだった。彼女は女性では初めてのホプキンズ大学医学部の卒業生で、米国で最初にできた正式な医学部、ホプキンズの教授であり、全米科学アカデミー初の女性会員でもあった。サビンは細菌学者ではなかったので、インフルエンザの研究にはかかわらなかった。したがって本書に登場することはない。

彼らは自らの失敗にも気づいていたし、幻想も捨てていた。二〇世紀の最初の一〇年を迎える頃までは、勝利に限界があるとしても、最終的には科学が勝利を収めるとの自信を抱いていた。だが、ビクター・ボーンは仲間に「医学がいままさに病気を征服しようとしているなどとは、もう二度と言うまい」と語るようになった。人はとかく自分の失敗に落ち込むものだが、ボーンは「一四世紀のフィレンツェの医者が黒死病のことを知らなかったのと同じで、医者はこのインフルエンザを知らなかった」[4]とも述べた。

しかし、失敗から手を引くつもりはなかった。いま科学者のグループは探索を始めたばかりだった。時間は予想以上にかかりそうだった。

インフルエンザ委員会

これまで研究所では研究員同士がほとんど交流することなく、それぞれバラバラに研究活動をしてきた。だがいまや互いに話し合い、アイディアを交換し、研究テクニックや未発表の研究結果も相互公開し、ある研究者にとっては有用と思われなくても別の研究者には役立つと思われるものがあれば、互いにディスカッションし検討することが必要になってきた。この悪疫に対しては、何らかの成果が期待できるようなものがあれば、どんな細かなことでも拾いあげ、まとめておかねばならなかった。成功への手掛かりを求めて、失敗の痕跡を再度精査する必要もあった。

一九一八年一〇月三〇日、東海岸の大流行はようやく対処可能な規模にまでおさまってきていたが、ハーマン・ビッグズは主だった科学者からなるインフルエンザ委員会を組織した。ビッグズは誇るに足る実績の持ち主で、ニューヨーク市公衆衛生局を世界最高の部局と言われるまでにした人物だった。しかし、タマニー派との政争にうんざりして退職し、州公衆衛生局長に転身していた。委員会には、コール、パーク、ルイス、ロズノーなどの疫学者と病理学者が参加したが、ウエルチはアトランティックシティーで加療中で、まだ出席するにはおぼつかなかった。ビッグズは初会合を開くにあたって、ボーンの言葉を引いてこう言った。「いままでこれほど重大なこともなければ、これほど絶望的なこともありませんでした[5]」

だが、ボーンと違って、ビッグズの怒りはおさまっていなかった。これまでの失敗をあげつらいながら、失敗は「公衆衛生行政の現状とその業務、および医学の現状を反映しています」と述べた。大流行の到来を目にしてからもう何カ月もたっていた。それなのに公衆衛生の係官や科学者たちはそれまでなんの備えもしていなかった。ビッグズはさらに「いままでの、あるいは今後六カ月間に手に入れられそうな情報はすべて、本来事前に保持していなければいけなかったものです」と追い打ちをかけた。

ビッグズはいまこそ、この問題に正面から取り組み、それを解決しなければならないと決意していた。

ただ、事はそう簡単にいきそうになかった。初会合の席で、早くも大きな問題が持ち上がっていた。病気のことがまだまるでわかってなかったのである。病気の性質がわかっていなかった。病像がどういうものかについてもまったく混乱したままであったし、兆候をどうとらえるかについてもまだ混乱をきわめていた。

この期に及んでなお、コールはこれがインフルエンザなのかどうかを決めかねていた。「初期の患者を診た医者なら誰もがこれは新しい病気だと思うだろう……インフルエンザとはどういうもので、それをいかに診断するかは非常に難しい。今回の流行の期間に、あらゆる症例を診てきたが、どれがインフルエンザでどれがそうでないのか、その見当もつかない、実に複雑な形態をしたものだった」

海軍の科学者は、「数カ所に、腺ペストに近い症状が見られた」と述べた。

ハーバードの研究者はこの観察所見を、「昔からある病気と同じで、どこにも変わったところは見られない」と言って退けた。

しかし、変わっていたのである。すぐ治った軽症のインフルエンザから、インフルエンザとはまったく関連のない奇妙な症状まで、あるいは突発的な激しいウイルス性肺炎ないしARDSから、細菌性肺炎を招く二次疾患まで、常に変わり続けていたのだ。ホプキンズでコールの師であったルウェリス・バーカーはこう指摘した。「さまざまな地域からきた肺炎の標本はきわめて多種多様なものだった。ディベンズのものはボルティモアのものとまったく異なり、ほかの軍のいくつかのキャンプのものとも違っていた。病変も部位が違えばずいぶん異なっていた」

委員会では、病気については合意が得られず、可能性のありそうな病原体へと議論を進めた。ここでもまた、仮の結論を出すことにすら至らなかった。ある研究者がファイファーのインフルエンザ桿菌を見つけた。それはそうだ。しかしコールは、アベリーがロックフェラー研究所で健康人の三〇パーセントにインフルエンザ桿菌を発見していると報告した。これでは何も証明したことにならない。エピデミックのせいでどこにでも見つかり、エピデミックでない時期には通常見つからないというだけのことなのかもしれなかった。さらに、周知のように多くの健康人が口中に肺炎球菌を持っているにもかかわらず、彼らは肺炎にならなかった。エピデミック患者の肺にも肺炎球菌、連鎖球菌、ブドウ球菌その他の病原体が見られた。パークは濾過性ウイルスがこの病気の原因である可能性を問うた。ロズノーはこの問題を追究し実験を進めていた。

だが、ごくわずかなことしかわからなかった。ごくわずか、隔離が効果があることだけはわかった。ニューヨーク州立女子実習学校は隔離策をとり、配達されてくる物資も戸外に置いておくようにさせた。おかげで患者は発生しなかった。ニューヨーク州北部のトルドサナトリウムも同様の規則を設けていたため、患者が出なかった。米大陸の反対側、サンフランシスコのある島にある海軍施設も厳重な隔離策を実施していたからか、患者はゼロだった。以上の例で明らかなように、瘴気《しょうき》説は委員会の誰一人問題にする者はいなかったし、実際病気とはなんの関係もなかった。

それでも、研究の方向について、何をなすべきかについて委員たちの同意が得られた。わかっていることがいかに少ないかということ、そのことに関してだけは同意が得られた。

疫学調査

委員会はとるべき道を二つ選んだ。病気の疫学を探求すること、研究室で手掛かりをたどること。いずれの道をとるにしろ、最初の課題は手に入れたデータにかかっている霧を払いのけることだった。

まず正確な疫学調査の計画が立てられた。[6] 公衆衛生の施策と死亡との相関関係。一部の地域、例えば周囲から孤立した小さな地域を選んで、一人一人がインフルエンザの最初の症状を感じる前の七二時間にはどんなことをしていたのかというような、きわめて詳細な調査。患者と非患者の詳細な個人的経歴。ほかの疾病、既往のインフルエンザ歴、食生活との関連など。

疫学研究は、新たに浮上しつつあった別の薬学分野に刺激を与え、それを一変させるという副次的な成果をもたらすことにもなった。一九一八年一一月、米国公衆衛生学会は、メトロポリタン生命保険会社から資金の大部分を得て、インフルエンザ流行の統計調査委員会を発足させた。ある委員は「統計、特に人口統計およびその方法が予防医学にどういう役割を果たせるかを知る好機だ」[7]と述べた。その半面、「これは確率論と無作為抽出法を正当化するかもしれない」とみる委員もいた。一九一九年一月、陸軍軍医総監、海軍軍医総監、公衆衛生局が国勢調査委員会と合同で、のちに常設の統計組織となるインフルエンザ部会をつくった。だが、このとき、ビッグズ・グループの初会合に出ていたある疫学者は、「この問題は究極的に研究室で解決されるべきものだと知った」[8]と明言している。

ゴーガスのもくろみ

ゴーガスは目標を立てていた。アメリカの戦う戦争で、戦死者数が初めて病死者数を上まわるようにすることである。陸軍の兵士六、七人に一人がインフルエンザで死亡し、また上司がほとんど彼の進言を取り上げてくれなかったとはいえ、ゴーガスのもくろみはかろうじて成功した――ただし、海軍の死者とインフルエンザによる死者を加えると、病死がまだ戦闘死を上まわっていた。

ゴーガスはほかの病気はすでにほぼすべて制圧していた。例えばマラリアだが、フランス、イギリス、イタリアでは数千人がまだマラリアにやられていたが、米軍兵士はほぼ完全にこの病気を免れていた。

いよいよ、ヨーロッパから二〇〇万の兵士が帰ってくる時期が近づいてきた。戦争が終わったあと、一九世紀の終わりの頃でさえ、復員兵士は病気を持ち帰ったものだ。イギリス、フランス、ロシアの軍隊はそれぞれ、クリミア戦争のあと自国にコレラを蔓延させた。アメリカ軍は南北戦争のあと、チフス、赤痢、天然痘を蔓延させた。プロイセン兵は普仏戦争から天然痘を持ち帰った。アメリカ兵は米西戦争からチフスを身につけて帰ってきた。

ゴーガスの仕上げの作業は、今度こそこういうことを起こさないようなプランを始動させることであった。兵士は、帰国船に乗る前、七日間隔離され、上陸前にシラミを駆除させられた。[9] これで病気が持ち帰られないはずだった。

調査に総力を結集

その一方で、これまでになく大がかりな学術調査が始まろうとしていた。ビッグズ委員会は会合を三回重ねていたが、その最終回のときには全委員がすでにほかの委員会の仕事にも就いていた。米国医師会、米国公衆衛生学会、陸軍、海軍、公衆衛生局、赤十字社、メトロポリタン生命保険会社がこぞって、既成の研究に加え、それぞれ互いに補完し合うが、重複することのない大研究をスタートさせていた。医学の各専門分野、公衆衛生団体、医学ジャーナリズムの会合でも、インフルエンザが議題を独占した。それはヨーロッパでも同様であった。

米国の主要な研究所も、引き続きこの病気に的を絞っていた。フィラデルフィアのルイスもこの病気を追跡し続け、ペンシルベニア大学の研究者も同じだった。ボストンのロズノーはハーバードの研究者を率い、シカゴ大学のルートウィヒ・ヘクトーンとプレストン・キーズもそのあとを追っていた。ミネソタのメイヨー・クリニックのローズナウもこの研究を続けていた。

陸軍の肺炎委員会の各委員は、民間での研究に戻り、インフルエンザの研究を続けた。メトロポリタン生命保険会社は大学の科学者に助成金を出していたし、ニューヨークの研究所のパークとウィリアムズおよび公衆衛生局衛生研究所のジョージ・マッコイの研究にも助成金を出しており、実質的にニューヨーク市ならびに連邦政府に補助金を支給する格好になった。

陸軍も、軍のキャンプのほか民間からも「この流行病インフルエンザによる肺の病変を示す標本を集める努力」[10]をした。これらの標本はそのあと、四分の三世紀以上たってから、ジェフリー・タウベンバーガーが、一九一八年のあのインフルエンザのウイルスを抽出し、ゲノムの配列決定に成功するに及んで、きわめて重要な意味を持つことになった。

ロックフェラー研究所では、「手を貸せそうな者を全員」この研究に従事させた。マーサ・ウォルスタインもこっちの研究にまわった。陸軍の肺炎委員会のメンバーだったフランシス・ブレーク大尉がクリスマスにかつての同僚を研究所に訪ねたところ、みんながサルなどを相手にこのインフルエンザという課題に必死に取り組んでいる」のを知った。その一週間後、ブレーク大尉は陸軍を辞め、ロックフェラーに戻ってこう言った。「六カ月間、インフルエンザと一緒に食べて、夢を見て、暮らしてきたようなものだったから、この仕事から手が離れて、問題が片づき、何かほかのことができるようになったらどんなに嬉しいことか[11]」

だが、彼もすぐ自由の身になることはなかった。

病原体は未知のまま

何カ月もかかったものの、徐々に知識が形をなしはじめた。研究者たちは世界中に吹き荒れ、いまもくすぶり続けるファイアストームの正体をつかみはじめていた。

まず、いままでの推測を確かめることから手をつけ、致死性の高かった秋の病気は、春に起きた同じ病気の第二波であることを確定した。春の波に襲われた人は後発の病気にかなり免疫があったという事実を踏まえて出された結論である。軍には最良の記録が残っていた。記録は主に若者のもので、必ずしも疑問に答えるのに適したものではなかったが、しかし、免疫についてははっきりしており、それが明確な証明となった。

例えばキャンプ・シェルビーは三月から秋の終わりまで米国にとどまっていた唯一の在米師団の本拠地だった。一九一八年四月、そこにいた二万六〇〇〇人のうち二〇〇〇人がインフルエンザに侵されたが、おそらくそれ以上の多くの人が軽症ないし臨床レベル以下の感染をしていたことは間違いないし、二万六〇〇〇人全員がこの病気にさらされたはずである。その年の夏期に、一万一六四五人の兵が新たに入隊してきた。〇月に襲ったインフルエンザは以前からそこにいた兵士には「ほとんど手をふれず」、新規入隊の兵士を殺戮していった。

ヨーロッパでは春、インフルエンザが第一一工兵連隊を襲い、一二〇〇人中六一三人を発症させ、二人を死亡させたが、致死的な病気の波からは守られた。秋のときには、同連隊は一五〇人が「風邪」にかかっただけで死者は一人出ただけだった。キャンプ・ダッジには春、季節訓練の兵員が二隊駐屯しており、インフルエンザはそのうち一隊だけを襲い、そのためその部隊は秋にはわずか六・六パーセントがインフルエンザに感染しただけですんだ。[12]もう一方のグループは春の波を免れたため、逆に秋のときは四八・五パーセントがインフルエンザにかかってしまった。ほかにもこれと同様な例が多数見られた。

また統計によって、個々の医師、個々の人がすでに知っていたことが確認された。民間でも多くの若い成人が恐るべき異常なスピードで死亡していた。高齢者は通常、インフルエンザに一番かかりやすいグループなのだが、このときばかりは病気の攻撃から多くの人が生き残ったし、攻撃の程度もしばしば弱かった。この高齢者の抵抗も世界的な現象だった。その説明として言えそうなことは、以前の世界的大流行（のちの抗体分析で一八八九〜九〇年のものではないことが証明された）は、穏やかで、人の注意を引くほどのものではなかったが、そのタイプが一九一八年のウイルスによく似ていたため、むしろ防御作用を果たしたのではないかということである。

最後に、いくつかの町でおこなった戸別調査も確認を裏付けてくれた。最も密集した状態で住んでいた者は、より広いスペースのあるところに住んでいる人より罹患しやすかった。ちょっと見たところでは——科学的に確かな話ではないが——夜一番早く就寝し、ベッドに横になっている時間が一番長く、一番よい手当てを受けている者の生存率が最も高かった。これらの調査結果は言うまでもなく、貧しい者が金持ちより多数死ぬことを意味していた（人種や疫病に関する質問は矛盾の多い情報を生み出したことも付け加えておこう）。

しかし、この病気ではそのほかのことは何もかもが未解決のまま残された。細菌が原因という説とほかの要因の絡み合いも問題になっていた。一九二六年になっても、高名な疫学者がいまだ瘴気論の名残を説き、「インフルエンザと気圧の周期的変動との相関関係」[13]を主張したりしていた。

依然として研究室には、霧が濃密に立ちこめていた。病原体も未知のままだったし、世界各地でこの研究に莫大な資源が投じられていた。オーストラリアで、マクファーレン・バーネットは一〇代のとき遭遇したエピデミックを生き延びたが、そのときのことが記憶にこびりついて離れなかった。ノーベル賞を受賞した直後、こう語ったことがある。「私にしても、ほかの大勢の方々にしても、細菌学や感染症に関心のある者ならこのところずっと、医学の突出した目的は、そう、インフルエンザでした[14]」

だが、何をやっても霧を突き抜けることはできなかった。

問題は手掛かりの不足にあるのではなかった。問題は正しい方向に導く少数の手掛かりと、間違った方向に導くすべての手掛かりをいかにして識別するかにあった。これは腺ペストではなかった。それならすぐ見つかる病原体であった。原因のバクテリアは横《おう》痃《げん》〔淋病や梅毒によるリンパ腺の腫れ〕に密集していた。だが、この病気はただのインフルエンザだったのである。

第二波のインフルエンザが世界中で暴発するにつれ、数千人もの科学者はこの問題に攻め込んでいった。ドイツでもフランスでも攻勢に出た。イギリス、イタリア、オーストラリア、ブラジル、日本、中国でも事情は変わらなかった。しかし、一九一九年が過ぎ、一九二〇年になると相手の攻撃が衰え、病勢がおさまっていくなか、数千人の科学者はいっせいに隊列を離れはじめた。だが、この問題を概念化する——筋道を立てて説明する——のは難しかった。あるいはそれを記述するには技術が立ち遅れており、またそれが従来の関心や知識とかけ離れたものであることを痛感せざるを得なかった。二年にわたり、世界最高の研究者がものすごい努力、それもやむことのない努力を傾けたあと、一九二〇年になって、ウエルチは憮然たる思いを胸に今後の展望を表明した。「エピデミックは通り過ぎていったけれども、一八八九年の大流行のときとたいして状況は変わらず、病気の制圧はいまもまだできていない。屈辱的だが、これが真実なのだ」[15]

　数百人の研究者が問題を追究していたが、一致点はほとんど見つからず、論争は絶えなかった。その中心にいたのが、一方は古くからの盟友ウィリアム・パークとアンナ・ウィリアムズのチーム、もう一方はポール・ルイスをはじめとする多数のロックフェラー研究所の所員であった。

　ルイスの研究は皮肉と悲劇のうちに終わることになる。ロックフェラー研究所も、ほとんどの研究者が間違いを犯していたことを知るようになる。

　だが、オズワルド・アベリーは間違っていなかった。アベリーはやがて一番大きな意味のある発見をすることになる。

第30章　インフルエンザ桿菌をめぐって

最大の疑問として残ったのは一番単純な問題である。インフルエンザの原因は何か。病原体は何であったのか。ファイファーが原因を突き止め、インフルエンザ桿菌《かんきん》と名づけたのは正しかったのか。間違っていたのなら、その原因は何だったのか。人を殺したものは何だったのか。

この疑問の追究は、いかに科学をするか、いかに解答を見出すか、自然の複雑さ、揺るぎない科学の構造をいかに築き上げるかといった古典的な課題でもあった。

エピデミックを研究していた細菌学者はみんなインフルエンザ桿菌を探し求めたが、結果はまちまちであった。ニューヨークのパークやウィリアムズ、フィラデルフィアのルイス、それにアベリーといった熟達の士さえ、最初の研究事例でそれを分離することができなかった。そのためさまざまな技法を調整し、培養する培地を変えることにし、特定の温度に温めた血液を加えてみたり、染色のための染料を変えてみたりしているうちに見つかったのである。やがて、パークとウィリアムズは実験すれば必ず見つけられるようになり、パークはこれが病因論的物質、つまり病気の原因に違いないと、米国学術研究会議で断定した。公衆衛生局はそれが原因だと信じたし、ルイスも最初は少し疑ったが、やはりそう思うようになった。

ロックフェラー研究所では、マーサ・ウォルスタインが一九〇六年以来、ファイファーの桿菌を研究していた。研究を始めて数年たっても、ウォルスタインがおこなった実験の限りでは「はっきり確実にファイファーの桿菌が誘因だと特定する」[1]には十分でないと判断していた。それでも、この細菌の研究を続けているうちパンデミックのまっただなか、やはりインフルエンザ桿菌が病気の原因だと確信するようになった。彼女はすっかり自信を得て、自分のつくりだしたワクチンにはファイファーの桿菌だけしか入ってないものと思っていた。ロックフェラーの仲間も、この研究に間違いあるまいと見ていた。彼らは、すでに有効であることがわかっていながらアメリカでは少数の者しか入手できなかったロックフェラーの抗肺炎球菌ワクチンを使おうと思えば使えたのに、全員がウォルスタインのワクチンを打った。

世界的大流行のさなかにあるのに、ファイファーの桿菌をいまだ見つけられないようでは、科学は立派どころか無能を絵に描いたようなものだった。軍のある細菌専門家は

「最初の患者一五九人の血液寒天培地」[2]から菌を見つけることができなかった。軍は別の科学者をキャンプに派遣し、「基地病院の研究室でおこなっている細菌学的方法を研究」[3]させた。さすがにゴーガスがつくった研究所だけあって、研究は本格的なもので、魔女狩りめいたものはなかった。そしてこの特別な研究所はこれまでも「素晴らしい研究をおこなっており、インフルエンザ菌が存在するのであれば、きっと見つかる」と判断した。だが、結論が出たのは、大流行が終わってからずっとあとのことだった。

ところで、こうした研究がなされているということ自体、もしインフルエンザ桿菌を見つけることができなかったら、軍のほかの細菌専門家の沽券《こけん》にかかわることであった。一方でアベリーは、微生物をごく簡単に育てる技術を自ら開発し発表した。探し求められてきたものが細菌専門家の目に見えはじめてきた。キャンプ・ザカリ・テーラーの細菌専門家はこれまでファイファーの桿菌を見つけられなかった。しかし、いまようやく「最新のアベリーのオレイン酸塩培地を用いたところ非常にいい結果が得られた」という報告ができるようになった。心臓からじかに採取した血液サンプルの四八・七パーセントに、また肺からの血液の五四・八パーセント、脾臓からのそれの四八・三パーセントにというように細菌がどの部位でも見つかるようになったのである。[4]キャンプ・ディクスでは「調べたもの全例で、インフルエンザ桿菌が肺、上気道、副鼻腔から見出された」[5]。

各キャンプの細菌専門家は相次いで同じ姿勢をとるようになった。「可能な限り、最高のインフルエンザ桿菌発見率が得られるよう努めよう」と決意したのは、テキサスのキャンプ・マッカーサーだけではなかった。かくして実に八八パーセントの肺から同じ菌が見つかったのである。しかし、これは異論が生じるはずのない研究室でのテストで見出したものではなく、顕微鏡を通し肉眼で細菌を確認しただけのものだった。こうした観察は主観的だし、証拠とは言えず単なる目印のようなものでしかない。

キャンプ・シャーマンは死亡率が全国でトップだったので、キャンプの医師がはたしていかなる評価を受けるのかということもあって、エピデミックの最終報告書には緊迫感がよく表れていた。細菌専門家が書いた報告書の一節には、こう書かれていた。「調べた材料がさまざまで、そのなかにインフルエンザ桿菌がないものも多かったので、流行病《エピデミック》の原因をファイファーの桿菌に帰するには不利な結果が示された」[6]。一方、病理学者が書いた一節は逆に、細菌学者の無能ぶりをあげつらっていた。この病理学者は「ファイファーの微生物」と思われる病原体を顕微鏡で観察してみたところ、「このエピデミックに見られる細菌がすべて、用いられる培養法によって発見されるとは限らなかった」[7]と主張した。

民間の研究者も同程度の確率でファイファーの桿菌を分離することができた。ファイファーのインフルエンザ桿菌の発見報告がこれだけたくさんあっても、その実態ははっきりしないままであった。というのも――アベリーの方法はインフルエンザの場合によく見られる肺炎球菌と溶血性連鎖球菌の増殖を抑制するものであったのに――ファイファーの桿菌が単独で発見されるのはごくまれだったからである。

しかもインフルエンザ桿菌がまったく見つからない場合もあった。特に急死した患者の肺からはこれを見つけることができなかった。少なくとも三カ所のキャンプ――カリフォルニアのフリーモント、ジョージアのゴードンとウィーラーでは、ファイファーの桿菌が見つからないケースが圧倒的に多かったため、細菌専門家は、エピデミックの患者はインフルエンザでなく「そのほかの呼吸器病」[8]にかかったと診断しても何ら批判を浴びなかった。また、最高に経験豊富な研究者でも、桿菌を見つけることがめったにないという場合すらあった。シカゴでは、D・J・デービスが一〇年間ファイファーの桿菌を調べていたが、発見したのは六二例中五例にすぎなかった[9]。ファイファー自身がなお医学界で最高の権威を保っていたドイツでも、病気の原因はこれだといくら言われても、桿菌を分離できない研究者がいた。

こうした報告があったため、ファイファーのインフルエンザ桿菌への疑念が高まったが、科学者は発見者の言葉を疑わなかった。桿菌が病気を招き、人を殺すのだということも疑わなかった。しかし、一体何が証明できるのかについては疑いはじめていた。

間違っていた仮説

ほかにも問題があった。大流行のまっただなか、最大級のプレッシャーにさらされて、結果を早く出さなければとの思いから、妥協して研究の質を落とした細菌学者も多かった。ある科学者はこう述べている。「培地の皿に落とした普通の唾液一滴からさまざまな種の連鎖球菌を調べ同定するには、少なくとも三週間の作業が必要となる。研究員二人でインフルエンザ患者一〇〇例と健康人五〇例の呼吸器の細菌を一年で調べるというのは、よほどの拙速を犯さない限り、到底不可能だと思われる」[10]

パークとウィリアムズは拙速に陥ることだけはなかった。二人は、インフルエンザ桿菌がこの流行病の原因であろうと、真っ先に唱えた人物である。一〇月中旬、パークはなお強くこの立場をとり、こう宣言した。「インフルエンザ桿菌は、明確にインフルエンザに感染した患者のほとんどすべてに見られた。合併症の肺炎では、溶血性連鎖球菌または肺炎球菌と関連があった。わずか一例ではあるが、完全にインフルエンザ桿菌による気管支肺炎もあった。ニューヨーク市衛生局の出した結論は、チェルシー海軍病院からの報告とほぼ一致した」[11]

おおむねこういったことで確信を得た二人は、ワクチンを準備し配布しはじめた。

しかし、パークやウィリアムズでさえ妥協をしたのである。エピデミックが弱まるにつれ、二人はより慎重に調査し続けるようになった。仮説を検証し、欠陥を探り、他人が築いた独創的業績を改善普及させることにかけては、二人の右に出る者はいなかった。ワクチンと血清の完成した姿を思い描き、この微生物のことをさらに知りたいばかりに──インフルエンザ桿菌がインフルエンザの原因だという自らの仮説の検証も含め──一連の幅の広い実験をやりはじめた。一〇〇例から桿菌を分離し、純粋な培養菌二〇種を育てた。その培養菌をウサギに注入し、ウサギが免疫反応を身につけるようになるまで待って、さらにウサギの血液を抜き取り、固形成分を遠心分離して除き、そのほか血清を得るための過程もきちんと踏んでいった。ウサギを感染させるのに使った細菌に、ウサギの血清を試験管のなかで加えると、血清のなかにある抗体が細菌を凝縮させた。抗体が細菌と結合し、目で見える凝集塊を形成したのである。

この結果は予想されたものであったが、その次に起こったのは予想していないことだった。異なった血清をファイファーの桿菌の培地でテストすると、凝集は二〇回のうち四回しか起きなかった。それ以外の一六の培地では、血清はファイファーの桿菌を凝集させなかった、何事も起こらなかったのである。二人は実験を繰り返しおこなったが、結果は同じであった。培地はすべて間違いなくファイファーの桿菌、間違いなくインフルエンザ桿菌であって、ミスもなかった。二〇の血清はことごとく特定のウサギの感染に用いた同じ培地からの細菌に結合し、凝集もさせた。しかし、この異なった二〇の血清のうち、ファイファーの桿菌の培地の細菌とも結合するのは四個しかなかったのだ。

一〇年にわたり、科学者はファイファーのインフルエンザ桿菌のワクチンと抗血清をつくろうとしてきた。フレクスナー自身もルイスが研究所を去ったあとすぐやってみた。だが成功した者は誰もいなかった。

パークとウィリアムズは、ようやくその理由がわかったと思った。ファイファーの桿菌は肺炎球菌に似ているのだと考えた。肺炎球菌には何十もの系統があった。Ⅰ型、Ⅱ型、Ⅲ型は共通していた、一つのワクチンや血清で三種のすべてをある程度防止できたが、本当に高い効果をあげるのは、Ⅰ型とⅡ型だけであった。また、いわゆるⅣ型はまったく型とは呼べないものだったので、「ほかの」肺炎球菌というふうに雑分類されるようになった。

ファイファーの桿菌をさらに探究していくうち、インフルエンザ桿菌は数十系統あって、それぞれに別の免疫システムが働くのだという確信が次第に湧いてきた。事実、ウィリアムズは「一〇の症例に別々の一〇の系統」[12]を見つけた。

一九一九年のはじめ、パークとウィリアムズは拠って立つ立場を変えることになった。彼らはこう述べた。「多系統あるという事実と証拠からいえば、インフルエンザ桿菌が世界的流行病《パンデミック》の原因であることはまったくあり得ないように見える。ほかの系統のものがふんだんにありながら、これほど多数の事例で地域的流行病《エピデミック》の系統を見損なうようなことなどあり得ないと思うからだ（一般的にいって、大流行するときはある強力な病原体が優先的に広がる。したがって、病原体の種類がたくさんある場合、それらが同じ力で広がることはありえず、だから誤認するような事態は起こりえないのである」。インフルエンザ桿菌は、連鎖球菌や肺炎球菌と同様、非常に重要な二次的病因であろう」[13]

こうしてインフルエンザ桿菌は、インフルエンザの原因ではないと考えられるようになった。アンナ・ウィリアムズは日記にこう書いている。これで「濾過性ウイルスが原因だという証拠がますますはっきりしてきた」[14]と。

混乱と対立

濾過性ウイルスが原因であると気づく者がほかにも大勢現れた。ホプキンズ大学のウィリアム・マッカランはこう書いた。「キャンプ・リーでは、インフルエンザ桿菌はまず見つからなかった。ホプキンズ病院でもめったに見られなかった。確かに実にさまざまな細菌が肺炎の発症に複雑に混じり合いかかわっていただけに、そのうちの一つが主要な疾病の普遍的な原因だと断定するためには、きわめて具体的な証拠がなければならなかった。しかも、この特殊な微生物は必ずいつもあるとは限らず、証拠としてはきわめて薄弱にみえる。実際には、顕微鏡による染色法では確認できず、いま用いている方法では分離ないし培養できないような、何か別の形の生きたウイルスが、エピデミックの原因なのではないかと思われる」[15]

しかし、これも物議をかもすに違いないテーマであった。濾過性ウイルスといっても、否定的な証拠ばかりで、これといった証明がほかにまったくなかった。ウイルスがインフルエンザの原因だという理論はすでに、れっきとした科学者によって証明ずみの理論だった。米国で第二波が初めて発生した時期、実はロズノーも濾過性ウイルスを疑っていたのだ。少なくとも一九一六年以来そう疑っていたのである。それも本能的に。彼はその後ボストンの海軍刑務所からの志願者六二人に対し、広範かつ慎重な実験をおこなった。生きている患者の痰と血液を集め、死亡者の肺の組織を乳状にし、サンプルを食塩水で希釈し、遠心分離したうえで液体部分を排出し、さらにそのサンプルを磁器のフィルターに通し、さまざまな方法で病気を志願者たちに移そうとした。注射、吸入、滴下など想像しうる限りの方法で、鼻や咽喉の管や眼に、生命にかかわるほど大量に投与した。だが、志願者は誰一人として罹病しなかった。実験に携わった医師が一人死んだだけであった。

ドイツでもある科学者が、フィルターを通した鼻の分泌物を志願者の喉にスプレーでかけるという方法を試みた。だが、誰もインフルエンザにはかからなかった。シカゴでは、フィルターを通したインフルエンザ患者の分泌物を使って感染させようとしたが、失敗に終わった。[16] サンフランシスコの海軍の研究所でも同じように失敗した。

世界でただ一人、濾液で病気を移すことに成功したと報告した研究者がいた。パスツール研究所のシャルル・ニコルがその人である。しかし、ニコルの実験はすべて合わせても、人間とサルとで一ダースにも満たないものだった。彼は病気を移そうと四つの方法で試み、うち三つの方法で成功したと言い切った。[17] まず、濾液をサルの鼻腔にしたたらせ、インフルエンザに感染させたと報告した。サルがヒトのインフルエンザにかかることはほとんどないが、それでもまったくあり得ない話ではなかった。次にサルの目の周りの粘膜に濾液を注射し、インフルエンザに感染させた。これも理論的にはあり得ないことではなかった。さらに、発症しているサルの血液を濾過し、濾液を皮下、つまり皮膚の下に注射したところ、志願者二人がインフルエンザにかかったと主張した。二人とも実際インフルエンザにかかったのかもしれなかったが、ニコルが説明したような方法ではなかったのかもしれなかった。ニコルの才能の輝きが認められ、一九二八年に彼はノーベル賞を獲得した。しかし、この実験は誤りだったのである。

志願してくれる者がほかにいなかったこともあって、ロックフェラーの研究者を含め、依然としてファイファー桿菌が原因だと信じる科学者が多かった。ホプキンズでのウエルチの高弟、ユージン・オーピーもそうで、彼はホプキンズからセントルイスのワシントン大学へ移り、ファイファーの桿菌をモデルに研究をおこないつつ、陸軍の肺炎委員会の研究作業を取り仕切った。一九二二年、オーピーは何人かの委員と共著でその研究結果を『流行性呼吸器疾患』という論文にまとめて発表した。共著者の一人、トマス・

リバーズはこのときすでにウイルスの研究に取りかかっていた。そして一九二六年に、ウイルスと細菌の違いを定義で明らかにし――ウイルス学という分野を生み出し、世界的なウイルス学者の一人になった。リバーズは戦後五年間ファイファーの桿菌の研究を続けながら、一方でウイルスの研究も始めたという感じだったのに、実に多くのレポートを書いている。リバーズはのちにこのように述懐している。「インフルエンザにかかった人からなんとかインフルエンザ桿菌をとろうとした……それが見つかったものだから、インフルエンザ桿菌がパンデミックの原因だという結論にすぐ飛びついてしまった[18]」

未知のウイルス

これまで書いてきたことでわかるように、研究者はほとんど誰もが自分の研究だけを信じていた。インフルエンザ桿菌を大量に見つけた者は、それでインフルエンザが起きるのだと信じたたし、見つけられなかった者は、それでインフルエンザが起こるわけではないと信じた。

自分の仕事以外にも目を向け、誤りがあればそれを認めるという者はごく少数しかいなかった。パークとウィリアムズもこの少数者に属した。そうすることで、彼らはきわめつきの開放性と、自らの実験結果をきわめて積極的に新たな目で見直すというやり方が必要であることを示した。

パークとウィリアムズは――またほかの大勢も――インフルエンザ桿菌はインフルエンザの原因ではないとする確信を深めた。それから彼らは昇進し、インフルエンザの研究から手を引く。一つは確信を得たからであり、もう一つはニューヨーク市の市立研究所の資金が絶え、十分な研究ができなくなったからである。それに、二人はもう歳をとりすぎてもいた。

一九二〇年代を通じて、研究者はずっとこの問題に取り組み続けた。バーネットの言を借りるなら、この問題は医学界で多年にわたって唯一の最重要問題だったからである。

イギリスでは、アレクサンダー・フレミングがアベリー同様、桿菌が旺盛に活動できる培地をつくりだそうと懸命になっていた。一九二八年のこと、ブドウ球菌を増やしていたペトリ皿の蓋を開けたままにしておいたところ、その二日後、増えたものにカビが生えているのを発見した。そのカビから生長をとめる物質を抽出し、それを「ペニシリン」と名づけた。[19] フレミングは、ペニシリンがブドウ球菌、溶血性連鎖球菌、肺炎球菌、淋菌、ジフテリア菌などは殺すが、インフルエンザ桿菌には何の影響も与えないのを知った。彼はこのペニシリンを薬にしようとはしなかった。ペニシリンを使えば、培地でほかの汚染菌が殺されるという意味で、インフルエンザ桿菌が重要であることがわかればそれでよかったからだ。フレミングの言によれば、彼は「インフルエンザ桿菌を分離するため」にペニシリンを使ったという。この「特に選択的な培養技術」によって、研究対象にした「すべての人の歯茎、鼻腔、扁桃からインフルエンザ桿菌」が見つかったとも述べている。

（フレミングはペニシリンを抗生物質であるとは見ていなかった。一〇年後、ハワード・フローリーとエルンスト・チェインが、ロックフェラー財団から資金を受け、フレミングの観察を発展させ、初めて驚異の新薬をつくりあげた。第二次大戦当時、ペニシリンはきわめて希少なうえ著しく効果があったので、米陸軍医療班はこの薬で治療を受けた者の尿からこれを回収し再利用したほどであった。これによって一九四五年、フローリー、チェイン、フレミングはともにノーベル賞を受賞した）。

一九二九年、インフルエンザをテーマにした大きな会議があり、ウエルチが自ら買って出て評価を下した。「個人的な見解だが、インフルエンザ桿菌が原因だという証拠はほんのわずかしかないと思う。例えば、オーピー博士のような立派な研究者が、ファイファーの桿菌を支持する証拠が出揃っているとか、ほかの細菌学者が見つけられないのは技術的に欠陥があり、熟練度が足りないからだとか、なおも挑発的な立場をとり続けるようでは、これ以上、さまざまな研究を進める余地がなくなってしまうのではなかろうか。……いつも私の気持ちを引きつけるのは、インフルエンザはおそらく未知のウイルスへの感染だということである。……そのウイルスは少なくとも呼吸器の領域では、体の抵抗力をものすごく弱らせる力があって、そのためいかなる細菌にでも侵され、急性呼吸器病や肺炎にかかるようになる[20]」

一九三一年、ファイファー自身はなおも、これまでに取り上げられた微生物のうち、いわゆるインフルエンザ桿菌、非公式の呼称では自分の名を冠した病原体こそ、「最有力の病因として真っ先に真剣に考えられるべきであり、そのライバルとしては未解明の濾過性のウイルスしかない[21]」と主張していた。

アベリーの苦闘

アベリーは、世界的大流行が終息したあとも数年間、インフルエンザ桿菌の研究を続けた。弟子のルネ・デュボスは、「アベリーの研究テーマは、周囲の社会環境から強いられたようなものだ[22]」と述べている。これは、ロックフェラー研究所がテーマの選択に影響を及ぼしたという意味だ。フレクスナーやコールがかかわっていたから、アベリーも研究をしたのである。

アベリーは著しい進展をもたらした。動物の体内に移行すると桿菌の致死性が高まることがわかったし、さらにインフルエンザ桿菌を育てる血中の因子を分離し、とりあえずそれを「X」および「V」として特定したことがもっと重要だった。これは実に驚くべき研究で、細菌全体の栄養必要物と代謝を理解する第一歩となったのである。

しかし、インフルエンザ桿菌がインフルエンザを起こす原因である可能性が薄らぐにつれ、アベリーにその研究を促す圧力も薄らいでいった。アベリーははじめのうちこれがインフルエンザの原因だという意見に傾いていたが、インフルエンザ桿菌という言い方は間違いだと信じる研究者が増えていくなか、彼もその一人に名を連ねることになった。アベリーはもともとこの微生物に興味を抱いていたわけではなかったし、肺炎球菌の研究も決してやめなかった。エピデミックが起きたため、これまで以上に肺炎がなぜ人命を奪うのかの研究にのめり込んでいったのである。人を殺すのは肺炎で、肺炎こそ死神の親玉であり、ターゲットだった。こうして彼はフルタイムで肺炎球菌の研究をする生活に戻り、残された研究生活の時間をすべてこの研究のためにあてるようになった。

こうして数カ月、数年が過ぎるうち、アベリーは自分の決めた研究にすっかり閉じこもり、常に一点を見つめるようになった。その焦点は絞られた。デュボスすらこう口にした。「私は彼の科学知識の範囲が、その名声や業績の多様さや大きさに比べ、さほど広くないことにしばしば驚き、ショックを受けることさえあった」[23]。またデュボスは次のように言ったこともある。「科学、あるいはそのほかの知的分野でも、彼は時流を追うようなことはほとんどせず、むしろ自分が研究している問題そのものに直接かかわるテーマに注意を集中した。研究室でも、狭い範囲の技術にこだわり、その技術を変化させたり、そこに何かを付け加えたりすることもほとんどなかった」[24]

関心はますます一点に収斂《しゅうれん》していった。それは自分が究めたいただ一つのこと、つまり肺炎球菌の研究であった。アベリーの頭のなかはフィルターというより漏斗《じょうご》、世界中の光と情報をただ一カ所に集約する漏斗になっていた。だが、ただ漏斗の底に腰をおろし、データをふるいにかけているだけではなかった。漏斗の先端を地面に深く深く突っ込んでいき、トンネルのなかに入っていくときの光は、自分が手にした光だけになった。そのため目の前にある光しか見えないことになってしまった。

なおもアベリーは、肺炎球菌のある一面——チョコレート菓子のM&Mのように肺炎球菌をくるんでいる糖衣、すなわち多糖体からなる莢膜（カプセル）だけに集中しはじめた。免疫系はカプセルに囲まれた肺炎球菌の攻撃に四苦八苦していた。カプセルのなかの肺炎球菌は肺のなかで急速に増え、何ものにもわずらわされることなく、殺戮をほしいままにした。カプセルのない肺炎球菌は狂暴ではなく、免疫系が簡単に破壊した。

研究所では昼食のとき、研究者たちは座り心地のいい椅子に腰をおろし、細長いフランスパンをちぎり、コーヒーを何杯も飲みながら、お互いによく語り合った。テーブルは八人用だったが、年長者がいつも議論を取り仕切っていた。アベリーは地位も高く年長でもあったが、口数はいつも少なかった。だが、彼なりに座を支配し、自分がその時点でぶつかっている問題に絡めて鋭い質問を浴びせたり、役立ちそうな着想を常に探し求めたりしていた。

また、アベリーはいつも、自分の知識を補完してくれる人物を引き込もうとしていた。特に生化学者を必要とした。一九二一年以降は、ノーベル賞受賞者カール・ランドシュタイナーの研究所から、才気あふれる若い生化学者マイケル・ハイデルバーガーを何度も引き抜こうとした。ハイデルバーガーはこう述懐する。「アベリーが自分の研究室から上に上がってきて、薄汚い灰色のものが入った小さな瓶を見せながらこう言うんです。「ほら、これだ。細菌の特性の秘密はすべて、この小さな瓶に入っている。これをいつか研究しないかね」[25]」

瓶のなかで、カプセルが溶けていた。アベリーは、肺炎患者の血液と尿から素材を分離し、そこに免疫系を利用して肺炎を征服するための鍵があると信じていた。その鍵が見つかれば……。ついにハイデルバーガーはアベリーのもとにきたが、ほかにも何人か一緒にきた者がいた。だが、アベリーはいつものやり方を変えるようなことはなかった。東六七番街に住み、研究所は六六番街とヨーク通りの角にあった。毎朝決まった時間にいつも同じにしか見えないグレーのジャケットを着てやってくると、そのままエレベーターで六階の部屋に上がり、ジャケットから薄い黄褐色の作業衣に着替えた。何か変わったことがあるとしたら、特別の場合に白い作業衣を着ることぐらいであった。

だが、研究にはいつもこうするという決まりなどなかった。研究所のベンチ、もともと執務用のデスクにあてられていた木製のデスクに陣どって、実験を指導し続けた。使用している器材も簡単なもので、原始的といってもよいものだった。アベリーは新奇な道具類を嫌った。ある同僚の思い出話によると、実験のとき、アベリーは「猛烈に集中し……動作は鈍くなっていたが、それでも動きはきわめて正確で優美だった。その身心全体が、彼の厳密に規定された研究対象とぴったり一体化しているように見えた。実際これといった混乱は見られないようであった……何もかもが彼の品性と人格に沿っていたからではなかろうか[26]」。

どんな実験にもそれなりの世界がつくりだされ、そこには絶望と可能性がない交ぜになっていた。アベリーは一晩中、培養器に培地を置きっぱなしにし、毎朝、自分か若手の同僚が、はたして何か起きていないかを知るために培養器に一点集中するのだ。アベリーは静かで控えめだったが、常に緊張した姿勢で、その表情は真剣かつ不安げであった。

一九二三年、アベリーとハイデルバーガーは、カプセルが免疫反応を起こすことを証明し、学界を感動させた。カプセルは純粋な炭水化物だった。それまで研究者は、タンパク質もしくはタンパク質を含むものでなければ、免疫系を刺激して免疫反応を起こすことはできないと信じていたのである。

この発見がアベリーとその同僚たちに拍車を掛けさせた。アベリーはこれまでになくカプセルに研究を集中し、ほかのことはほとんどかえりみなくなった。これこそが、免疫系特有の反応の鍵、有効な治療法やワクチンに至る鍵、殺し屋を殺す鍵であると信じた。肺炎球菌で発見したことの多くがすべての細菌に応用できるだろうと信じた。

やがて一九二八年にイギリスのフレッド・グリフィスが衝撃的で悩ましい発見を世に問うた。すでにグリフィスは既知の肺炎球菌はいずれも、カプセルがあってもなくても存在しうることを発見していた。狂暴な肺炎球菌にはカプセルがあったが、カプセルのない肺炎球菌なら、免疫系によってたやすく破壊される。ところが、グリフィスはもっと奇妙なことを見つけたのである。狂暴な肺炎球菌、つまりカプセルに取り巻かれたそれを殺し、マウスに注射したところ、細菌は死んでいたので、マウスは全部生き残った。また、カプセルを持たず、凶暴ではない肺炎球菌を生きたまま注射してみた。やはりマウスは生きていた。免疫系がカプセルなしの肺炎球菌を食べ尽くしたからだ。だが、次にカプセルを持つ死んだ肺炎球菌と、カプセルを持たない生きている肺炎球菌とを注射してみた。

マウスは死んだ。どうやら生きている肺炎球菌がカプセルを身につけ、変化を遂げたようであった。マウスから分離してみると、肺炎球菌はカプセルをつけたまま増殖しており、もともとカプセルを持っていたかのようであった。

グリフィスの報告で、アベリーが何年もかけてやってきた仕事、人生をかけてやってきた仕事が意味を失ったかに見えた。免疫系は特異性に基づいていた。アベリーはカプセルがこの特異性の鍵だと信じていた。しかし、肺炎球菌が変化しうるものだとなると、アベリーが証明したと信じ、考えていたことはすべて瓦解するかに見えた。数カ月の間、アベリーはグリフィスの研究はまともなものでないと排斥していた。しかし、絶望で圧しつぶされそうな気分だった。ストレスから生じるといわれるグレーブス病にかかり、六カ月間、研究所から離れていた。復帰したとき、グリフィスの出した結果をチェックするようにと頼んでおいた若い同僚、マイケル・ドーソンがその結果を肯定した。アベリーも認めざるを得なかった。

革命的大発見

アベリーの研究は別の方向へ向かった。肺炎球菌がどのように変化していくのかを知らなければならなかった。彼はまもなく六〇歳を迎えようとしていた。トマス・ハクスレーは「科学者は六〇を過ぎるとろくなことはしない」と言ったものだが、アベリーはいま、いつにも増して仕事に打ち込んでいた。

一九三一年、当時コロンビア大学にいながら、なおアベリーに密着して研究を続けていたドーソンが、試験管内においてではあったが、助手と二人でカプセルのない肺炎球菌をカプセルのあるものに変えることに成功した。翌年、アベリー自身の研究所の所員が、死んだカプセル付き肺炎球菌から細胞を含まない抽出物をとり、それを使って同じことをやってみた。つまり、カプセルのない細菌をカプセルのあるものに変えようとしたのである。

研究所の若手科学者の相次ぐ前進をアベリーも追いかけていった。一九三〇年代末には、アベリーはコリン・マクラウドとマクリン・マッカーティと一緒に研究していたが、三人はこのような現象がなぜ起きるのかを知ろうと全精力を傾けた。以前なら精度を要求していたアベリーも、いまは事実上の完成度、誰にも反駁できないようなものを求めるようになっていた。莫大な量の毒性の強いⅢ型肺炎球菌を生成し、数時間、数日、数カ月どころか、何年もかけて細菌を分解し、それが構成する成分を調べ、それを理解しようと努めた。退屈きわまる作業であるばかりか、失敗のうえに失敗、さらに失敗に失敗を重ねる作業であった。

アベリーの名を、論文で見かけることも次第に少なくなってきた。その理由は主として、彼が研究所員とともに論文に自分の名前をつらねるのは、その具体的な研究に実際に自分も実験に加わっていた場合のみだったからである。研究のコンセプトにどれだけ協力したか、あるいはどの研究者とアイディアをめぐってどれだけ話し合ったかはまったく問題にしなかった（アベリーはその点まことに鷹揚《おうよう》であった。普通、研究所長は所員が書く論文のすべてに自分の名もつけるものなのだが、デュボスの回想によると、アベリーの下で一四年間研究していて、ほとんどの研究がアベリーの影響を受けていたにもかかわらず、デュボスの論文に彼が名を出したのは四回にすぎなかった。別の若手研究者もこう言っている。「私にはアベリーの研究仲間だという意識が強かっただけに、連名で論文を発表しないことを初めて知ったときは、本当にびっくりした」[27]。

しかもアベリー自身には報告すべきことがほとんどなかったので、発表も次第に減っていった。というのも技術的可能性を極限まで突きつめていたため、研究も困難をきわめていたのである。「失望こそ日々の糧、それで悠々と生きている」と言っていた。だが少しも悠々と生きていたわけではない。研究を捨てよう、何もかも捨てようと思ったこともよくあったのである。それでも寝ているとき以外、毎日、ほとんど研究のことばかり考えていた。ただ、一九三一年から三四年にかけ、アベリーは何ひとつ発表しなかった。まったく何も。科学者がこういう不毛の時期を送るのは、気分が落ち込むどころではすまない。能力や人生そのものを問われることになるからだ。しかし、この不毛の時期のまっただなか、アベリーは若い研究者に、研究者には二つのタイプがあることを言い聞かせていた。たいていの研究者は「上っつらの金の塊を拾いまわり、地表に金の塊があるとわかればそれを拾い上げて蓄えを増やす。……（もう一つのタイプの人間は）上っつらの金の塊に対して興味を示さず、鉱脈を掘りあてようと、一カ所をより深く掘ることに興味を持つ。言うまでもなく、金の鉱脈を掘りあてれば、たいへんな儲けが得られるからだ[28]」。

一九四〇年にはアベリーは、深く掘り下げることによって、何ものか、価値のある何ものかが見つかるだろうと信じていた。一九四一年から四四年にかけて、またしても何ひとつ発表しなかった。だが、今回は事情が違っていた。研究をしていてこんなに興奮を覚えたことはいまだかつてなかった。いよいよゴールが近づいてきたなと自信が湧いてきたのである。ハイデルバーガーは当時のことをこう振り返っている。「アベリーはよくやってきて、変形物質の研究のことをいつも話題にした……。この変形物質は生物学にとって、生命そのものを理解するうえでも、何かきわめて根源的なものであることがわかっていたのだ[29]」

アベリーの好きなアラビアの諺に、「犬は吠える、隊商は移動する」というのがあった。研究が消去法をとっていたということもあって、なかなか何も発表しようとはしなかった。しかし、動きは見られた。肺炎球菌を変形させるものを片っ端から分離し、可能性を次々に確認しながら、その物質を分析していったのだ。

最初に彼はタンパク質を取り除いた。ところがタンパク質を失活させる酵素は変化をもたらす物質になんの影響も与えなかった。次に脂質、つまり脂肪酸を取り除いた。脂肪酸を破壊するのはほかの酵素だったが、肺炎球菌を変化させる物質の能力には影響がなかった。炭水化物を取り除くと、そのあとには核酸が豊富に見られたが、デュボスがリボ核酸を破壊する酵素を分離したところ、変形をもたらす物質にはやはりなんの影響も与えなかった。こうした段階を一つ踏むのに数カ月あるいは数年を要した。だが、いまやそれもクリアした。

一九四三年、アベリーは名目上は退職して、研究所の名誉所員になった。だが退職しても何も変わらなかった。従来とまったく同じように、実験し、所員にはっぱをかけ、研究所を引き締めていた。この年、アベリーは医者をしている弟にたいへんな大発見をしたことを手紙に書き、四月には研究所の学術部長会にも知らせた。この発見は生物学全体に革命をもたらすもので、確固たる証拠もあった。アベリーが発見したことをそのあとに発見した研究者が先に発表してしまったが、それでもアベリーは発表しようとしなかった。若い同僚が「どうなんです、まだこれではだめだと思ってるんですか」と尋ねた[30]。

しかし、アベリーは、ずっと以前に書いたあの処女論文、細菌の代謝、毒性、免疫を取り上げた大まかな理論を発表したとき、手ひどい目にあっていた。その間違いを犯したとき受けた屈辱を決して忘れることができなかったのである。さらなる研究をし、一九四三年一一月、いまようやくアベリー、マクラウド、マッカーティは、「肺炎球菌のタイプを変形させる物質の化学的性質についての研究。肺炎球菌タイプⅢから分離したデオキシリボ核酸分画による変形の誘発」というタイトルの論文を、ウエルチが創刊した『実験医学雑誌』に提出した。一九四四年二月、同誌はこの論文を掲載した。

DNA、デオキシリボ核酸は一八六〇年代に、スイスの研究者がすでにその分離に成功していたが、その働きを知っている者は皆無だった。遺伝学者はこれを無視した。分子がきわめて単純で、遺伝子や遺伝にかかわるとは思えなかったからだ。遺伝学者は、タンパク質の分子のほうがはるかに複雑で、遺伝暗号を担っていると信じていた。アベリー、マクラウド、マッカーティはこう書いている。「誘発物質は遺伝子にたとえられている。これに反応してつくられるカプセル型抗原は遺伝子の産生物だと見られている」[31]

アベリーは、カプセルのない肺炎球菌からカプセルを持ったものへ変形させる物質は、DNAであることを発見したのである。肺炎球菌はいったん変わると、子孫はその変化も受け継いだ。DNAが遺伝子情報を担い、遺伝子がDNAの内部にあることを論証したのだ。

アベリーの実験は、絶妙かつ優美で、反論のしようがなかった。ロックフェラーの仲間は、ファイファーのインフルエンザ桿菌でそれを確認する実験をおこなった。

科学史家の間では、ギュンター・シュテントという遺伝学者が「今後八年間、遺伝のメカニズムを考察するうえで、ほとんど大きな前進は見られないだろう」[32]と書いたこともあって、アベリーの論文がただちにどれだけの意義を持つものかをめぐって論争が起こった。つまり、アベリーの出した結論は、科学界の大勢として、「正しい」とすぐ認められることはなかったのである。

だが、事の重大性をよく知る科学者からは、その結論は正しいと認められていた。

DNAと遺伝子

DNAが遺伝子暗号を担っているという発見、ないし証明をするまでもなく、アベリーはすでに生涯にわたり免疫化学の知見のために尽くしたとして、アベリーへのノーベル賞授賞が真剣に検討されていた。そこへ、革命的な論文が登場した。これで受賞が保証されたかと言えばそうならなかったのは、ノーベル賞委員会は、あまりにも革命的、衝撃的な論文だと考えたからであろう。賞を出してしまえばその発見の正しさを裏打ちしてしまうことになる。ほかの筋からも認められるまで、委員会はそんな危険を犯したくない。というわけで、授賞決定機関の公式記録には、「基本的に重要な結果を生み出したことは明らかだが、ノーベル賞委員会はもっと多くのことがわかるまで待つほうが望ましいと思った[33]」と記されている。

それならもっと多くのことを知らしめようと、ほかの人たちが決心した。

まず、ジェームズ・ワトソンが、DNAの構造の共同発見者フランシス・クリックとともに、あの古典的著書『二重らせん』に以下のように書いた。「遺伝子はタンパク質分子の特有なタイプのものであると広く認められていた」。ところが、「アベリーは、純化したＤＮＡ分子により、遺伝の特質が細菌の細胞を次々と伝わり得ることを示してくれたばかりか、アベリーの実験によって、今後さらに実験を重ねていけばすべての遺伝子がＤＮＡから成り立っていることがわかるのではないかという、大きな示唆を与えてくれた……。つまり、アベリーの実験は（ＤＮＡが）遺伝に必須の物質であることを匂わせていた。……ＤＮＡを支持する証拠はあやふやで、遺伝子はタンパク質の分子と理解するほうがよいという科学者ももちろんいた。しかし、フランシスはこういう懐疑派を意に介しなかった。いつも負け馬に賭けるへそまがりの愚か者は多くいたし、彼らは狭量で鈍感であるばかりか、要するにくだらない連中だった」[34]。

大きな褒賞、最高の褒賞、遺伝いやもしかしたら生命の鍵はどこにあるのかを求め、アベリーの研究の成果をじかに手に入れようとした研究者は、ワトソンとクリックの二人だけではなかった。エルヴィン・シャルガフは、ワトソンとクリックがＤＮＡ分子の構造決定に至る決め手となったものを発見した化学者だが、のちにこのように語っている。「アベリーは新しい言語の最初のテキストをわれわれにくれた。どこを見ればいいのかを教えてくれたといってもいい。私はそのテキストを探そうと決心したのだ[35]」

また、マックス・デルブルックもウイルスを使って遺伝について知ろうとしていた研究者で、彼も「アベリーはわれわれのやっていることから目を離さなかったし、われわれのほうもまた彼から目を離さなかった。……彼のやっていることはまさに興味津々、それ以外の何ものでもなかった[36]」と語っている。

サルバドール・ルリアも、デルブルック――ワトソンは院生のとき、彼の下についていた――の研究仲間だが、アベリーの発見など無視すべしというシュテントの主張を受け入れなかった。ルリアは、ロックフェラー研究所でアベリーと昼食をともにしたことや、アベリーの研究の意味について議論したことを思い浮かべ、「彼のことを意識していなかったなどというのは、まったくナンセンスな話だと思う[37]」と語った。

ピーター・メダワーも、アベリーとともに「一九四四年にＤＮＡの暗黒時代も終わった[38]」と述べ、その研究を「二〇世紀で一番興味深い、驚異的な生物学の実験だ」とも称賛した。

マクファーレン・バーネットは、アベリー同様、遺伝子ではなく感染症の研究をしていた。だが、一九四三年にアベリーの研究室を訪れ仰天した。アベリーが「デオキシリボ核酸の形で純粋の遺伝子を分離」しようとしていたからである。まさにアベリーが成し遂げたことは、基礎科学における最高の業績であった。アベリーは肺炎治療の研究から始めたのだが、バーネットがいみじくも言ったように、「分子生物学の扉を開く[39]」ことになったのである。

その後、ワトソン、クリック、デルブルック、ルリア、バーネットらはいずれもノーベル賞を獲得した。

だがアベリーはもらえなかった。

ロックフェラー大学――前身はロックフェラー医学研究所――はその校門にアベリーの名をつけた。この栄誉を与えられた者は当然一人しかいない。国立医学図書館はオンライン方式で、大科学者の人物紹介をシリーズで制作しているが、アベリーはそのトップに選ばれる名誉に浴した。

オズワルド・アベリーは六七歳のとき、「変形の原則」に関する論文を発表。その一一年後にあたる一九五五年に死亡した。ワトソンとクリックがDNAの構造を解明してから二年後のことだった。兄弟や家族のそばにいたいといって、ナッシュビルで暮らし、そこで死を迎えた。デュボスはその死を、一九三四年のウエルチの死と比較し、ウエルチが舞台から退場したときにサイモン・フレクスナーが述べたときの言葉を引用した。

「肉体が病を得ても、心は闘い続け、この世の中では、自らの旗であり楯でもあったあのいつもの平静な姿を常に保っていた。ポプシー〔かわいこちゃん〕と、誰からも愛されたこの医師は、生前そうであったように、言いたいことを胸に秘めたまままったくただ一人で逝ってしまった[40]」

第31章　悲劇の天才

世界的大流行から数年たっても、ポール・ルイスはまだペンシルベニア大学ハンリー・フィップス研究所の所長を務めていた。

だが、ルイスは幸せではなかった。インフルエンザ桿菌が病気の原因だと信じてやまない人間の一人として、流行が終息したあともその研究を続けていた。それは皮肉なことだった。彼ははじめこの細菌を病因と認めたがらず、濾過性ウイルスが病因だろうと思っていたからである。彼の頑固さは、主としてその経験によるものだったに違いない。桿菌はいつも必ず見つけていたし、効果のあるワクチンまでつくっていた。確かに海軍ではルイスの方法によって用意したワクチンを数千人に接種したのに効かなかったが、それは自分でつくったワクチンではなかった。ルイスは自分でも少量のワクチンをつくり——流行の最盛期で、病勢が衰え多くのワクチンが効くようになった晩期ではなかったのに——試してみたところ、はっきりと有効であるとの証が得られた。このワクチンを接種された六〇人のうち、肺炎を発症したのはわずか三人、死亡者はゼロであった。[1]それに対し対照群は発症者一〇人、死亡者三名を出していた。

この結果にルイスは目がくらんだ。それまでも、必ずしもいつも正しい科学的判断をしてきたわけではない——それほどの科学者も同じである。だが、今回の判断は初めての重大な科学的失策だったかもしれない。しかも、これが転落のはじまりとなるように思えた。

はじめははっきりしなかった。ルイスはすでに国際的名声を築いていた。ドイツの学術誌『結核雑誌』が彼の論文を翻訳、転載していたし、一九一七年には招かれて結核をテーマとしたハーベー記念講義もおこなっていた。これはたいへんな名誉であり、ルーファス・コールでさえも一〇年先にようやく招かれるほどであった。その八五年後、科学者のデービッド・ルイス・アロンソン博士——ちなみに、その父親はさまざまな賞を受賞した科学者で、ヨーロッパ最高の研究所にいて、自分が会った人のなかではルイスが一番頭の冴えた人物だと思い、わが息子にルイスという名をつけた——は、このときのスピーチを読みながら、「ルイスの心の動き、その深さ、物の見方には、当時の水準をはるかに超えるものがあった」[2]と思ったと語った。

ルイスの物の見方は実に幅が広かった。その関心は数学や生物物理学にも及び、自分には資力がなかったため、フレクスナーに頼み込んで蛍光塗料や「光の消毒作用、光の動物組織透過力」[3]を精査するため、物理学者を医学畑に引き入れ、その「支援を得たい」と考えた。フレクスナーはその依頼を引き受けた。さらに、ルイス自身の研究にいつも感服し、ルイスが送った論文に返信を寄せ、「おもしろくかつ重要である」[4]から、『実験医学雑誌』に発表すべきだと奨励したこともある。

　だが第一次世界大戦後、ルイスは研究所から遠のく日々を送っており、欲求不満をつのらせていた。ヘンリー・フィップスは、ルイスが所長を務めた研究所に自分の名をつけたUSスチールの実力者であったが、資金をたっぷり出したわけではなかった。ルイス自身の給料は一九一〇年当時三五〇〇ドルだったが、開戦直前には五〇〇〇ドルへとかなり上がっていた。それでもフレクスナーは非常に安いと考え、戦後すぐ、カリフォルニア大学バークレー校に教授の地位を用意してくれるようとりはからった。ルイスはこの話を受けなかった。しかし、ペンシルベニア大学が給料を六〇〇〇ドルに上げてくれた。当時としてはかなりの収入だった。

　自分の給料が相場以上だったにしろ、小なりといえども、研究所全体に必要な資金の手当はしなければならなかった。遠心分離装置、ガラス器具類、暖房ほか、言うまでもないが「食餌」——技術者はまだこの言葉を使っていた——と、それから若手の研究者も必要としていた。すべてこういうことにあてる金は、自分で集めなければならなかった。その結果、ルイスは資金集めのためにも、評判を落とさないためにも、フィラデルフィアの社交界と付き合わざるを得なくなった。彼はひたすらセールスマンに徹し、研究所と自分自身を売り込んだ。だが、ルイスはこういうことが嫌いだった。研究所以外にとられる時間、エネルギーの無駄、それにパーティーにうんざりしていた。アメリカは厳しい不況のさなかにあるというのに、四〇〇万人もの兵士が突然労働市場に流れ込み、一方、政府はもはや軍艦や戦車をつくることもなくなり、ヨーロッパはまだ荒れ果てたまま、何も買うことができない状態にあった。資金集めの困難さはひととおりではなかった。

一九二一年、今度はアイオワ大学からルイスに声がかかった。大学は一流大学を目指し、ルイスに計画を任せ、研究所をつくってもらおうと考えていた。その資金は州がまかなうことになっていた。フレクスナーはルイスにとってただの師ではなかったが、彼はフレクスナー宛ての手紙に、アイオワでの仕事は「安全ではあってもきついもので、感動も少なそうなんです。知っておいてほしいのですが、ありきたりの仕事でいい思いなどしたくないんです[5]」と書いている。しかも、フィップスでの「進行中の研究には大きな可能性があると信じています……。だから私はアイオワで安易で退屈な将来に甘んじることなく、何かを賭けるような仕事をやっていきたいと思っています。何か一言いっていただければ助かります」。

フレクスナーは誘いを受け入れるようルイスに忠告した。「アイオワでの医学研究に対する条件は、私が聞いてる限りでは至れり尽くせりではないか。フィラデルフィアとはずいぶん違って、文句なしの条件だし、いつまでも続けられそうだし……君が力いっぱい指導していけば、君が上に立つ組織は――いまもずいぶん大きいけれど――有名になり、どんどん拡大していったって州から文句は出ないはずだよ」[6]

フレクスナーはその仕事がルイスにどんなに似つかわしいか、この仕事に彼がいかにぴったりの能力、ずばぬけた才能を持っているかなどということは口にしなかった。だが、ある先輩には、ルイスは「医学の教育と研究にいかんなくその実力を発揮するのではなかろうか」と漏らしていた。ルイスはウエルチと同じような何かを持っており、「けたはずれの説得力を持っている」とも言っていた。ルイスは幅広い知識をもっていたし、その知識を思わず外部に披露してしまうこともあって、自分自身気がついていたかどうかはわからないが、ともかく人を感動させた。フレクスナーは、ルイスならきっと「斯《し》界《かい》の大家」になれると信じていた。

ルイスの決断

ペンシルベニア大学からも対案が出た。ルイスに新たな地位を与え、五年間保証つきで年収の昇給八〇〇〇ドルを与え、研究所自体にも二年間、資金を提供するというものだ。結局ルイスは踏みとどまり、フレクスナーもそれを祝福し、「これは、またしても君自身と大学の名誉になることだが、今度の職でさらに大学に対する君の責任も大きくなるだろう」[7]と述べた。

まさにそのとおりだった。むしろそのことでルイスは不安になった。新たに大きな研究所ができても、自分は研究スタッフからはずされてしまうかもしれないと思ったからこそ、アイオワでの職も断ってきたのだ。なのに今度は、同じことがペンシルベニアでも起こりかねなかった。大学経営陣と駆け引きをすることなど大嫌いだったし、普通の社会人として暮らしていきたかった。科学者というのは新しい種類の人間、つまり世界を創造するとともに、メインライン〔フィラデルフィアの高級住宅地〕に住んで華やかに活躍するファウストのような人間であったのだ。だが、ルイスは表に出るのが嫌いだったし、家庭での妻との仲もよくなかった。それはルイス自身の研究上の欲求不満のせいなのか、彼があまりかかわりたくないフィラデルフィアの社交界を妻が好んでいたからか、あるいはもっと単純に、妻が夫により多くのものを求めたためか、そのあたりはうかがう由もない。

うまく事が運んでいる研究プロジェクトが一つあり、ルイスはそのプロジェクトに参加し、ほかのことはいっさいかえりみようとしなかった。ルイスはアベリーの一点集中主義を羨んでいたばかりでなく、そういう機会をアベリーが得ていたこと自体にも憧れのようなものを覚えていた。ところが、これからは何もかもがルイス一人の肩にかかってきそうな感じだった。もうまさに破裂せんばかりの心境であった。

一九二二年にアイオワ大学がまたルイスに新たな地位を提案してきた。今度はそれを受け入れた。だが、フィップスをよりよい状態にしておかねばとの責任感から、後任としてワシントン大学からユージン・オーピーを招き入れた。オーピーのほうがどちらかといえばルイスより評判もよかった。

フレクスナーはルイスを尊重していたが、これまでいつも距離を感じていた。それでも二人の仲は次第に親密さを増していった。あるときフレクスナーは、「ちょっと君にやってもらいたいことがあるのだが[8]」という手紙を書いたことがある。その手紙の返事でルイスは、「私には「父親」のような方ですから[9]」と自分の気持ちを表した。オーピーがルイスの後釜としてフィップスへ赴任することに同意したのを知って、フレクスナーはルイスが単なる研究一筋の人間ではなく、ほかのことだってやればやれるんじゃないかと、ルイスを見直し、こう言葉をかけた。「オーピーのことには驚いた。彼はセントルイスで骨を埋めるつもりでいるとばかり思っていたんでね。あんないい男をフィップス研究所へいけるようにしてやったんだから、言うことなしではないか[10]」

実はルイスは、それどころではなかったのだ。不安でもあり不満でもあった。彼が本気で願っていたのは、研究以外のこととはすべて縁を切ることである。その点をあいまいにしたまま、ルイスは重大な局面に突っ込んでしまったのではないか。自分がやりたいのは研究室で研究に専念することだけなのだと、フレクスナーにも念を押した。そのせいか、ルイスはフィラデルフィアからも閉め出され、いまや、アイオワからも閉め出されざるを得ない状況に陥ってしまった。

一九二三年一月、ルイスはフレクスナーに次のような手紙を出した。「少なくともここしばらくの間、私は自分の関心のあることだけしかやらないことにします。……ここでの地位、フィラデルフィアでの将来の計画など、すべてを断念します。アイオワ大学のジェソップ総長に手紙を書き、計画を変更すること、いや放棄することも伝えましたあとは「事務とか地位」にわずらわされることなく、どこかで一年間研究できるチャンスが得られるよう懸命に努力してみるつもりです。来年は、普通の意味での地位を求めないこと。そのことだけははっきりさせておきます。私がいま一番やりたいことは……なんだか空っぽになってしまった自分の心のリハビリなのです」[11]

彼はすべてのことから手を引いた。地位、名望、金銭などから遠ざかり、なんの保証とてない荒野に踏み込み、四五歳にして妻と二人の子を抱え、裸一貫、自由の身になった。

新たなる出発

ルイスが一番幸せな人生を送り、一番優れた科学的業績をあげたのは、ロックフェラー研究所にいたときであった。研究所のあるフィラデルフィア近くのプリンストンに動物病理学部門をつくったのもそのときのことだ。初代ロックフェラー研究所の所長にならないかというウエルチの依頼を断った当のシオボルド・スミスが、ハーバードを辞め、ここの部長におさまった。スミスはルイスの最初の師であり、何年も前にルイスをフレクスナーに推薦したのもスミスだった。ルイスはスミスとともにプリンストンへ行けないかと可能性を探っていたが、スミスは、まずルイスの望みは「研究生活に戻ることで……しかもそういう売り込みをしようという思いが、彼の頭のなかにあったわけではないこと[12]」を念のため確かめた。ルイスは一も二もなくそれを認めた。

フレクスナーは当初アイオワでの仕事をルイスに勧めていたが、こう返事を出した。「君がすっかり慣れ親しんで、ベストが尽くせる研究所、いつまでも続けられて、確かな効果をもたらすことができるようなところに行けるのであれば、そりゃ私も嬉しい。でも、何年も積み重ねてきた研究をもぎとられ、管理職に就かされるなんて、こんな悲しい話はない[13]」。さらに、フレクスナーはルイスに、「スミスも君と一緒に仕事ができるようになったのをとても喜んでいた」と伝えた。

ルイスは給料をいっさい要求しなかった。一年間ただ自由に研究所に出入りしたいだけであった。だがフレクスナーが、フィップスでの給料のほか、研究器材、ファイリングキャビネット、飼育および実験用動物のケージ五四〇、助手三人の予算をつけてくれた。そのうえ、その一年は結果が出なくてもかまわないとルイスに告げ、二人で将来について語り合った。

ルイスはいま至福の境地にあった。「またもう一度スミス博士といっしょにやれるなんて、一九〇五年のことを思い出す――今度はより高く新しいレベルをめざしたい……懸命にやりたい……運よく幸せにも、両親は別にしても、相等しく、私に収入と教育と人生の道を与えてくださった二人のもとに元通りに戻ることができる。こんなふうに青春の日々を二度まで経験できる人間なんてまずいないだろう。いまはただひたすら二人の信頼に応え続けたいと思っている[14]」

プリンストン大学での日々

当時のプリンストンは農場と田園に囲まれ、静かで、牧歌的といっていい風景のなかにあった。ロックフェラーの施設もプリンストン大学のキャンパスからさほど離れていなかったが、大学はF・スコット・フィッツジェラルドが描写した「紳士のための最高学府」というイメージから知的センターに向けて変貌を遂げようとしているところだった。その姿が完全に実現するのは一〇年後のことで、フレクスナーの兄弟であるエイブラハムが高等研究所を創設し、アインシュタインを第一号所員に迎えたときからである。だが、舞台が牧歌的で、作物が育ち、さまざまな動物――モルモットやウサギに限らず、牛、豚、馬――が研究所のすぐそばで草をはんでいても、プリンストンのロックフェラー部門は意気盛んであった。スミスはいまも世界的水準の研究を続けており、そばにいるだけでルイスは活気あふれる気分になった。ロックフェラー研究所を辞めて以来、初めてわれわれに返ったような思いがした。だが、孤独でもあった。妻子はフィラデルフィアに残したままで、夜中でも研究室にこもり、ただ一人研究し、思索にふけっていたのだ。

しかし、およそ一年過ぎても、何もつくれなかった。フレクスナーと二人で自分の将来についてよく語り合った。ルイスは四五歳になっていた。次の去就が最後のチャンスとなりそうであった。その気になればペンシルベニア大学に戻れたろう。だが、戻らなかった。「もうしがらみや感情的なことにわずらわされたくないんです[15]」とフレクスナーに話していた。

アイオワ大学がまた声をかけてきて、さらなる昇給を提示してきた。しかし、ルイスはロックフェラーにとどまっていたかった。フィラデルフィアから抱え込んできた結核のプロジェクトがほとんど進んでいなかったが、それより重要なのはフレクスナーと同じように、自分がやる気を取り戻したことであった。たとえアイオワの給料のほうが高かろうと、「自分が就いていたい「ポジション」はここだけです」と、フレクスリーに伝えた。

ルイスがここにいることは、フレクスナーの計画にとっても、願ったり叶ったりであった。その事情をフレクスナーがこう明らかにした。「われわれの部は、ワンマンプレーでやるべきではないといつも思っていたからだ」。ニューヨークには突出した研究者が十数人いて、若手研究者グループを指導し、各グループがみな大きなテーマに取り組んでいた。プリンストンはその土地柄のせいもあって同じふうにはやれなかった。スミスを除けば、やる余地があまりなかった。ただ「君がきたので……二つ目のセンターができるとっかかりになるかもしれない」[16]と示唆した。

それにスミスはこの年六五歳になるところだった。フレクスナーとスミスはもとより、ウエルチでさえ、スミスが引退したらそのあとを継ぐようにルイスに進言した。フレクスナーはまたルイスに、暫定契約でもかまわないからもう一年ここにいないか、そうすれば目途もつくだろうと勧めた。

「いままでになく身分が安定している気がする」[17]とフレクスナーに言ったとおり、ルイスは実際わが家にいるような気がしていた。思えば事実これが最後のわが家になったのである。

ショープとの共同研究

部を新設するには若手の科学者――研究室での仕事ができるというだけでは不十分で、アイディアを生み出せるような人材――が必要であった。ルイスはアイオワにわたりをつけ、やれそうな若者にあたってみた。

農業を兼業している医者の息子でリチャード・ショープという若者がいて、アイオワ大学で医学の学位をとり、医学部で一年間薬理学を教えたり、イヌを使った動物実験をおこなったりしていた。大学ピカ一の陸上選手で、長身、けれん味のない男のなかの男――ルイスにまったくないといえるもの――だっただけに、研究室に閉じこもってばかりいるようなこともなく、ショープは銃を手に、野生とふれ合い、森やハンティングにも親しんでいた。化学の実験セットをいじくっては何か爆発でもさせてやろうかといつも考えている少年みたいに、どこかしらきかん気がいつも漂っていた。それに、ただ探究心があるだけでなく、独創性も感じられた。

後年、コールの後釜になってロックフェラー研究所病院長に就任、四つの学会の会長も務めたウイルス学者のトマス・リバーズはこう語っている。「ディック・ショープみたいに優秀な研究者を私は知らない。融通のきかない男だけど、何事にもへこたれない……。ディックが問題を手がけると、たちまち何か基本的なものを発見した。何をやろうとその点変わりがなかった[18]」。第二次世界大戦のとき、リバーズとショープは、戦闘部隊が占領した直後のグアムに上陸（沖縄では戦火をくぐったりもした）、兵士を脅かしていた熱帯病の調査に携わった。その際、ショープはシダのカビからウイルス性感染症をやわらげる物質を分離する作業に没頭し、晩年、全米科学アカデミーの会長に選ばれることにもなった。

それにしてもショープの手を借りてもなお、ルイスの研究はうまくいかなかった。別にルイスに知力が欠けていたからではなかった。ショープは、ウエルチ、フレクスナー、スミス、アベリーそのほか多くのノーベル賞受賞者を知っていたが、それでも彼らより、ルイスのほうが一枚上手だと思っていた。パスツール研究所で研究に携わり、ペンシルベニア大学でルイスを知ったノーベル賞受賞科学者アロンソンもそうであったが、ショープも、ルイスのような鋭い人物に出会ったのは初めてだと思っていた。

フィラデルフィアにいた頃、ルイスは結核について一応の結論に達していた。三個ないし四個の遺伝的要因が絡んで、モルモットの生まれつきの能力に抗体をつくる——つまり、感染に耐性を持つようになるのだと信じていた。ルイスはこれらの要因の性質をきちんと解明しようとした。これは、結核の問題をはるかに超え、免疫系の奥深いところまで理解することにつながる重大な問題であった[19]。

しかし、ルイスとショープはフィラデルフィアでの研究を繰り返したときに、互いに別の結果を得た。その違いを明らかにしようとして、二人は実験の各部分部分を精査し、さらに実験を繰り返した。それから、そのプロセスと実験をまた繰り返しおこなった。だが、またしても異なる結果が出た。そこからは結論が導き出せなかった。

外部の専門家が結果を再現できないことほど、科学の世界でみじめなことはない。いまルイス自身がフィラデルフィアで得た結果、自分が根拠にしてきた実験結果を再現できなかった。これではますます、依拠すべき根拠に立ち、それを広げていくこともできなくなってしまう。研究は壁にぶつかった。

ルイスはそれでもがんばろうと思った。ショープもまたがんばった。二人とも根性はあったが、しかし、進展は見られなかった。

引導を渡されたルイス

事の成り行きを見守っていたスミスとフレクスナーは、ルイスの研究の進め方に困惑を隠せなかった。ルイスは失敗したため、混乱に陥っているようにみえた。アベリーの場合は、問題を細分化して解決しようとしたため、一つ一つの失敗から何かを学ぶことができた。ルイスはそうでなく、ただやみくもに力みに力んで、実験をやりまくるばかり。特異な専門的知識を持った科学者をチームに加えたものの、新規のメンバーにきちんとした役割を決めておかなかったのも問題だった。アベリーは特別の能力を持つ者を引き入れ、それぞれ特別なテーマにあたらせたが、ルイスはそういう方法もとらず、誰かが問題を解決してくれるだろうと見て、ただ人材を投入さえすればいいと考えていた。ルイスはもう破れかぶれになっていた。破れかぶれになった人間は危険だし、恐ろしくもあり、まず尊敬を集めることなどなくなってしまう。実際ルイスは尊敬を得られなくなっていた。こんな状態のまま万事が進みそうな雰囲気であった。

ルイスはすでに、プリンストンでの三年目の終わりにさしかかっていた。スミスは彼に対する失望感をフレクスナーに以下のように伝えた。「ルイスは自分が得られそうにない訓練や設備を高望みし、技術的訓練を積んだ化学者たちで自分の身の周りを固めたいと要求している。これはカレル」――すでにノーベル賞を獲得していたニューヨークのロックフェラー研究所のアレクシス・カレル――「がおこなっているやり方だが、カレルには別の能力もあり、自分の組織のなかで結果を出している。結束の固いグループであれば、トップに立つ者からアイディアが得られるものなんだが[20]」

ところが、ルイスからは、実験から生まれる可能性にあふれた副産物を追求していくというような姿勢も見られなかった。失敗した原因について、例えば、モルモットの餌がプリンストンとフィラデルフィアでは同じものでなかったからだなどと説明するのである[21]。そんなことは重要でないとも言い切れなかったし、そのとおりだったかもしれない。餌と病気に何らかの関係があることはあらかじめわかっていたからだ。しかし、これはだいたい、壊血病やペラグラのような病気を招く極端な欠陥飼料の場合にのみ見られることとなのだ。ルイスは、もっとはるかに微妙で間接的な、感染症も含めた飼料と病気の関係を考えていたのである。けれど、その方向で研究を進めていたわけではなく、ルイスの研究は以前と同じ方向に、なんの結果も出せぬまま進み続けた。学術部長会議でも「来年も方向を変えずに研究を進めるつもりだ[22]」と報告した。

フレクスナーは本当は別の話を聞きたかったのだが、ルイスは脚光を浴びていた。悪い意味で注目すべき人物になっていた。これはルイスの失敗のせいではない。彼の態度がそうさせたのだ――のんべんだらり、機転がきかず、どこかに知識を与えるわけでもない。ルイスにはわかっていたが、いやよくわかっていなかったのかもしれないが、フレクスナーはすでに判断を下していた。スミスが退職したとき、ルイスはその後任になれなかった。

フレクスナーはそのあとルイスに冷淡な手紙を書いている。下書きの段階では、フレクスナーの文面は残酷でさえあった。「当研究所と貴君、また貴君と当研究所の間には、本年の勤務終了後、なんの関係も義務もなくなります。……アイオワのポストは空いたままで貴君の就任が強く望まれており、アイオワ大学が貴君を得ようと格別の努力をしている以上、私は学術部長会議が貴君をどう遇しようと考えているかをはっきり知らせておくべきだと思います。……貴君はまず見込みがないと言われているのです[23]」

だが結局、フレクスナーはこの手紙を出さなかった。自分にとってもあまりにもつらすぎる内容だったからだ。そのかわり学部長会議が「動物病理部長に人間味あふれる病理学者」――つまりルイスのこと――「を任命することに強く反対した」[24]ことを教え、したがって、スミスの後任にはなれないだろうと告げるにとどめた。しかも、部長会議は同時に、正教授に相当する「正職員」にルイスを昇格させないことにしたとも伝えた。ルイスは助教授のままだった。六カ月後、一九二六年半ばに任期が切れた。部長会議は一九二九年まで三年間の任期を与えた。やはりルイスは、アイオワからの招きに応じるべきだったのだ。

最後の忠告

ゲーテは『ファウスト』にこう書いている。

われは遊びにふけるには老いすぎ
欲望にわずらわされずに生きるには若すぎる

ルイスもまた、遊びにふけるには老いすぎ、欲望にわずらわされずというには若すぎた。フレクスナーの手紙を読み、立ち上がれそうにないほど打撃を受けたに違いなかった。スミスの後任になれるものと思っていたし、研究所の正職員にも選ばれると信じていたからだ。研究室で認められようとしたが、支持はなく、冷たい反発に直面するばかりだった。ルイスが一番敬愛してやまない二人の人物、研究面での父――うち一人は父同然だった――ともいえる二人に、ルイスには欠陥があり、自分たちと同じ仲間、つまり正職員にはしがたいと判断されてしまったのである。

すでにルイスの家族もプリンストンへ引っ越してきていた。だが結婚生活もかんばしい状態ではなくなっていた。たぶん問題はもっぱらルイスのほう、出世に失敗したということより愛情の面でうまくいかなくなっていたという点にあった。

ルイスはまたしてもアイオワ行きを断った。そしていつものように賭けに出た。今回もまた、フレクスナーとスミスにいいところを見せるという賭けに出たのだ。

それから一年半、ルイスもはじめは熱心に働いたが、やがて個人的な事情でやる気を失った。一四歳の息子ホバートが情緒不安定となり、転校生だったせいもあろうが、学校のことで問題を起こした。さらに、ルイス自身も自動車事故を起こし、これで落ち込んでしまった。

ほとんどなんの成果も上げられなかった。またもルイスが犯した失敗は、約一〇年前にアベリーがぶつかったものとは違っていた。アベリーは免疫系の最も根本的な問題、煎じつめれば遺伝学に挑戦していて、実験に失敗するたび、多くとはいえないまでも何かを学んでいた。そうやって学んだことには、実験を微調整する以上の価値があったし、失敗から学んだことには知識の全分野に応用できる波及効果もあった。だから、アベリーの実験には失敗がなかったと言う人もいるぐらいだった。

ルイスはただ失敗するばかりだった。彼は研究室で何時間も何時間も過ごし、そこはいつも好きな場所、休息と平安のときを過ごす場所であった。いまやそこは平安な場所ではなくなり、そのすべてが忌避されるようになった。夫婦の間もそうなってきた。ルイスと妻のつながりはほとんど絶えてしまう。だがルイスはほかにやること、園芸とか大工仕事とか、いままで見向きもしなかったものを見つけた。おそらく逃げることによって頭がすっきりし、データの霧が晴れて、見通しがきくようになればいいと思ったのであろう。しかし、気持ちが研究に戻ることはなさそうに見えた。

一九二七年八月、ルイスはフレクスナーにこう告白した。「あまり生産的ではなかったという気がするし、きつい仕事をいっぱいやった割に実のある成果は少なかったような気がします。しかし、いままで延々とやってきた仕事よりも早く進めたいと思って手がけた仕事が、すべてあてはずれだったり、ほかの大きなテーマに変わってしまったりしました[25]」

さらにルイスは、もっと衝撃的なことまで口にし、もう研究室へいこうともしなくなった。「手に入れた古ぼけた家と庭で、ほとんどの時間をつぶしています」

フレクスナーは彼にしてはやさしく返事をした。ルイスは契約を三年延長してもらったが、それからもう一年以上たっていた。フレクスナーはルイスにクギを刺した。君は結核の研究を、「四年がかりの大型テーマとして進行中だが、これから何年かけても結果は不透明なままだし、その副産物も、最もいい結果をあげたものでも、たいしたものでなかった。そんな不毛のテーマに固執するのはいかがなものか。あるテーマをいつやめるのか、いつ始めるのか、それかきちっと判断できる感性を持っているかどうかは、研究者に必要な要件の一つだ。もっとほかの重要な課題に取り組めば、時間がもっとより有効に使えるのではないか[26]」。

ルイスはそれでも忠告を受け入れなかった。

ブタによる研究のはじまり

一九一八年九月三〇日、連邦政府畜産局の獣医、J・S・コーエンは、シダーラピッズ〔アイオワ州東部の都市〕の全国豚飼育展示会に出席していた。病気の豚が多く、瀕死の豚もいた。それから数週間かけてコーエンは病気蔓延の状況と、死んだ数千頭の豚を追跡し、インフルエンザ——人間を殺したものと同じ病気にかかっているという結論を下した。農民はこの診断を非難したが、それは金がかかるからであった。しかし数カ月後、コーエンは自分の下した結論を『獣医学雑誌』に発表した。「昨年の秋と冬に、われわれは新しい病気でないかもしれないが、新しい症状に出くわした。医師が人間に同じ診断をして支持されたように、私が豚にこうした診断を下したことも支持されると思った。人間の流行病と豚の流行病はきわめてよく似ているし、しばしば報告されているように、家族が発症するとすぐ豚も発症する、あるいはその逆も見られた。両者の症状に密接な関係はないとしても、きわめて顕著な符合が示されていた[27]」

この病気は、特に中西部の豚を襲ってやまなかった。一九二二年と二三年、畜産局の獣医は、呼吸器の粘膜経由で豚から豚へこの病気を伝染させてみた。粘膜で濾過し、濾液で病気を伝染させようと試みたのだが、これは失敗に終わった[28]。

ショープは、アイオワからの帰途、豚のインフルエンザを観察し、さっそくその研究に取りかかった。ルイスの助けを借り、インフルエンザ桿菌と事実上同じ細菌を分離し、それをブタインフルエンザ桿菌と名づけた。ショープも獣医師がおこなった実験と同じ実験をやってみて、さらに歩を先へ進めた。この研究は非常におもしろい研究になる可能性があるという予感がした。

通じなかった説得

ルイス自身の研究はいまだ失敗続きだった。フレクスナーとスミスはそのことに対する評価を口外しなかった。ショープも含め、外部から見るかぎり、二人はルイスを最高に評価していた。一九二八年六月、アイオワ大学は四度目の、また別の破格の条件を提示してきた。だがルイスは、プリンストンに「やむにやまれぬ」未練があると答えるのみだった。

フレクスナーはこれを聞き、スミスを訪ね、「ルイスの将来に関する問題[29]」について話し合った。二人にはルイスが理解できなくなっていた。ルイスは五年間、なんの研究発表もしてなかった。彼らがルイスを最高に評価してきたことは確かだったが、その研究技術に対してはもはやそうではなかった。それでも、ルイスには本物の才能、広くて深い視野、ずばぬけたアピールと霊感があると、フレクスナーはまだ信じていた。また、医学の教育と研究という面では、指導者になりうる人物だとまだ信じていた。この分野でルイスはまだまだ大家であり得た。[30]

ルイスには少なくともウエルチとの共通点が、それも少なからずあると思われていた。しかしまた結局はおそらくウエルチと同じ欠点があり、創造力と大きな研究をするための組織力に欠けていた。

フレクスナーとスミスが話し合ってから二日後、フレクスナーはルイスとも席をともにした。フレクスナーは憮然としていたが、しかしこれが「精一杯の親切心の表れなのだ[31]」と言ってルイスに因果を含めた。ルイスが研究所の正職員になることなどもはやはかない夢でしかなかった。ルイスの研究は過去五年間「不毛」だった。次の年にでも実を稔らせ、意味のある成果を出さなければ一時的なポストを与えることすらおぼつかなくなるだろう。ルイスも五〇の坂に近づいていた。フレクスナーはこう言った。「もっと豊かなアイディアを出せる分野に転換できる可能性も乏しい」、「精力的に果敢に」やっていないとも言った。ルイスは闘って、いなかったのである。フレクスナーは深い苦渋の思いを込めて、「本来、君は研究者に向いてない」[32]とまで言った。

そしてフレクスナーは、アイオワで職を得るようにと、それこそ命令せんばかりの口調で、ルイスを促した。年俸一万ドル――中くらいの医者の収入の倍以上[33]――のほか、一部門を自由に任せるという破格の条件を提示されてもいたからだ。それに、まだルイスには立派な才能があると思うと、フレクスナーは太鼓判を押した。立派な才能。アイオワでなら大きな貢献、重要で意味のある貢献ができる。主役となり、尊敬を集め、ここにいるよりははるかに幸せになるだろう。

ルイスは静かに聞き入っていたが、ほとんど口を開かなかった。抗議したり反論したりすることもなかった。あくまで受け身の姿勢だったが、意思は固かった。冷たくうかがい知れないものが心の内部にあるようで、アイオワに関してはもうケリがついていると言いたげだった。いくら提案したところで拒否するだけだろう。ルイスはやはり研究室だけしか興味がなく、翌年も再任が認められるだろうと希望をつないでいた。

話し終えても、フレクスナーの思いは満たされなかった。それどころか腹立たしくさえあった。「懸命に説得してみたが、無駄だった」と、スミスに手紙を書くしかなかった。「私の考えでは、ルイスへの責務はもう果たしたし、よほどの変化でも起きない限り、来春には決断するのがわれわれの義務だと思う。もう本当に失望した。……彼が背負い込むことになるリスクについても十分説明したし、彼がリスクを理解し、受け入れているという点についても、私にはなんの疑いも残らなかった[34]」

野口英世と黄熱病

フレクスナーがルイスと情け容赦のない話を交わしたその数カ月前、野口英世が黄熱病研究のためガーナに渡った。野口はまるでフレクスナーの飼っているペットみたいな感じだった。二人は約三〇年前、フレクスナーがまだペンシルベニア大学にいた頃、東京で講演をおこなったときに初めて出会った。その後野口は、招かれてもないのにフィラデルフィアまで追いかけてきて、彼のドアを叩き、一緒に研究したいのでやってきたと告げた。フレクスナーは野口のポストを見つけ、ロックフェラー研究所へ連れていった。ここで野口は国際的な評判を得ることになるのだが、その研究には異論もあった。

野口はまずフレクスナーと共同で、まともな科学研究、例えばコブラの毒に含まれる神経毒の同定――およびその命名――に携わった。また、自分一人でポリオや狂犬病のウイルスの増殖能力の研究をはじめ、さらに重要な業績もあげた（ただし、自分でウイルスを増殖させる技術は持っていなかった）。リバーズもロックフェラーにいて、ウイルスが生きている細胞に寄生することを初めて発見したのだが、野口の言うことには疑問を抱いていた。それに対し野口は、長年研究をしてきたものには避けられない傷痕があるものなのだと答えた。その後、リバーズは自分の研究に重大かつ一方的なミスがあることがわかり、論文を引っ込めようと思っていることを野口に告白した。すると野口は、そんなことをする必要はない、間違いであるのがわかるのは一五年も先のことだろうからと言った。リバーズは仰天し、のちに「野口は誠実ではなかった」[35]と述べている。

しかし、野口がリバーズに一番言いたかったのは、黄熱病の病原体を分離したことだった。野口によれば、それはスピロヘータ、螺旋形《らせんけい》の細菌だった。ウォルター・リードが何年も前に、濾過性ウイルスがこの病気の原因だと証明したと思われていた。だいぶ前にリードは亡くなっていたが、ところが、ほかの人間が野口の発見に攻撃を加えてきた。その攻撃に応えるため、まず野口はフレクスナーに手紙を出した。「きわめて不当な反論でした。……ハバナの人たちがはたして科学論争を本当にやる気があるのか疑問を感じているところです」[36]

野口には勇気があった。それなら自分で確かめようとガーナに向かった。

一九二八年五月、野口はその地で黄熱病にかかり死亡した。

野口の死は、フレクスナーとルイスが話し合う一カ月前のことだった。その死はまた国際的な注目を浴び、世界中の新聞のトップを飾り、ニューヨークの新聞はこぞってまばゆいばかりの賛辞を惜しまなかった。野口にとってみれば、とてつもなく盛大な葬儀、研究の中身をめぐる疑問を吹き飛ばすような輝かしい栄光となった。

ロックフェラー研究所はその死ですっかり浮き足だってしまった。研究に対する異論はあったとはいえ、野口はいつも快活で、熱心で、よく人に尽くし、誰からも好かれていたからだ。フレクスナーとルイスの受けた打撃は特に大きかった。野口はまさにフレクスナーの息子同然だったし、ルイスは、はじめの頃のニューヨークでの幸多き日々以来、野口のことを深く理解していた。

野口の死によって、彼が実際に黄熱病の病原体を分離したのかどうかという疑問はそのまま残ってしまった。研究所はこの疑問に応えたいと願った。

ショープがそれを買って出た。若かったし、不死身だと思っていた。行動に出たかったし、黄熱病の研究もしたかった。

フレクスナーは彼を行かせようとはしなかった。まだ二八歳で、妻と幼児がすでにいて、あまりにも危険だと思ったからである。

それにかわってルイスが名乗り出た。科学上の問題が残されているというのが名乗り出た主な理由であった。もっとふさわしい研究者がほかにいなかったのだろうか。もちろん細菌の実験にかけては、ルイスは文句なしのエキスパートだった。ポリオがウイルスによる病気であると証明したことは、さらに重要な業績だった。野口はともかくとして、彼にはウイルスが黄熱病の原因のように見えた。それに重大な問題だったとはいえ、最初から目標は見えていた。これならルイスでも答えが出せるだろうと、フレクスナーはなおも信じていた。範囲が狭く、焦点の定まった問題だったからである。

ところが、ルイスの妻ルイズが反対した。研究室での研究があるといって、妻と二人の子どもはルイスからすっかり引き離されていたうえ、またしてもアイオワのポストを拒否したことにルイズは憤激していた。しかし、今度……今度ばかりはほかの事情があった。

ルイスは結局、妻の言うことに耳を傾けなかった。二人はすでに結婚生活らしい生活をしていなかった。ルイスはこれが解決できれば何もかもうまくいくと思っていた。もし成功すれば、自分は元どおりフレクスナーのめがねにかなうことになるだろう。五年前、フィップス研究所を辞め、同時になんのあてもないまま、アイオワからの誘いも断った。それもこれもただ自分の好きな道、研究の道に立ち返るためであった。もう一度賭けに出ようとしたのもそのためで、ルイスはこれまでになく、もうあとがないという思いに駆られていた。

しかし、彼はガーナでなくブラジルに行くことになった。特に猛烈な黄熱病がブラジルで発生していたからだ。

ルイスの死

一九二八年一一月も終わりに近い頃、フレクスナーはプリンストンまできて、ルイスを見送った。フレクスナーの気持ちはもう変わっていて、彼と将来についてあらためて語り合う気になっていた。また、「ショープのアイオワでの研究ぶりを知りたい」[37]とも思っていた。ショープは、けたはずれに激しいインフルエンザのエピズーティック――動物でのエピデミック――の例を豚を通して見ていた。その地域の頭数全体に占める総死亡率は四パーセントに達していた。畜群によっては、一〇パーセントを超えることもあり[38]、この事実は一〇年前の人間のインフルエンザ流行を連想させる部分も少なくなかった。

一カ月後、ルイスはブラジルへと旅立った。一九二九年一月一二日、ゴーガスのために軍の科学的研究を立ち上げるのに力を尽くし、当時はロックフェラーの援助を受けた国際保健組織で働いていたフレデリック・ラッセルという陸軍大佐が、ルイスが無事着任したとの電報を受けとった。研究所はその知らせをそのまま彼の妻にも流した。だが、ルイスの妻は彼が出かけたことに怒って、ロックフェラー研究所と絶縁し、自分とルイスがともに育った地、ミルウォーキーに戻っていた。それでも毎週、ラッセルはルイスから送られてくる近況報告を、妻にも送っていた。

ルイスはベレンに研究所を設置した。ベレンはパラ川のほとりにあり、海から一一五キロ上流の、アマゾン流域に入るときの主要な港町である。ヨーロッパ人がここに住み着くようになったのは一六一五年からのことで、一九世紀、ゴムブームが起こったときには町はヨーロッパ人であふれかえり、先住民のインディオは木を刳《く》りぬいたカヌーに乗って右往左往しながら内陸部へと散っていった。そこは蒸し暑く、熱帯性気候の地で、世界でも一番多く雨が降るところであった。

二月一日、ルイスはフレクスナーに手紙を書いた。「火曜日に到着し、すぐ仕事に取りかかりました。……仕事場を建て、資材が届くのを待ち、追加検査をする準備をしているところ……来週のはじめには仕事を始めたいものです[39]」

精力的で自信にあふれた往年のルイスを取り戻したような内容であった。それからも毎週、ラッセルは電報で次の二語を受け取った。「ルイス、元気[40]」。二月、三月、四月、五月と続けて受け取ったが、元気であるというばかりで、ルイスは研究のことについては何も知らせてこなかった。研究がうまくいっているとは一言もいってこなかった。

その後、六月二九日のこと、ラッセルは、使いの者が手渡しで届けてきたメモを、フレクスナーに送った。そこにはこう書かれていた。

「ポール・ルイス博士のことで、今日リオデジャネイロからきた知らせなのですが、あなたにも届けてほしいということでした。「ルイスは六月二五日に発症し、医師はそれを黄熱病だと言っている。六月二八日の容態、体温三九・九度、脈搏八〇……」。研究所はこのメッセージをシオボルド・スミス博士と、ミルウォーキーのルイス夫人にもお送りします」[41]

ラッセルがフレクスナーにこの文書を送った頃、ルイスはすでに悶え苦しんでいた。猛烈な勢いで吐いたが、重症患者に見られるほとんど真っ黒といっていい嘔吐物であった。ウイルスに胃粘膜を侵され、出血し、吐瀉物が黒みを帯びていたほか、骨髄を侵され、激痛に見舞われていた。うわごとを言っているとき以外は、激しく焼けつくような頭痛で、身を休めることさえできなくなり、ときに発作に襲われていた。同僚が彼を氷詰めにし、水分で体を癒やそうとしたものの、それ以外打つ手はほとんどなかった。

翌日、また電報が届いた。「ルイス危篤、土曜日に無尿症を併発」[42]腎臓が衰え、尿が出なくなり、体の排泄する毒素がすべて体内に蓄積されていった。その日遅く、ラッセルは二本目の電報を受け取った。「ルイスは発病四日目。腎臓に著明な合併症」[43]。黄疸《おうだん》にかかり、病名の由来どおり体は典型的な黄色を呈していた。新たな症状が相次ぎ、次第に弱っていったに違いない。

一九二九年六月三〇日、日曜日。終日ルイスは苦しみ続け、うわごとを言い、身悶えしながらやがて昏睡状態に陥った。それがせめてもの救いだった。発病して五日目のことで、六日目までもちそうになかった。

真夜中になる少し前、ポール・A・ルイス博士はついに安息を見出した。

無署名の電報でラッセルに報告が届いた。「典型的な黄熱病。おそらく研究室での感染。遺体についての指示を打電されよ」[44]

ショープはプリンストンのキャンパスのはずれ、メイプル通りを歩いていた。[45] ミルウォーキーから戻ってきたルイスの妻と、プリンストンに残って大学生活を送っていた息子のホバートにルイスの死を知らせるためだった。

ルイス未亡人は簡潔で明確な指示を出した。すぐミルウォーキーに帰るので、遺体はそこに、ルイスを弔《とむら》ってくれる人がいるところへ送ってほしい。ニューヨークやプリンストンのロックフェラー研究所で追悼式はしてほしくないと念を押した。

実際、何もおこなわれなかった。

何事もなかったように

ショープは遺体と一緒にウィスコンシン州へ向かった。ロックフェラー研究所の事務長がショープにこう尋ねた。「向こうへ着いたら、ルイス博士の弔いに花を注文してもらえないだろうか」[46]

すぐに「ロックフェラー研究所学術部長会議」のカードを添えた花が届けられた。

ルイスの娘のジャネットが「親愛なるみなさま」[47] という書き出しの礼状を書き送った。母のほうは、研究所とかかわりを持つ気になれず、礼状などもってのほかという気分であった。研究所は一九三〇年六月末までのルイスの給料を妻に送り、息子ホバートの大学の学費も支払った（祖父、および女性としてシカゴのラッシュ医科大学を初めて卒業した叔母のマリアン同様、息子も医師になった。ただし研究者でなく臨床医であった）。

フレクスナーは、ロックフェラー研究所学術部長会議――ルイスがフィップスで自分の後継者に指名したユージン・オーピーもはいっていた――に報告を出したが、そこにはある研究者が退任したため、「ちょっとしたテーマの研究に手がつけられなくなって、まことに残念だ[48]」と書いてあった。

もともとこれは、ルイスがフレクスナーに持ちかけた研究だった。フレクスナーはそれを「ポリオの焼き直しだな[49]」と言ったが、ルイスはすでに濾過性ウイルスがその原因であることを証明していた。

その後もフレクスナーは研究所の問題に一つ一つ取り組んでいった。「急を要するのは未完のままになっている野口博士のやっていた研究だな[50]」と指摘した。そのとき彼はポール・A・ルイスのことには何もふれなかった。ルイス博士の名をまったく口にもしなかったのである。

のちにフレクスナーは、ルイスの解剖報告を受けとり、さらにニューヨークの研究所の研究者がルイスのウイルス――いわゆる「P・A・L」――をサルに伝染させることに成功し、引き続き実験をおこなっているとの知らせを受けた。それに応え、フレクスナーは次のような返事を出した。「黄熱病ウイルスのリバズ〔不詳〕とP・A・Lの系統比較のレポート、どうもありがとう。ご都合がつき次第、このレポートのことで話し合いたい。動物舎に白いペンキを塗るとかいった、そういう改善をするのがよいのではないかとコール博士は考えているようだが、そのことについてはお聞きおよびですか[51]」

最後の犠牲者

ルイスは一生を通して恐ろしい病原体の研究をし続けていたが、自らが感染したことは一度もなかった。また、野口が死んでからは、誰もが黄熱病の研究には細心の注意を払うようになっていた。

ブラジルで研究していた五カ月の間に、ルイスは研究の詳細についてなんの報告もせず、研究室のメモにもほとんどなんの情報も書き記してなかった。研究室で起こった不慮の事故で死亡したのは確かだが、もしかしたら黄熱病にかかろうとしたのかもしれなかった。

ルイスはよく煙草を喫《す》っていたが、煙草がウイルスに汚染され、その煙草を喫《す》ったのではないかという噂のあることを、ショープはのちにその息子に話した。ウイルスが唇の切り傷から血管に入った。デービッド・ルイス・アロンソンは、ルイスのフィラデルフィア時代の親友であった父も、ルイスの死を煙草のせいにしていたことを思い出した。[52]

三年前、ルイスとはまったく関係のないことだが、シンクレア・ルイスが、ロックフェラー研究所の若手研究者をノンフィクション仕立てで描いたベストセラー小説『ドクター・アロースミス』で、ピュリッツァー賞を獲得した。医学関係者、特にロックフェラー研究所の関係者は誰もがこの小説のことを知っていた。小説の主人公の妻は致死性の高い病原体で汚染された煙草を喫って死ぬ。

フレクスナーは『サイエンス』誌にルイスに関する追悼記事を執筆し、ルイスが「結核の研究において遺伝因子についてシューアル・ライトと共同でおこなった観察」[53]について触れた。ルイスとライトのこの共同研究はフィラデルフィア時代になされたもので、ルイスが研究所に戻ってきてからの五年間におこなった研究は何ひとつ取り上げなかった。

一方、ショープはアイオワに戻り、ブタインフルエンザの探索をさらに深め、ブタに見られるまた別の流行病を観察していた。

ショープの研究

一九三一年、ルイスの死後二年たってから、ショープは『実験医学雑誌』の同じ号に論文を三編、同時に発表した。そのほかにも好論文が並んでいた。この号には、アベリーの変形原則の発見につながる肺炎球菌の論文の一つと、才気換発のウイルス学者トマス・リバーズの論文、それにノーベル賞を得たばかりのランドシュタイナーの論文も掲載されていた。三人ともロックフェラー研究所の研究者である。

ショープの論文はすべてインフルエンザを取り上げたものだった。ある論文では、ルイスの名前が筆頭に挙げられていた。ショープは少なくともブタでインフルエンザの原因を明らかにしていた。その原因はウイルスであった。そして、ショープがブタで見つけたウイルスは一九一八年のウイルス、世界中を殺害現場に変えたあのウイルスからじかに下りてきたものだった。ヒトがブタにウイルスを移したのか、ブタがヒトに移したのか、それはまだはっきりわかっていなかったが、前者のほうがその可能性が高そうであった。

ただ、このときにはもうウイルスも弱い形のものに変わっていたか、あるいはブタの免疫系がウイルスに順応してしまっていたのかのどちらかだった。というのもウイルスだけでは弱い病気を発症するだけと思えたからである。ショープは、インフルエンザ桿菌が二次的な侵入者であれば、致死性が高まることがあることを証明した。[54] のちにショープは、一九一八年の世界的大流行で死を免れた人からの抗体が得られれば、ブタを、このブタインフルエンザから守れることも明らかにした。

ショープの研究はいずれも重大で非常に刺激的なものだった。論文が発表された途端、C・H・アンドルーズというイギリスの研究者が連絡をとってきた。アンドルーズは仲間数人とともに、インフルエンザの研究に全力を傾けていたのだが、ショープの論文を読んでじっとしていられなくなったのだ。アンドルーズとショープはたちまち親友になった。ショープは自分が六歳のときから休暇を過ごしてきたミネソタ州ウーマンレイクにアンドルーズを呼び、いっしょに狩猟や釣りを楽しむまでになった。[55]

一九三三年、イングランドでヒトのインフルエンザの小規模発生があったとき、アンドルーズ、パトリック・レイドロー、ウィルソン・スミスの三人は、だいたいショープがとってきた方法と同じ方法を使って、まず人の新鮮な素材を濾過し、イタチにインフルエンザを感染させることによって、人間の病原体を発見したのだった。それは濾過装置を通る微生物、つまりウイルスで、ショープが見つけたブタインフルエンザと同じようなものであった。

もしもルイスが生きていたら、ショープの論文の共著者になっていただろうし、きっとその論文に厚みと経験の重みを付け加えたことであろう。将来性の大きいウイルス学の論文をもう一本生み出していたかもしれない。そうなればルイスの評判はさらに揺るぎないものになったのではなかろうか。

実際ショープの論文はまだ完璧とは言えなかった。その後インフルエンザや、ほかの領域の研究でも業績をあげたとはいえ、インフルエンザの問題も含め、ショープのアイディアには間違いもあった。もしルイスがその力を存分に発揮し、さらなる労苦をいとわなかったら、こうした失敗も防ぐことができただろう。しかしそれは後の祭りでしかない。

ショープはやがてロックフェラー研究所の所員になった。ルイスも正職員になれたろうし、奥の聖域まで招かれて、ほしいものは何でも手に入れることができるようになったかもしれない。そして科学する者の世界に身を置き続けたに違いない。きわめて個人的な事情もあったが、ルイスはある意味で、一九一八年の世界的大流行の最後の犠牲者と見ることもできるのではないだろうか。

新版あとがき

本書を上梓してからさまざまな出来事があった。一九九七年初頭、本書の執筆に取りかかったときは、一九一八年の出来事を物語風に描きつつ、インフルエンザを含める必要すらない問題をいくつか掘り下げていこうと考えていた。まず、自然が人間同士の戦争につけこみ、人間に戦争をしかけてきたという途方もない難題に、アメリカ社会がどう対応したかを知りたかった。政治家であれ、科学者であれ、この問題に少なくともなんらかの力をもつ個人の対応、そしてその決定が社会に与えた影響を探ってみたかった。さらに、そこからどのような教訓が得られるかも知りたかった。

多くの死者をもたらしかねない新たなパンデミックの脅威が続いている今日、こうした点はますます重要性を帯びている。一九五九年から一九九七年にかけて、鳥由来のウイルスに感染したと記録された人はたったの二人で、いずれも死を免れた。ところが一九九七年に発生した鳥インフルエンザ（H5N1）では、香港で一八人が感染し、うち六人が死亡した。このウイルスを根絶すべく、何百万羽もの家禽が殺処分されたが、ウイルスは報復するかのように、二〇〇三年に再び出現した。それ以降、鳥インフルエンザのH5N1型および近年のH7N9型ウイルスは今までにない感染率でヒトに感染している。二〇〇三年から二〇一七年の間に二三四二人が感染し、一〇五三人が死亡、致死率は四四・九パーセントだ[1]（数値は本原稿執筆時のもの）。致死率が高いのは、いずれのウイルスも肺の奥の細胞にしか吸着せず、発症時には事実上のウイルス性肺炎となるからである。死者はアゼルバイジャン、エジプト、中国と、遠く離れたばらばらの場所で報告されている。

感染者のほとんどが鳥と直接に接触している（家族内での感染は非常に少ない）が、ウイルスはヒトに感染するたびに、季節性インフルエンザと同じように上気道の細胞に吸着する能力を得る可能性がある。この能力を得ると、人から人へと容易に移る。そうなった場合、最初の症状はウイルス性肺炎ではなく、通常のインフルエンザと変わらない者が大半を占め、致死率は下がると思われるが、パンデミックが生じる危険がある。

一九一八年にヒトに感染したのは、まさにそういうウイルスだった。八分節のうち七分節が鳥由来であること、おそらくは他のウイルスと遺伝子が混ざり（遺伝子再集合という）、ヒトのヘマグルチニン遺伝子を獲得したあとに種を飛び越え、ヒトに感染したことが、本書の初版が刊行されたあとにわかったのだ[2]（だからといって、問題の解決にはなっていないのだが）。ヘマグルチニン遺伝子があれば、ウイルスはヒトの細胞に吸着し感染することができる。しかも、残りの一分節までもが鳥由来であることが近年判明した。遺伝子再集合は鳥由来のウイルスが、ヘマグルチニン遺伝子をもつ他のインフルエンザウイルスに感染している哺乳類――ヒト、ウマ、ブタなど――に同時に感染したときに起こる。

一九一八年の世界人口は一八億人で、パンデミックによる死者はおそらく五〇〇〇万人から一億人だったと考えられている。現代の信頼できる推定最低値は三五〇〇万人である。人口七六億人の今日に換算すると、およそ一億五〇〇〇万人から四億二五〇〇〇万人が死亡したことになる。

一九一八年のようなパンデミックが今日生じた場合、死者数は現代医療のおかげで半数以下に抑えられる可能性がある。抗生物質のおかげで細菌への二次感染による死が防げるというのがその主な理由なのだが、あくまでも十分な抗生物質が供給されることという条件つきの仮定だ。しかし、それでも何千人もの人々が亡くなるだろう。しかも、インフルエンザによる深刻なパンデミックは津波のように押し寄せ、集中治療室を水浸しにする。医師や看護師までもが病に倒れ、医療システムは崩壊しかねない。病院は他の産業と同じく、コスト削減により効率化を図ってきた。ということは、余剰能力が実質ゼロに等しい。米国では、国民一人当たりの病床数は二、三〇年前よりはるかに少なくなっている。実際、インフルエンザの季節になると、人工呼吸器の使用率は一〇〇パーセント近くになる。パンデミックの場合、機械的呼吸器を必要とする患者のほとんどが手に入れられなくなる（インフルエンザが医療に与える重圧については、私自身、本書の宣伝ツアーをしていたときに目の当たりにした。カンザス・シティにいたとき、普通の季節性インフルエンザが猛威をふるい、八つの病院が救急外来の閉鎖を余儀なくされたのだ。パンデミックとなれば、これは重圧のごくごくわずかな一部に過ぎなくなる）。問題はまだある。二次感染を起こす細菌が抗生物質に耐性をもっていたら、そして皮下注射器や点滴用バッグなど些細と思われる用品が不足したら（本稿執筆時点で、点滴用バッグは深刻な不足となっている）、一九一八年以降の医学の進歩の多くは役に立たなくなってしまうだろう。

病気は経済にも大きな波紋を投げかけ、悲惨な結果をもたらすだろう。航空管制官からトラック運転手まで病欠となり、生産ラインの一部停止によりジャストインタイム在庫管理は破綻し、サプライチェーンは崩壊するだろう。学校やデイケア施設は何週間も閉鎖となるかもしれず、通信手段はトラフィック過多となり、在宅勤務の足を引っ張ることになりかねない。

H5N1ウイルスの出現により、大企業や政府はこうしたシナリオに関心をもった。

産業界ではサプライチェーンや業務継続計画に取り組み始めた。先進諸国の政府はパンデミック対策に資金を投じるようになった。これには基礎研究、ワクチン生産、一部の薬剤の備蓄も含まれる。さらに、ワクチンを製造し配布するには最短でも何カ月もかかるうえ、抗ウイルス薬はどれも有効性に難があるため、政府は医薬品を使わない介入(non-pharmaceutical intervention: ＮＰＩ)によってパンデミックの影響を緩和する工夫を公衆衛生当局者に求めた。こうした取り組みのほとんどは一九一八年のパンデミックの分析に基づいているため、歴史、実験科学、公衆衛生、国際関係、数学モデリング、政治学の経歴をもつ人々をまとめる取り組みに私も参加するよう声をかけられ、数年前から関わっている。全米科学アカデミー、国家安全保障関連組織、他州や連邦政府関連組織、シンクタンク、ブッシュ政権およびオバマ政権の当局者などを通じ、さまざまな人々と連携している。

ハリケーンではカテゴリー5への備えが計画された。だが二〇〇九年、熱帯低気圧とも言えないような豚インフルエンザ(Ｈ１Ｎ１)に足をすくわれることになった。史上最も軽微なこのパンデミックから、ＮＰＩ政策の見直しも含め、新たな教訓が得られた。

二〇〇九年のパンデミックの死者は、世界全体で「わずか」一五万人から五七万五〇〇〇人だったと推定される。米国での死者はおそらく一万二〇〇〇人程度だった(ただし、損失生存年数全体で見ると、ただの死とは言えない厳しさがあった。犠牲者の平均年齢はわずか四〇歳、犠牲者の八〇パーセントが六五歳未満だったのだ。季節性インフルエンザの場合では、六五歳未満の死者は一〇パーセントに過ぎない)。いっぽう、普通の季節性インフルエンザによる死者は、全世界で年間六五万人にも達している。米国では年間三〇〇〇〇人から五万六〇〇〇〇人で、この差は主にウイルスの毒性と、その年のワクチンの有効性の度合いによる。

二〇〇九年の経験は、誰もが不安を抱かずにはいられないものだった。このような大発生は、歴史上何度も生じていながら見逃されてきたように思われる。人々が監視の目を光らせ、分子生物学が発達している現代だからこそ、我々はパンデミックだと認識できるのだ。当時、ワシントンポスト紙の記者がアメリカ疾病予防管理センター(CDC)所長のトム・フリーデンに何がいちばん恐ろしいか、夜も寝られないほど気がかりなことは何かと尋ねたところ、「いちばん不安なのはいつだってインフルエンザのパンデミックです……。本当に、それ以上に最悪のシナリオはありません」との答えが返ってきた。

そしていま現在、我々はどんな教訓を得て、どのような状況にあるのだろう?

その前に、我々が情報を得ている一八八九年、一九一八年、一九五七年、一九六八年、そして二〇〇九年の五回のパンデミックの共通点を知っておく必要がある。

まず、五回とも波状攻撃だった（一九一八年の第一波と第二波は致死率が異なるため、別のウイルスによるものだと論じる科学者も何人かいるが、そうではないことを示すエビデンスのほうが圧倒的に多いようである。その一例として、第一波でウイルスに暴露した者のじつに九四パーセントが第二波では感染を免れている。免疫は現代の最高水準のワクチンよりもはるかに強力な防護であり、免疫ができたという事実だけで第一波と第二波が同じウイルスだったことがわかる）。[3]

実際、一九一八年のウイルスは容易に拡散できるよう突然変異するまでに数年間、人から人へと巡っていたと考える研究者もいる。これが事実であれば、カンザス州ハスケル郡が最初に発生した場所だという仮説は当然ながら吹き飛んでしまう。一八八九年のパンデミックを引き起こしたウイルスはこのパターンをたどった。二年半もの間、ロンドン、ベルリン、パリといった大都市を含む世界各地で散発的に発生したあげく、一八九一年から九二年の冬、全世界に蔓延するパンデミックとなったのだ。

また、どのパンデミックでも波ごとに少なくとも多少の違いが見られたことも判明している。一九一八年の場合は劇的な違いだったが、一九六八年の場合は謎が残る。米国におけるパンデミックの犠牲者は、七〇パーセントが一九六八年から六九年にかけてのインフルエンザのシーズン中に、残りの三〇パーセントは翌年（六九年～七〇年）のシーズン中に亡くなっている。[4] いっぽう、ヨーロッパとアジアは逆で、一九六八年～六九年にはほとんど死者がなく、圧倒的多数が六九年〜七〇年に亡くなっている。その頃にはすでにワクチンができていたにもかかわらずだ。ちなみに、一九六八年のパンデミックはＨ３Ｎ２型で、このウイルスはその後も何度か非常に重篤な症状をもたらしている。

この現象は、推測の域を出ないものの、ウイルスが急速に突然変異するという事実にたどり着く。だからこそ、ＣＤＣは「インフルエンザ流行期を一回見たら、流行期を一回見たということにすぎない」と呪文のように繰り返している。

結局のところ、我々はインフルエンザについて多くの知識を得たものの、それでもなお、現時点ではその知識があまり役に立っていないということだ。

すべてを解決できる策がひとつある。万能ワクチン——あらゆるインフルエンザウイルスに効くワクチンだ。

現在使われているワクチンは、ヘマグルチニン（血球凝集素）を標的としている。ヘマグルチニンは免疫系にいちばんさらされる抗原で、見た目はブロッコリーに似ている。ワクチンが標的とするのは、ヘマグルチニンの頭部（ブロッコリーの花蕾の部分）なのだが、ここは残念ながら突然変異が速く、変化してもウイルスの機能を阻害することはない。インフルエンザのワクチンがあまり功を奏さないのは、このせいもある。二〇〇三年から二〇一七年にかけて、ワクチンの有効性はわずか一〇〜六一パーセントだった

（この程度であっても、何百万人もの感染者、何千人もの死者を防げるため、受ける価値は十分にある）。高齢者は免疫力が低下しており、年によってはワクチンがまったく役に立たないこともあった。

だが、ウイルスの他の部分――ヘマグルチニンの茎（ブロッコリーの茎の部分）も含む――は変異せずに「保存」される。これはインフルエンザウイルスのすべてとまでは言えなくても、ほとんどに共通する。ここが突然変異したら、ウイルスは細胞に感染し複製することができなくなるからだろう。現在のワクチン研究は、ヘマグルチニンの茎を標的とするよう免疫系を誘導するものに焦点が当てられている。これが成功すれば、すでにヒトに感染したことのあるインフルエンザウイルスに対して効果があるだけでなく、おそらくは既存のどのワクチンよりはるかに有効性の高いものとなり、毎年何十万もの人々の命を救うことになるだろう。

万能ワクチンが容易に開発できるものなら、とっくに登場していたはずだ。ところが、こうした研究に予算がほとんどつかない状況が数十年も続いていた。H５N１ウイルスが出現するまで、米国政府はインフルエンザよりも西ナイルウイルスにお金を使っていたのだ。インフルエンザによる死者はアメリカで年間五万六〇〇〇人にも上るが、西ナイルウイルスによる死者は最悪の年でも二八四人だった。しかも、後者は人々の間で爆発的に拡散するものではなく、したがって大きな脅威となることはまずない。にもかかわらず、インフルエンザよりも多額の研究費を得ていた。

状況は変わり、万能ワクチン開発に向けて大きな進歩が見られているが、実現するにはもっと多くの資金が必要である。これは医学研究にとって最優先事項のひとつとされるべきである。

ワクチンの問題はさておいて――我々は今、どのような状況に置かれているのだろう？　新たなパンデミックに対し、どの程度の準備ができているのだろうか？


良い方向に向かっていることを挙げてみよう。

まず、世界保健機関（ＷＨＯ）や諸国政府が良い監視システムを開発したことだ。ところが、参加していない国がまだ数多く存在し、完全なものとはなっていないうえに、協力するかどうかは政府次第である。二〇〇三年、このシステムはＳＡＲＳ〔重症急性呼吸器症候群／コロナウイルスによる〕の発生に気づき、食い止めた。最初のうち、ＳＡＲＳは新型インフルエンザウイルスと思われていたが、インフルエンザとは比較にもならないほど制御しやすかった。ところが実際は、全世界が危険にさらされた。発生時に中国が嘘をつき、この病気を隠していたからだ。中国の誠実さはその後おおいに改善されたものの、現在でもまだ完全に透明とは言えない。しかも、非協力的なパートナーは中国だけではない。

監視が重要なのは明らかだ。パンデミックとなる可能性のあるウイルスに対し、最も早い段階で警告を出せるし、ワクチン生産も加速できる。ワクチンには欠点もあるが、パンデミックに最良の対策であることに今も変わりはない。

ほんの二、三週間の遅れで結果が大きく変わる可能性がある。二〇〇九年のパンデミックインフルエンザに対するワクチンには、季節性インフルエンザ用の最高のワクチンと同程度の有効性があったのだが、提供できるようになったのは第二波の後半だった。

監視に加え、ワクチン製造技術への投資がおこなわれ、より良いワクチンをより速く提供できるようになった。七〇年以上も前から現在にいたるまで、製法は変わっていない。インフルエンザウイルスを鶏卵で培養し、採取し精製したものを不活化して〔感染能力を失わせる〕作っている（不活化ではなく、生きているウイルスを弱毒化して使う生ワクチンも少量ながらある）。だが、卵を使った製造は時間がかかるうえ、ウイルスが卵に順応してしまうため、ヒトに対する有効性に限界がある。二〇〇九年以降、ついにワクチン製造はより優れ、より速い製法へと移り変わり始めた。ひとつは、ウイルスを哺乳類の細胞内で培養するもので、もうひとつは、分子生物学の遺伝子組換え技術を使い、ヘマグルチニン抗原をまったく別のウイルスに挿入し、昆虫の細胞内でそのウイルスを培養して、ヘマグルチニンを採取するものだ。

それでも、たとえ新技術を使い、最良のシナリオの下でワクチンを製造しても、大量のワクチンを提供するには何カ月もかかる。しかも米国では、ワクチンの多くは国外で製造されている。猛威をふるうパンデミックとなった場合、他国の政府が自国民を守る前にワクチンの輸出を許可するだろうかという問題がある。

抗ウイルス薬、とくにオセルタミビル〔商品名タミフル〕やザナミビル〔商品名リレンザ〕は、症状緩和への使用が徐々に増えつつあり、予防薬としても感染リスクを減らせるとして使用されている（効果が得られるのは服用している間だけである）。だが、こうした薬剤も有効性に限界があり、ウイルスが耐性を得る可能性もある。

したがって、既存の薬剤はパンデミックの問題解決にはほど遠い状況だと言える。ほかにどんな手が打てるだろう？　過去数年間に、多くの国々の政府がＮＰＩに注目してきた。公衆衛生の面からパンデミックの影響を緩和しようというものだ。

簡単な答えはない。インフルエンザウイルスは飛沫感染するため、飛沫を吸いこむことが主な感染経路であるように思われるが、たとえばドアのノブやビールの缶などから感染することもある。この場合、最低でも数時間、温度と湿度によってはおそらく数日間、ウイルスは生きている。だからドアを開け、その手であくびを覆っただけで感染したりもするのだ。ウイルスを避ける方法はただひとつ、社会から自分を完全に切り離すことだ。流行が始まり、地域社会から嵐が過ぎ去るまでの六週間から一〇週間、家の外に一歩も出ず、配達物も受け取らない。

こんなことはできるわけがない。地域社会が完全に孤立状態を保つことだって、よほど特殊な状況でもないかぎり不可能だ（一九一八年には、ほんのわずかな島々や地域社会がこの方法で難を逃れたが、今日ではこの作戦が成功する場所はもっと少なくなっているだろう）。

したがって、ＮＰＩは政府主導であれ、個人が自主的におこなう場合であれ、有効性に限りがある。たとえ限られた範囲内で介入が成功したとしても、その状態をしばらく維持しなければならないからだ。一九一八年にアメリカの諸都市がおこなった対策を調べた研究から、モデラーたちは次の結論を引き出した。数種類の介入――ほとんどが「ソーシャル・ディスタンス」に関わるもの――を「積み重ねる」ことで、少なくともインフルエンザが地域社会で流行する期間を引き延ばし、医療制度にかかる負担の緩和に役立つだろう、と。だが、こうしたモデルの一部で使われた過去のデータは不完全なものであり、一九一八年に実施された学校閉鎖などの行動評価については、春の第一波でいくらか免疫を得た国民がいる点をどのモデルも考慮していない。免疫はモデルの結果に影響を与える可能性があった。

それでも、こうしたＮＰＩは今日でも使える唯一のツールである。大規模な隔離は役に立たない。隔離が功を奏する病気もあり、理論上ではインフルエンザでも状況によっては役立つはずなのだが、理論上の話にすぎない。陸軍キャンプに関する一九一八年の研究（未発表）がこれを示している。陸軍は一二〇箇所の訓練キャンプのうち、九九箇所には隔離を実施し、二一箇所には実施しなかった。[6] だが、死亡率も罹患率も両者に差はなかった。インフルエンザがキャンプを通過する期間ですら、差は見られなかった。しかも、話はこれで終わらない。この研究をおこなった疫学者は、数値だけではなく実施状況も調べていた。隔離を実施した九九のキャンプのうち、厳格に実施していたのはわずか六箇所であり、そのキャンプには隔離の効果があった。だが、戦時中に陸軍基地の圧倒的多数が、効果が見られるほど厳格に隔離を実施できないのであれば、平和時に一般社会が実施できるとは、まず考えられない。

国境封鎖も効果はないと思われる。貿易をいっさい停止し、帰国しようとする国民をはねつけるなど不可能だろう。そんなことをしたら経済全体が止まり、輸入停止によりサプライチェーンに著しい影響が出る。医薬品、注射器、防護服その他の医療品も入手できなくなる。しかも、国境封鎖が九〇パーセント成功した場合、病気の到来の遅れはわずか数日、長くても一週間、九九パーセント成功した場合は、長くても一カ月遅れるだけだとモデルは示している。

したがって、個人ができることといったら、手を洗うといったありきたりのことぐらいしかない。だが、手洗いを毎回、毎日、何週間も続けるのは難しい。しっかり洗うことが肝心だからだ。ＳＡＲＳが流行したとき、死者の大半が医療関係者だった。安全手順をよく知っているはずの彼らは、厳格に手順を踏まずに感染した疑いが強い。NPIについて話し合う最初の会合で、香港で抜群の安全記録を誇る病院の感染管理長は、安全手順をしっかり守ることの大切さを従業員全員に理解させたと強調した（これは実質すべての院内感染に言えるだろう。感染抑制に最も成果を上げている病院の従業員は、細かいところまで気を遣い、簡便な方法に走らない。成功のキーワードは厳格、強調、規律である）。

外科用マスクも、ごく限られた状況を除いて、ほぼ無意味と言える。例外的な状況とは、主に家の中だ。病気の家族にマスクをさせるのは非常に有効である。そうしないと飛沫が部屋に飛び散ってしまうことは、一九一八年の大々的な実験が示している。親は病気の子どもにマスクをつけ、さらに息苦しくさせることができるだろうか？　それにより家族全員が守られると知っていれば、おそらくできるだろう。また、外科用マスクをつけ、しっかり手を洗うことで、病人と濃厚接触する者もいくらかは身を守れる可能性がある。その場合、よりふさわしいのはN95マスクだ。このマスクには防御力があるが、きちんとフィットするよう正しく装着する必要がある。これがなかなか難しい。有毒のカビから身を守るためにN95をつけている研究者たちを調査したところ、正しく装着していない者が六〇パーセントを超えていた。しかも、N95は非常に息苦しい。ごく一部の個人や状況ではN95を使用する意義があるが、一般市民が何週間も使うようなものではない。

他に提言できるとしたら、シンプルで当たり前のことがほとんどだ。たとえば、子どもが病気になったら学校を休ませるのは行動規範となっているが、大人が病気になったら会社を休むのは行動規範となっていないため、この点を改めること。また、「咳エチケット」を実行する――咳やくしゃみを手ではなく、自分の肘で受けること。手で受けたら、いずれその手でドアのノブに触れることになるからだ。在宅勤務も当然の行動となる。ただ、インターネットの使用が急増し、回線が重くなる可能性はある。

致死率の高いパンデミックの場合、国や地方自治体はより強力な手段を使うこともある。劇場や酒場の閉鎖、スポーツ大会や教会での礼拝の禁止などだ。一九一九年には、スタンリーカップ〔アイスホッケーの優勝決定戦〕までが中止となった。

NPIで最も物議を醸すのは学校閉鎖だろう。いま挙げたような強力な手段が使われるのは、よほどの緊急事態になったときだけだが、学校閉鎖はそこまで深刻な状況でなくても実施できるため、決断が非常に難しい。

大人は子どもよりも他のインフルエンザウイルスに暴露しているため、近縁ウイルスには感染しにくい（これを干渉効果と言う）。いっぽう、子どもはこの効果が劣るため、感染率が大人よりも通常は高くなる。しかも、くしゃみにティッシュを使う、手を洗うといったことにあまり注意を払わない子も多く、インフルエンザその他の感染症を日常的に広めている——子ども同士だけでなく、大人にもだ（肺炎球菌ワクチンを子どもに接種したところ、肺炎になる高齢者の減少率が三八パーセントから九四パーセントになった。子どもたちの祖父母が守られたのだ）。一九五七、一九六八、二〇〇九年のパンデミックでは、学校が流行に大きく関与したことに疑いの余地はなく、今日でも季節性インフルエンザの感染拡大に一役買っている。

だが、学校閉鎖は共働きの両親に経済負担を強いることになる。他の介入と同じく、何週間か続くことになるからだ。致死率の高いパンデミックであれば、経済的コストの受け入れも納得できるだろうが、そうでないパンデミックの場合は納得できないだろう。CDCは二〇〇九年に、学校から感染者がひとりでも出た場合は二週間閉鎖するのが望ましい、と最初のうちは勧告していた（CDCに強制力はなく、勧告しかできない）。公衆衛生の専門であるD・A・ヘンダーソン博士は、WHOで天然痘を世界から根絶させるプログラムを実施し、非常に大きな名声を得ていた。その彼がCDCの勧告を猛烈に非難したのだ。私もこれに賛成した。CDCは見解を翻し、学校閉鎖はウイルスに対して「効果なし」としCDCはきわめて深刻なパンデミックのみに学校閉鎖を勧告することになっている。正しい判断だ。

また、一八八九、一九一八、一九二〇年のパンデミック再発時のデータには、子どもはインフルエンザの重要な「スーパー・スプレッダー〔大量拡散者〕」だと決めつけられないものがある。イングランド、ボストン、デトロイトで三人の研究者が四つの異なる研究をおこなったところ、家庭内で最初に感染した者の八〇から八五パーセントは児童ではなく大人だったことが判明した。デトロイトの研究では、インフルエンザが拡大していくにつれ、感染者のうち大人が占める割合は少なくなり、子どもの割合が増えていったことも示された——つまり、大人が子どもに病気を移していたのであり、逆ではなかったのだ。私はCDCの調査員にこの話をしてみたところ、残念ながら「そんなデータは信じられない」と言われた。こういう答え方はまずい。この研究データはほぼ間違いなく正確である。異常値だ、統計的異常だと言われるかもしれないが、優れた疫学者たちが集めたデータなのだ。彼らの知見は検討され、理解されるべきものである。政策に与える影響があまりに重大だからだ（大人と子どもが逆転した理由として、一八八九年と一九一八年のウイルスは、今まで人々の間を巡っていたウイルスとは大きく異なり、干渉効果が大人に見られなかったため、免疫系は大人も子どもも同じだった、とも考えられる。まるで、今まで誰も暴露したことがなかったような感じだった。いっぽう、一九二〇年の場合は事実上全員が暴露していたため、免疫系はやはり大人も子どもも同じとなった）。

最後の提言は、もしNPIになんらかの効果がある場合、人々は勧告に従い、遵守することだ。これがなかなか難しい。たとえば二〇〇九年、メキシコシティでは、公共交通機関を利用するときはマスクをつけるよう政府が勧告し、無料でマスクを配布したのだが、ほとんど役に立たない介入であった。不安が最も高まったとき、マスクの使用率は六五パーセントに達したが、四日後には二七パーセントまで落ち込んだ。[7]

また、ウイルスのモニタリングを続けることは必要不可欠である。一九一八年の第一波から第二波に見られたように、ウイルスの行動が変化したら、対応の変化が求められる場合がある。ウイルスの監視はパンデミックになる前だけではなく、流行時にも欠かせないものだ。

こうしてみると、パンデミックにまつわる問題は計り知れないほど大きい。だが、最大の問題は政府と真実との関係にある。

この問題には、政治指導者が真実を理解し、真実をきちんと扱えるかどうかも含まれる。二〇〇九年のパンデミックから得られる教訓があるとしたら、このような能力をもつ政治家があまりに少なかったことだ。西欧の政府も、それ以外の国々の政府も、WHOと同様にパンデミック対策計画を作成していた。効果的な勧告を含む、妥当な計画であり、その多くは対策の変更要因（トリガー）に基づき、取るべき手段や取ってはいけない手段を明確に示し、政治家個人の性格により左右される部分を制限しようとするものだった。だが、計画が出来ているから準備万端とはならない。計画を無視する政治家が多すぎたのだ。

最初のうち、メキシコの緊急医療管理責任者はパンデミックに関する高官レベルの会合から除外されていた。ブラジルは情報の発表が遅く、南部の死亡率は世界最悪となった。当時中国の衛生相だった陳竺は、パンデミックは外国の病気であり、中国には入れさせないと宣言した。「我々にはH1N1インフルエンザの流行を防止し食い止める自信も能力もある」。フランスはメキシコを往復する全フライトをキャンセルするようEUに要請した。エジプトは国内で飼育している豚を全頭殺処分した。インドはインフルエンザに感染した村々の隔離を検討した。こうした行動すべてを実行したとしても、まったくなんの役にも立たなかっただろう。メキシコはウイルスとの戦いに一億八〇〇〇万ドルを費やしたが、経済損失は九〇億ドルにも上った。[8] 貿易相手国が理不尽な対応をしたせいだ――誠実さの促進を目標に掲げるのなら、こうした他国の対応は積極的に推奨できるものではない。

行動が純粋に政治的な思惑から生じたのかどうかは、見極めがつかない。たとえばエジプトの場合、豚を食すのは政治的に孤立しているコプト教徒だけである。政府にとって、豚の殺処分はいかにも対策をとっているように見せかけることができた。もっとも、官僚たちはそこまで計算したわけではなく、単に感情的になっただけかもしれないし、その両方だったのかもしれない。感情とは理性の欠如ではない。理性を損なうものである。
政治家が好都合だと考え、もっともらしく無益な行動をとろうと、自身の無能さや不安から行動しようと、いずれにしても人的要因、政治指導力の要因はどんな計画でも弱点となる。二〇一四年のエボラの際も例外ではなかった。

一九一八年には恐怖が、本物の恐怖が人々の心に巣くっていた。死は対象を選ばず、あっという間にやってくる。しかも、最も健康で体力のある人々がいちばん病気に弱かった。

だが、恐怖を生み出したのは病気そのものだけではなかった。官僚やメディアも火に油を注ぐような結果を招いた——人々を安心させようとして、病気の恐ろしさを、声を大にして伝えるどころか過小評価に努めたのだ。ここ数十年間に、広報コンサルタントの間では「リスク・コミュニケーション」という分野が発達した。呼び方はどうでもいいのだが、一九一八年から得られる教訓のうち最も重要なものがあるとしたら、それは危機的状況に置かれたときに政府は真実を語る必要があるということだ。リスク・コミュニケーションと言うと、真実を操る意味合いが感じられる。だが、真実は操るものではない。語られるべきものだ。

恐怖は心の闇の中から湧き起こってくる。ジャングルで得体の知れないけだものがうしろをつけてくるように。闇を怖いと感じるのは、恐怖の表れだと言える。ホラー映画は得体の知れないものに対する不安、敵の姿が見えず安全な避難場所も見つからないという漠とした脅威の上に成り立っている。ところがモンスターが姿を現したとたん、どんなホラー映画でも、恐怖は具体的なものへと凝縮する。不安は残るものの、正体がわからないことから生じる動揺は消え失せ、想像力も力を失う。

一九一八年には、当局や新聞が嘘をついていたため、恐怖は具体的なものに凝縮しなかった。人々は何も信頼できず、したがって敵を知ることも叶わなかった。社会は究極的には信用の上に成り立っている。信用が崩壊したら、国民は当局者からばかりか、同じ国民同士であっても相手を遠ざけるようになる。そして恐怖が社会の中に入り込んだ結果、ある女性は姉の看護を拒んだ。ボランティアは、自力で食べ物を調達できず死を待つばかりの病気の家庭に食糧を届けなかった。訓練を受けた看護婦は、助けを求めるせっぱ詰まった要請に応じなかった。社会の崩壊を招くのは病気ではなく、不安である。当時ミシガン大学医学部長を務めていたビクター・ボーンは、慎重で用心深く、何かを強調する場合でもおおげさな言い方はしない男だった。そんな彼が、あと数週間で文明は消え失せるかもしれないと警告したのだ。

一九一八年の最後の教訓は、単純だが最も実行しにくいものである。権力の座にある者は、社会に生きる人々全員が連帯感を失うような恐怖を和らげなければならないということだ。誰もが自分のことしか考えなかったら社会は機能せず、当然ながら文明は生き残れない。

権力者は国民の信頼を失ってはならない。そのためには何事も歪めず、偽りの安心を与えず、人を操ろうとしないことだ。最初にこれを言ったのはリンカーンだった。じつに的確な指摘である。

どんな恐怖であれ、リーダーはそれを具体的に示さなければいけない。そうして初めて、国民は恐怖を打ち砕くことができるのだ。

（北川玲訳）

謝辞

最初、この本は、人類史上最悪の病気の流行を、それと戦おうとした科学者、対応しようとした政治家の動きをとおして、単純直截に描く物語にするはずであった。書き上げるには二年半、せいぜい三年で十分だと思っていた。

だが、そうはいかなかった。書き上げるのに七年もかかってしまった。はじめの構想とは異なるものに進化（成長と言いたいところだが）したのだ。

長くかかったのは、当時のアメリカ医学の性質を調べずには科学者のことを書けなかったからである。というのも、本書に登場する科学者は、ただ研究に打ち込むだけではすまなかった。米国の医学の性質そのものを変えたのである。

さらに、この流行病の資料として役立ちそうなものを見つけるのがなかなか困難なことがわかった。人が死ぬ話を書くだけならやさしいが、私の関心は常に、現象をコントロールしようとする人々のほうに絞られた。そうした人は、とかく超多忙とか、気おされてしまったりとかで、記録をとる気にならなかった。

この七年の間、大勢の方が助けてくれた。私と一緒になってみずから調べてくれたり、資料を見つけてくれたりした方、インフルエンザや病気について教えてくれた方、原稿にアドバイスしてくれた方がいる。もちろん、この本に誤謬や遺漏があっても、事実関係であれ判断上のことであれ、責任は彼らにあるわけがない（著者がミスをほかに転嫁するような謝辞にお目にかかれたら、それは楽しいだろうとは思うが）。

二人の友人、国立がん研究所のスティーブン・ローゼンバーグとニコラス・レスティフォのおかげで、科学者がどんなふうにテーマを取り上げていくのかがわかったし、彼らは原稿の一部を読み感想を聞かせてくれた。ニューヨークのマウント・サイナイ医療センターのピーター・パリーズと言えば、インフルエンザウイルスの世界的権威だが、時間と知識を惜しまずに提供してくれた。セント・ジュード医療センターのロバート・ウェブスターも、パリーズ同様インフルエンザ研究の世界的権威だが、やはりヒントや意見を提供してくれた。ロナルド・フレンチからは、この病気の臨床経過の正確を期して、原稿のチェックを受けた。ビンセント・モレリから紹介されたウォーレン・サマーズは、ニューオーリンズのルイジアナ州立大学保健科学センターの肺疾患科をあげて、インフルエンザ罹病時の肺の状態について教えてくれた。ウォーレンには実に根気よく、何度も手伝ってもらった。チューレン大学医学部のミッチェル・フリードマンも肺の症状を説明してくれた。

米軍病理学研究所のジェフリー・タウベンバーガーからは、いつも最新の情報を得ることができた。国立衛生研究所のジョン・ユーデルもウイルスのことをいろいろ説明してくれた。チューレンのロバート・マーテンセンからは医学史について貴重な意見がもらえた。アメリカン大学のアラン・クラウトにも、原稿の一部を読んでもらい感想をもらった。

とくにチューレン・ゼービア生物環境研究センターのジョン・マクラクランのおかげで、本書は出せたのであり、感謝を述べたい。チューレン医療センター臨床効果生命維持センター長のウィリアム・スタインマンの厚意で、私は部屋にスペースを与えられ、病気に関する知識、および友情を得ることができた。

以上、名をあげた人々はすべて、MDまたはPhD、あるいはその両方の称号を持っている。これらの人々の協力がなければ、私はいわば自分の免疫機能のおもむくままに身をまかせたことだろう。

書物を書くものは必ず、図書館や資料館のスタッフに謝意を表する。当然のことである。チューレン大学ルドルフ・マタズ医学図書館のみなさんにはたいへんお世話になったが、特にパツィ・コープランドの名をあげておかなければならない。キャスリーン・

パグリア、スー・ドーシー、シンディ・ゴールドスタインもそうである。

また、お礼を述べておきたい人々としては、「アメリカの経験」というパンデミックの番組のために集めた全資料を利用させてくれたWGBH（ボストン公共放送局）のマーク・サメルズ、仕事の枠を超えて協力してくれた全米科学アカデミーのジャニス・ゴールドブラム、フィラデルフィアのマター博物館のグレチェン・ワーデン、研究内容を惜しみなく出してくれたラトガーズの院生だったジェフリー・アンダーソン、アメリカン大学の院生だったゲリー・ガーンハート、集めていた口述の歴史記録を提供してくれたウェスト・チェスター大学のチャールズ・ハーディ、知識を授けてくれた国立公文書館のミッチ・ヨケルソンがいる。『フィラデルフィア・マガジン』の編集者だったエリオット・カプランも、この企画の支援者であった。カンザスのポーリン・マイナーとキャサリン・ハートにもお礼を述べたい。写真のことでは、特にアメリカ赤十字社のスーザン・ロビンズ・ワトソン、カンザス州ダドリー町図書館のリサ・ペンダグラフ、海軍医療部のアンドレ・ソボシンスキーとジャン・ハーマン、ロックフェラー大学資料館のダーウィン・ステープルトン、ジョンズホプキンズのアラン・メーソン・チェズニー資料館のナンシー・マッコールに感謝したい。パット・ウォード・フリードマンが祖父に関する情報をくれたことにも感謝したい。

さて、私の編集者であるウェンディ・ウルフ。私が単行本を書いたのはこれで五冊目だが、雑誌に出した記事も数えれば、付き合った編集者は数十人にのぼる。そのなかで、ウェンディ・ウルフは傑出している。彼女の編集手法は昔ふうである。この原稿に対し、とりわけ熱心に取り組んでくれ、一緒に仕事をするのが楽しみだった。心底からいって、この本はよかれあしかれ（よかれであってほしいが）、彼女がいなかったら存在しなかっただろう。また、ヒラリー・レッドモンの勤勉、信頼感、何かにつけ力になってくれたことにもお礼を言いたい。

プロの職責をよく果たした代理人、ラファエル・サガリンにも感謝する。編集者を大勢知る私なのに、代理人は一人しかいないというのは事実が物語るとおりである。

末筆ではあるが、才気あるわが妻、マーガレット・アン・ハジンズがとても数え切れないほどさまざまの方法で、もちろん構想や細部についても――たいていはむしろふだん着の姿勢で――助けてくれたことに感謝する。それからまた、いとこたちにも。

訳者あとがき

一九一八年一一月、自然主義文学の旗手で、『早稲田文学』を主宰し、芸術座を率いた島村抱月《ほうげつ》がインフルエンザで死亡。抱月と同棲していた女優松井須磨子が二カ月後、「先生のところへいきます」と自殺した。抱月は須磨子のインフルエンザを看病して感染したとみられ、二人の死は一大センセーションを巻き起こした。

このときのインフルエンザは、いわゆる「スペイン風邪」（より正しくは「スペインインフルエンザ」）といわれ、猛威をたくましゅうし、内務省のまとめた数字では三十数万人が生命を奪われた。しかし、インフルエンザの体験は風化し、抱月の死因を知ろうとする人はもうほとんどいない。

日本の人口は、一九一八年には五五〇〇万人、現在は一億二七〇〇万人〔編注：二〇〇五年当時〕、二・三倍に増えた。いまもし同じような大流行があれば、約八〇万人、つまり年間の交通事故死者の一〇〇倍の犠牲者が出る。ちなみに五年後、一九二三年に起きた関東大震災の死者は十数万人、インフルエンザの三分の一でしかなかった。それでも震災の起きた九月一日は防災の日にされている。インフルエンザを記念（？）しての防疫の日はない。地震のように特定の日を挙げられないという物理的な理由だけで、そうなのだとはいえないように思う。

二〇〇四年一二月のスマトラ沖大地震による大津波は、テレビがものすごい破壊の惨状を世界中に伝えた。それでも死者は三〇万人に満たない。いまここに訳出したジョン・バリーの『グレート・インフルエンザ』によれば、「スペインインフルエンザ」の死者は一億人に達しただろうという。

世界の人口は一九一八年の一八億人から現在の六三億人へと三・五倍増えたから、第二の「スペインインフルエンザ」がきたら、三億五〇〇〇万人、つまりアメリカとイギリスの全人口を合わせた分の人間が消えてしまう。あのエイズが怖いといっても、発生以来二四年かかって殺した合計は二四八〇万人にすぎない。犠牲者の数の大きさを思えば、いまインフルエンザの真の恐ろしさがまったく不問に付されていると断言できる。

ジョン・バリーが明言するように「スペインインフルエンザ」は、一九一八年二月、アメリカのカンザス州ハスケル郡ではじまった。アメリカは前年の秋、英仏側に立って第一次世界大戦に参戦、ハスケル郡近辺の基地などに集結した兵士がヨーロッパの前線へ向かった。その数四〇〇万に上り、彼らがインフルエンザ拡大の絶好のチャンネル役を果たした。

にもかかわらず、病名にはスペインの名前が付く。当時のアメリカは戦争熱に浮かされ、ヒトラーやスターリンも顔負けの強烈な言論統制を敷き、インフルエンザの報道をいっさい許さなかった。ヨーロッパの主要国でスペインが唯一の中立国で、自由を謳歌していた。インフルエンザのニュースがもっぱらスペインからきたため、発祥の地にされてしまったのだ。

第12章でみたように、米国の都市ではフィラデルフィアが最大の被害を受けた。すでにインフルエンザの感染がはじまっているのに、戦費調達のための自由国債購入キャンペーンのパレードが、買わないやつは非国民といわんばかりのムードのなかで強行され、群衆がその騒ぎのなかでウイルスにまみれ、インフルエンザの大暴発を招き、あたら数万人が死に追いやられた。

〝銃後〟の国民がこの状態だから、前線の〝兵隊さん〟は推して知るべし。輸送船も病院も兵舎も、タコ部屋に毛が生えた程度の不潔と過密で、ウイルスは破竹の勢いで若者をなめつくした。とくにスペインインフルエンザウイルスは、〝強きをくじき弱きを助く〟の傾向が著しく、生命力の旺盛な若者を好んで襲い、患者発生率は二〇代がピークであった。

一九一八年のアメリカをひとつの風景としてとらえ、二〇〇一年の九・一一以後のこの国の姿態と重ねあわせるとき、民主主義はむしろ虚像であって、戦争とファナティシズムこそアメリカンドリームの実像ではないか――ジョン・バリーの本心がどこにあるかは知らないが、インフルエンザを触媒に用いると、そのように見えてくる……。

情報を与えられないでいて、身辺の人々が倒れ、猛烈な咳と発熱、チアノーゼのため全身が黒変して悶死する。医者も看護婦も葬儀屋も倒れ、街角にまるで薪のように死体が積み上げられる。得体の知れない恐怖が支配した。

ジョン・バリーは、一九一八年の恐怖の再来を恐れ、いくつかの対策を提示している。だが「あと何週か続いていたら、文明が消えかねなかった」といわれたインフルエンザの暴威を防ぎきる決め手は、まだ発見されていない。

原著は二〇〇四年二月に刊行された。SARS（重症急性呼吸器症候群）や鳥インフルエンザが世の関心を集めていた折柄、『ニューズウィーク』（英語版）が一ページを割いて書評を載せ、売れ行きにこたえて一一月にペーパーバック版が出た。だが、本書は翻訳にあたり、冒頭約八〇ページを割愛した。

その部分は、一八七六年にジョンズ・ホプキンズ大学がイギリスの生物学者トマス・

ハクスレーを招き、挙行した創立式典にはじまる。ハクスレーは、ジョンズ・ホプキンズ大がアメリカの医学や医療に果たすであろう役割を大いに予兆期待するスピーチのなかで、「神《ゴッド》」および「万能の存在《オールマイティ》」という単語を一度も口にしなかった。医学を宗教あるいは教会の呪縛から解放し、近代化する宣言をしたのである。

当時、アメリカの医学は、ドイツを先頭とするヨーロッパの医学に大きく遅れをとっていた。ジョンズ・ホプキンズは、インフルエンザが発生した一九一八年にはようやく近代医学の曙光《しょこう》を見ようとしていた。「スペインインフルエンザ」は、アメリカ医学のテイクオフを加速した。医学史家でもあるジョン・バリーは、原著の冒頭で、インフルエンザに立ち向かったアメリカ医学の前奏曲を展開した。

迷信まがいの瀉血療法《しゃけつ》（患者から血液を抜く）がまかり通り、顕微鏡を扱える医学者は数えるほどしかいなかったし、まわりの環境の毒が病気をもたらすという瘴気論《しょうきろん》が本気で信じられていた。ジョンズ・ホプキンズの医学はドイツの細菌学者コッホらの打ち立てた細菌論——病気の原因は細菌という理論——に依拠し、インフルエンザと戦ったし、病原体と四つに取り組み、感染して〝戦死〟する医学者も出た。

インフルエンザに直接関係がないとはいえ、割愛した冒頭部分は作品の完成度を高めるのに資している。

インフルエンザの世界的流行《パンデミック》は忘れたころにやってくる。いちばん最近の流行だった「香港風邪」から三十数年がたつ。また、ベトナムなど東南アジアですでに鳥インフルエンザが発生し、人間に感染して死亡例の報告が後を絶たない。

ニワトリ、ブタなど、家畜と人間が同じ屋根の下で密着共生していると、野鳥由来のウイルスが家畜を経て人間に感染する。この状態では、ヒトからヒトへの感染はまだ起こりえないが、ウイルスが変異すれば、このタイプの感染がはじまる。第1章に描かれたようにハスケル郡では、人畜共同の居住形態であった。当時は感染のメカニズムがわからなかっただけで、「スペインインフルエンザ」は、いわば公式どおりのプロセスを経て、ヒトに襲いかかったのである。

いま専門家のあいだでは、新たなパンデミックの襲来はhow（いかにして）の問題ではなく、when（いつ）の段階にまで認識が煮詰まってきている。いつ起きても不思議ではないという意味で、東海大地震よりもはるかに切迫感がともなう。政府はスマトラ沖大地震にかんがみ、海岸の堤防のかさ上げなど、ドロナワ式の対策を打ち出したようだが、「アツモノに懲りてナマスを吹く」のたぐいと笑いとばす勇気のある人がどれだけいるだろうか。

ズバリいって、地震はあとで莫大な復興需要が発生し、土建帝国ニッポンのエリートと企業をうるおす。インフルエンザはだめだ。道路も橋もビルも住宅もぜんぜん壊れない。したがって、政治や政策のテーマにならない。いつまでたってもほったらかしである。

それどころか、日本特有の伏兵が存在する。工業的畜産のツケが回り、処理されるブタの多くが肺炎にやられている。ブタは鳥インフルエンザとヒトインフルエンザのウイルスに相互乗り入れを許すし、肺炎とインフルエンザは相乗的に症状を増悪させる。島村抱月にしてもインフルエンザの合併症である肺炎で死んだのだ。するとどうなるか。全国の豚舎にぎゅう詰めのブタ約一〇〇〇万頭がウイルスをやりとりして、人間のインフルエンザリスクがはじけるのではないか。

一九一八年の「グレート・インフルエンザ」は、残念ながら、人類永遠のテーマのようである。そしてこの拙訳が人々をインフルエンザ不感症から揺さぶり起こせたらと願う。

訳出は、はじめの段階で約七割を上坂あづささんと近野淳子さんに負うている。ただし訳稿は平澤が細部まで目を通し入念に修正した。索引の作成も基本的にお二人の努力にゆだねられた。

医学的な部分で、国立国際医療センター呼吸器科の米盛葉子医師に確かめてもらったところがある。『史上最悪のインフルエンザ』(A・W・クロスビー著、みすず書房、二〇〇四年）の訳者、西村秀一医師（仙台医療センター臨床研究部病因研究室長ウイルスセンター長）からは、貴重な助言と資料提供を受けた。両氏に感謝をささげる。編集にあたった共同通信社の木村剛久氏にもお礼を述べたい。

二〇〇五年二月

平澤正夫

52 Interview with Robert Shope, Jan. 2002; interview with David Aronson, April 8, 2003.
53 Simon Flexner, "Paul Adin Lewis," *Science* (Aug. 9, 1929), 133–34.
54 Paul A. Lewis and Richard E. Shope, "Swine Influenza II. Hemophilic Bacillus from the Respiratory Tract of Infected Swine," *Journal of Infectious Disease* (1931), 361; Shope, "Swine Influenza I," 349; Shope, "Swine Influenza III. Filtration Experiments and Etiology," *Journal of Infectious Disease* (1931), 373.
55 C. H. Andrewes, *Biographical Memoirs, Richard E. Shope* (1979), 363.

あとがき

1 See http://www.who.int/influenza/human_animal_ interface/Influenza_Summary_IRA_HA_interface_10_30_2017.pdf?ua=1. Accessed January 19, 2018.
2 Michael Worobey, Guan-Zhu Han, and Andrew Rambaut, "Genesis and Pathogenesis of the 1918 Pandemic H1N1 Influenza A Virus," *Proceedings of the National Academy of Sciences of the United States of America* 111, no. 22 (June 3, 2014): 8107–12.
3 W. T. Vaughan, *Influenza: An Epidemiologic Study*, American Journal of Hygiene, Baltimore, 1921, 45–46; Jordan, *Epidemic Influenza* (1927), passim; F. L. Dunn, "Pandemic Influenza in 1957. Review of International Spread of New Asian Strain," *JAMA* 166, no. 10 (1958): 1140–48.
4 Cécile Viboud et al., "Multinational Impact of the 1968 Hong Kong Influenza Pandemic: Evidence for a Smoldering Pandemic," *Journal of Infectious Diseases* 192, no. 2 (July 15, 2005): 233–248.
5 Presentation by Anthony Fauci, Nov. 13, 2017, at Smithsonian Conference on Influenza, https://www.smithsonianmag.com/sciencenature/watch-livestream-next-pandemic-are-we-prepared-180967069/.
6 George Soper, M.D., "The Influenza Pandemic in the Camps," undated draft report, box 394, RG 112, NA.
7 Bradly J. Condon and Tapen Sinha, "Who Is That Masked Person: The Use of Face Masks on Mexico City Public Transportation During the Influenza A (H1N1) Outbreak (July 4, 2009)," *Health Policy* 95, no. 1 (Apr. 2010): 50–56. doi: 10.1016/j.healthpol.2009.11.009. Epub Dec. 4, 2009. https://www.ncbi.nlm.nih.gov/pubmed/19962777. Accessed Jan. 19, 2018.
8 Presentation by Ciro Ugarte, Nov. 13, 2017, at Smithsonian Conference on Influenza, https://www.smithsonianmag.com/ science-nature/watch-livestream-next-pandemic-are-we-prepared-180967069/.

25 Lewis to Flexner, Aug. 4, 1927, Lewis papers, RUA.
26 Flexner to Lewis, Sept. 22, 1927, Lewis papers, RUA.
27 Richard Collier, *The Plague of the Spanish Lady: The Influenza Pandemic of 1918-1919* (1974), 55; W. I. B. Beveridge, *Influenza: The Last Great Plague, An Unfinished Story of Discovery* (1977), 4; J. S. Koen, "A Practical Method for Field Diagnosis of Swine Diseases," *Journal of Veterinary Medicine* (1919), 468-70. 邦訳／リチャード・コリヤー『インフルエンザ・ウイルス　スペインの貴婦人―スペイン風邪が荒れ狂った120日』中村定訳、2005年、清流出版／W.I.B. ビヴァリッジ『インフルエンザ：人類最後の大疫病』林雄次郎訳、1978年、岩波書店
28 M. Dorset, C. McBryde, and W. B. Niles, *Journal of the American Veterinary Medical Association* (1922-23), 62, 162.
29 Flexner to Smith, phone message, June 21, 1928, Lewis papers, RUA.
30 Flexner to Smith, June 20, 1928, Lewis papers, RUA.
31 Flexner to Smith, June 22, 1928, Lewis papers, RUA.
32 Flexner to Smith, June 29, 1928, Lewis papers, RUA.
33 Paul Starr, *The Social Transformation of American Medicine* (1982), 142.
34 Flexner to Smith, June 29, 1928, Lewis papers, RUA.
35 Benison, *Tom Rivers*, 95.
36 Corner, *History of Rockefeller Institute*, 191.
37 Flexner to Lewis, Nov. 21, 1928, Lewis papers, RUA.
38 Richard E. Shope, "Swine Influenza I. Experimental Transmission and Pathology," *Journal of Infectious Disease* (1931), 349.
39 Lewis to Flexner, Feb. 1, 1929, Lewis papers, RUA.
40 Russell to Smith, Jan. 28 through May 23, 1929, "our weekly cable arrived containing the words 'Lewis well,'" each with notation "copy mailed to Mrs. Lewis," Lewis papers, RUA.
41 Russell to Flexner, June 29, 1929, Lewis papers, RUA.
42 George Soper to Russell, June 29, 1929, Lewis papers, RUA.
43 Davis to Russell, June 28, 1929, Lewis papers, RUA.
44 unsigned to Russell, July 1, 1929, Lewis papers, RUA.
45 Lewis to David Aronson, Aug. 21, 1998, provided by Robert Shope.
46 Smith to Shope, July 16, 1929, Lewis papers, RUA.
47 Janet Lewis to Board of Scientific Directors, July 30, 1929, Lewis papers, RUA.
48 "Scientific Reports of the Corporation" (1929), 6, RUA.
49 Ibid., 11
50 Ibid., 10.
51 Flexner to Sawyer, March 17, 1930, Lewis papers, RUA.

36 Ibid., 59.
37 Ibid., 62–63.
38 Watson, *Double Helix*, 219. 邦訳／32と同じ
39 Dubos, *Professor, Institute, and DNA*, 156. 邦訳／22と同じ
40 Ibid., 164.

第31章

1 Transcript of Influenza Commission minutes, first session, Oct. 30, 1918; second session, Nov. 22, 1918; fourth session, Feb. 14, 1919, Winslow papers.
2 Interview with Dr. David Aronson, Jan. 31, 2002, and April 8, 2003.
3 Lewis to Flexner, Nov. 29, 1916, Flexner papers, APS.
4 Flexner to Lewis, Jan. 29, 1919, Flexner papers, APS.
5 Lewis to Flexner, April 21, 1921, Flexner papers, APS.
6 Flexner to Lewis, April 22, 1921, Flexner papers, APS.
7 Flexner to Lewis, Jan. 21, 1921, Flexner papers, APS.
8 Flexner to Lewis, Dec. 21, 1921, Flexner papers, APS.
9 Lewis to Flexner, Sept. 8, 1924, Flexner papers, APS.
10 Flexner to Lewis, Jan. 26, 1923, Flexner papers, APS.
11 Lewis to Flexner, Jan. 20, 1923, Flexner papers, APS.
12 Lewis to Flexner, Jan. 24, 1923, Lewis papers, RUA.
13 Flexner to Lewis, undated response to Lewis's Jan. 20, 1923, letter, Flexner papers, APS.
14 Lewis to Flexner, Jan. 24, 1923, Lewis to Flexner, Jan. 30, 1923, Lewis papers, RUA.
15 Lewis to Flexner, June 26, 1924, Lewis papers, RUA.
16 Flexner to Lewis, summer 1924 (probably late June or July), Lewis papers, RUA.
17 Lewis to Flexner, Sept. 8, 1924, Lewis papers, RUA.
18 Benison, *Tom Rivers*, 341, 344.
19 "Scientific Reports of the Corporation and Board of Scientific Directors" (1927–28), RUA, 345–47; see also George W. Corner, *A History of the Rockefeller Institute, 1901–1953: Origins and Growth* (1964), 296.
20 Smith to Flexner, Nov. 2, 1925, Lewis papers, RUA.
21 Lewis and Shope, "Scientific Reports of the Corporation" (1925–26), 265, RUA.
22 Ibid.
23 Flexner to Lewis, draft letter, Dec. 1, 1925, Lewis papers, RUA.
24 Flexner to Lewis, Dec. 1, 1925, Lewis papers, RUA.

13 Thomson and Thomson, *Influenza*, v. 9, 498.
14 Carton 1, chapter 22, p. 24, Anna Wessel Williams papers, Schlesinger Library, Radcliffe College.
15 William MacCallum, "Pathological Anatomy of Pneumonia Following Influenza," *Johns Hopkins Hospital Reports* (1921), 149–51.
16 Thomson and Thomson, *Influenza*, v. 9, 603–8.
17 Charles Nicolle and Charles Lebailly, "Recherches expérimentales sur la grippe," *Annales de l'Institut Pasteur* (1919), 395–402, translated for the author by Eric Barry.
18 Saul Benison, *Tom Rivers: Reflections on a Life in Medicine and Science, An Oral History Memoir* (1967), 59.
19 Thomson and Thomson, *Influenza*, v. 9, 287, 291, 497.
20 Welch comments, USPHS Conference on Influenza, Jan. 10, 1929, box 116, file 11, WP. Conference itself reported in *Public Health Reports* 44, no. 122.
21 Thomson and Thomson, *Influenza*, v. 9, 512.
22 René Dubos, *The Professor, the Institute, and DNA* (1976), 174. 邦訳／R・J・デュボス『生命科学への道――エイブリー教授とDNA』柳澤嘉一郎訳、1979年、岩波書店
23 Ibid., 74.
24 Dubos, "Oswald Theodore Avery, 1877–1955," *Biographical Memoirs of Fellows of the Royal Society* (1956), 40.
25 Michael Heidelberger, oral history, 70, NLM.
26 Dubos, *The Professor, the Institute, and DNA*, 173. 邦訳／22と同じ
27 Ibid., 82.
28 Ibid., 175.
29 Heidelberger, oral history, 129.
30 Dubos, *Professor, Institute, and DNA*, 143. 邦訳／22と同じ
31 Oswald Avery, Colin McLeod, and Maclyn McCarty, "Studies on the Chemical Nature of the Substance Inducing Transformation of Pneu mococcal Types," *Journal of Experimental Medicine* (Feb. 1, 1944, reprinted Feb. 1979), 297–326.
32 Gunther Stent, Introduction, *The Double Helix, A Norton Critical Edition* by James Watson (1980), xiv. 邦訳／ジェームズ・D・ワトソン『二重螺旋』青木薫訳、2015年、新潮社
33 Nobelstiftelsen, *Nobel: The Man and His Prizes* (1962), 281.
34 James Watson, *The Double Helix*, A Norton Critical Edition, see 12, 13, 18. 邦訳／32と同じ
35 Horace Judson, *The Eighth Day of Creation: Makers of the Revolution in Biology* (1979), 94.

4 Quoted in Michael Levin, "An Historical Account of the Influenza," *Maryland State Medical Journal* (May 1978), 61.
5 Transcript of Influenza Commission minutes, Oct. 30, 1918, Winslow papers.
6 "Association Committee Notes on Statistical Study of the 1918 Epidemic of So-called Influenza," presented at American Public Health Association meeting, Dec. 11, 1918, entry 10, file 1622, RG 90, NA.
7 Ibid.
8 Transcript of Influenza Commission minutes, Feb. 4, 1919, Winslow papers.
9 George Soper, M.D., "Epidemic After Wars," *JAMA* 72 (April 5, 1919), 988.
10 Russell to Flexner, Nov. 25, 1918, Flexner papers, APS.
11 Quoted in Dorothy Ann Pettit, "A Cruel Wind: America Experiences Pandemic Influenza, 1918–1920, A Social History" (1976), 229.
12 Maj. General Merritt W. Ireland, ed., *Medical Department of the United States Army in the World War*, v. 9, *Communicable Diseases* (1928), 127–29.
13 David Thomson and Robert Thomson, *Annals of the Pickett-Thomson Research Laboratory*, v. 9, *Influenza* (1934), 259.
14 F. M. Burnet, "Portraits of Viruses: Influenza Virus A," *Intervirology* (1979), 201.
15 Comments by Welch on influenza bacillus paper, undated, file 17, box 109, WP.

第30章

1 Thomson and Thomson, *Influenza*, v. 9, 499.
2 Capt. Edwin Hirsch to SG, Oct. 7, 1919, entry 31D, RG 112.
3 J. Wheeler Smith Jr. to Callender, Feb. 20, 1919, entry 31D, RG 112, NA.
4 Maj. General Merritt W. Ireland, ed., *Medical Department of the United States Army in the World War*, v. 12, *Pathology of the Acute Respiratory Diseases, and of Gas Gangrene Following War Wounds* (1929), 180–81.
5 Ibid., 58.
6 Ibid., 140.
7 Ibid., 144.
8 Ireland, *Communicable Diseases*, 62.
9 Edwin O. Jordan, *Epidemic Influenza* (1927), 393.
10 Thomson and Thomson, *Influenza*, v. 9, 512.
11 William H. Park, "Anti-influenza Vaccine as Prophylactic," *New York Medical Journal* (Oct. 12, 1918), 621.
12 Park comments, transcript of Influenza Commission minutes, Dec. 20, 1918, Winslow papers.

11 Pettit, "Cruel Wind," 248.
12 Ibid., 241.
13 R. E. Arne to W. Frank Persons, Jan. 30, 1922, RG 200, NA.
14 Associated Press wire, appearing in *Arizona Republican*, Nov. 9, 1918.
15 Alice Latterall to Marjorie Perry, Oct. 17, 1918, RG 200, NA.
16 "Report of Lake Division," Aug. 12, 1919, RG 200, NA.
17 *JAMA* 71, no. 18 (Nov. 2, 1918), 1500.
18 General manager to division managers, March 1, 1919, RG 200, NA.
19 Quoted in Pettit, "A Cruel Wind," 173.
20 John Dewey, *New Republic* (Jan. 1923), quoted in Dewey, *Characters and Events: Popular Essays in Social and Political Philosophy*, v. 2 (1929), 760–61.
21 F. Scott Fitzgerald, *This Side of Paradise* (1920), 304. 邦訳／スコット・フィッツジェラルド『楽園のこちら側』朝比奈武訳、2016年、花泉社
22 William Maxwell, "A Time to Mourn," *PEN America* (2002), 122–23, 130.
23 Personal communication from Donald Schueler, July 5, 2003.
24 Christopher Isherwood, *Berlin Stories* (New York: New Directions, 1951), 181.
25 *Rocky Mountain News*, Oct. 31, 1918, quoted in Stephen Leonard, "The 1918 Influenza Epidemic in Denver and Colorado," *Essays and Monographs in Colorado History* (1989), 7–8.
26 *Durango Evening Herald*, Nov. 26, 1918, quoted in Leonard, "1918 Influenza Epidemic in Denver and Colorado," 7.
27 Shelley Watts to Fieser, Nov. 13, 1918, RG 200, NA.
28 Kingsley Davis, *The Population of India and Pakistan* (1951), 36, cited in and see also I. D. Mills, "The 1918–19 Influenza Pandemic—The Indian Experience" (1986), 1–40, passim.
29 Niall Johnson and Juergen Mueller, "Updating the Accounts: Global Mortality of the 1918–1920 'Spanish' Influenza Pandemic," *Bulletin of the History of Medicine* (spring 2002), 105–15, passim.
30 Ibid.
31 Virtually all studies showed similar results. See, for example, Thomson and Thomson, *Influenza*, v. 9, 21.
32 Ibid., 165.

第29章

1 Winslow to Wade Frost, Feb. 1, 1930, Winslow papers, SLY.
2 Winslow to Frost, Jan. 16, 1930, Winslow papers.
3 Frost to Winslow, Jan. 20, 1930, Winslow papers.

Wilson (1964), 49.
39 Irwin H. Hoover, *Forty-two Years in the White House*, (1934) 98.
40 Grayson to Tumulty, April 10, 1919, box 44, Tumulty papers.
41 Margaret Macmillan, *Paris 1919: Six Months That Changed the World* (2002), 276.
42 Lloyd George, *Memoirs of the Peace Conference* (1939), quoted in Crosby, *America's Forgotten Epidemic*, 193.
43 Grayson to Tumulty, April 30, 1919, box 44, Tumulty papers.
44 Walworth, *Woodrow Wilson*, v. 2, 319.
45 Ibid.
46 Archibald Patterson, *Personal Recollections of Woodrow Wilson* (1929), 52.
47 Rudolph Marx, *The Health of the Presidents* (1961), 215–16.
48 Elbert Smith, *When the Cheering Stopped: The Last Years of Woodrow Wilson* (1964), 105–6.
49 Edward Weinstein, "Woodrow Wilson's Neurological Illness," *Journal of American History* (1970–71), 324.
50 Macmillan, *Paris 1919*, 276.
51 Grayson, *Woodrow Wilson*, 82.
52 John Maynard Keynes, *Economic Consequences of the Peace* (1920), 297. 邦訳／ケインズ全集第2巻『平和の経済的帰結』早坂忠訳、1977年、東洋経済新報社
53 "Papers Relating to the Foreign Relations of the United States, The Paris Peace Conference" (1942–1947), 570–74, quoted in Schlesinger, *The Age of Roosevelt*, v. 1, *Crisis of the Old Order 1919–1933*, (1957), 14.

第28章

1 Quoted in Michael Bliss, *William Osler: A Life in Medicine* (1999), 469. For more on Osler's illness, see Bliss 468–76, passim.
2 Ibid., 469.
3 Ibid., 470.
4 Ibid., 472.
5 Ibid., 470.
6 Ibid., 475.
7 Ibid., 476.
8 Pettit, "Cruel Wind," 234.
9 Red Cross files, undated, RG 200, NA.
10 Memo to division managers from chairman of influenza committee, Feb. 7, 1920, RG 200, NA.

12 Ibid., 13.
13 Frederick G. Hayden and Peter Palese, "Influenza Virus," in *Clinical Virology* (1997), 928.
14 Jordan, *Epidemic Influenza*, 278–80.
15 Thomson and Thomson, *Influenza*, v. 10, 768.
16 I. M. Wasserman, "The Impact of Epidemic, War, Prohibition and Media on Suicide: United States, 1910–1920," *Suicide and Life Threatening Behavior* (1992), 240.
17 Brian R. Murphy and Robert G. Webster, "Orthomyxoviruses" (1996), 1408.
18 P. K. S. Chan et al., "Pathology of Fatal Human Infection Associated with Avian Influenza A H5N1 Virus," *Journal of Medical Virology* 63, no. 3 (March 2001), 242–46.
19 Douglas Symmers, M.D., "Pathologic Similarity Between Pneumonia of Bubonic Plague and of Pandemic Influenza," *JAMA* 71 (Nov. 2, 1918), 1482.
20 Claude, "Nervous and Mental Disturbances," 1635.
21 Interview with Robert Webster, June 13, 2002.
22 Diaries, House collection, Nov. 30, 1918, quoted in Pettit, "Cruel Wind," 186.
23 *New York Telegram*, Jan. 14, 1919, quoted in Ibid.
24 Quoted in Arthur Walworth, *Woodrow Wilson*, v. 2 (1965), 279.
25 Tasker Bliss, quoted in Bernard Baruch, *Baruch: The Public Years* (1960), 119, quoted in Crosby, *America's Forgotten Pandemic*, 186.
26 From Great Britain Ministry of Health, "Report on the Pandemic of Influenza" (1920), 228, quoted in Crosby, *America's Forgotten Pandemic*, 181.
27 "Paris Letter," March 2, 1919, *JAMA* 72, no. 14 (April 5, 1919), 1015.
28 Walworth, *Woodrow Wilson*, v. 2, 294.
29 Grayson wire to Tumulty, 8:58 A.M., April 4, 1919, box 44, Tumulty papers, LC.
30 Grayson to Tumulty, April 10, 1919, marked personal and confidential, box 44, Tumulty papers.
31 Grayson wire to Tumulty, 11:00 A.M., April 8, 1919, box 44, Tumulty papers.
32 Walworth, *Woodrow Wilson*, v. 2, 297.
33 Edith Wilson, *My Memoir* (1939), 249, quoted in Crosby, *America's Forgotten Pandemic*, 191.
34 Quoted in Walworth, *Woodrow Wilson*, v. 2, 398.
35 Cary Grayson, *Woodrow Wilson: An Intimate Memoir* (1960), 85.
36 Herbert Hoover, *America's First Crusade* (1942), 1, 40–41, 64, quoted in Crosby, *America's Forgotten Epidemic*, 193.
37 Hugh L'Etang, *The Pathology of Leadership* (1970), 49.
38 Elbert Smith, *When the Cheering Stopped: The Last Years of Woodrow*

1918–1920, A Social History" (1976), 162.
10 Ibid., 177.
11 June Osborn, ed., Influenza in America, 1918–1976: History, Science, and Politics (1977), 11.
12 See Alfred W. Crosby, *America's Forgotten Pandemic: The Influenza of 1918* (1989), 91–116, passim.
13 Quoted in ibid., 106.
14 Osborn, *Influenza in America*, 11.
15 W. I. B. Beveridge, *Influenza: The Last Great Plague: An Unfinished Story of Discovery* (1977), 31. 邦訳／W.I.B. ビヴァリッジ『インフルエンザ：人類最後の大疫病』林雄次郎訳、1978年、岩波書店
16 K. D. Patterson and G. F. Pyle, "The Geography and Mortality of the 1918 Influenza Pandemic," *Bulletin of the History of Medicine* (1991), 14.
17 Quoted in Lucy Taksa, "The Masked Disease: Oral History, Memory, and the Influenza Pandemic," in *Memory and History in Twentieth Century Australia* (1994), 86.
18 Ibid., 79.
19 Ibid., 83.
20 Ibid., 79–85, passim.

第27章

1 Egbert Fell, "Postinfluenzal Psychoses," *JAMA* 72 (June 1919), 1658.
2 Thomson and Thomson, *Influenza*, v. 10, 772.
3 G. Draggoti, "Nervous Manifestations of Influenza," *Policlinico* (Feb. 8, 1919), 161, quoted in *JAMA* 72 (April 12, 1919), 1105.
4 Henri Claude, M.D., "Nervous and Mental Disturbances Following Influenza," *JAMA* 72 (May 31, 1919), 1635.
5 Martin Synnott, "Influenza Epidemic at Camp Dix," *JAMA* 71 (Nov. 2, 1918), 1818.
6 Jordan, *Epidemic Influenza*, 35.
7 Maj. General Merritt W. Ireland, ed., *Medical Department of the United States Army in the World War*, v. 9, *Communicable Diseases* (1928), 159.
8 Thomson and Thomson, *Influenza*, v. 10, 263.
9 Ireland, *Influenza*, 160.
10 Ireland, ed., *Medical Department of the United States Army in the World War*, v. 12, *Pathology of the Acute Respiratory Diseases, and of Gas Gangrene Following War Wounds* (1929), 141–42.
11 Ibid., 119.

54 Thomson and Thomson, *Influenza*, v. 9, 165.
55 "Rio de Janeiro Letter," *JAMA* 72 no. 21, May 24, 1919, 1555.
56 Thomson and Thomson, *Influenza*, v. 9, 124.
57 Ibid., 124.
58 Jordan, *Epidemic Influenza*, 224.
59 Ibid., 225.
60 Rice, *Black November*, 140.
61 *Public Health Reports*, Sept. 20, 1918, 1617.
62 Jordan, *Epidemic Influenza*, 222.
63 Mills, "The 1918–19 Influenza Pandemic—The Indian Experience," *The Indian Economic and Social History Review* (1986), 27.
64 Richard Gordon, M.D., *Great Medical Disasters* (1983), 87; Beveridge, *Influenza: The Last Great Plague*, 31. 邦訳／37と同じ
65 Jordan, *Epidemic Influenza*, 246.
66 Memo to Dr. Warren from Dr. Armstrong, May 2, 1919, entry 10, file 1622, RG 90, NA.
67 "London Letter," *JAMA* 72, no. 21 (May 24, 1919), 1557.
68 Mills, "The 1918–19 Influenza Pandemic," 35.
69 Kingsley Davis, *The Population of India and Pakistan* (1951), 36.
70 Collier, *Plague of the Spanish Lady*, 266. 邦訳／44と同じ

Ⅷ　停滞

第26章

1 Quoted in William McNeill, *Plagues and Peoples* (1976), 53.
2 H. G. Wells, *War of the Worlds*, online edition, www.fourmilab.ch/etexts/www/warworlds/b2c6.html. H・G・ウェルズ『宇宙戦争』、原文はオンライン版
3 George Soper, M.D., "The Influenza Pandemic in the Camps," undated, unpaginated, RG 112, NA.
4 Ibid.
5 Ibid.
6 Wade Frost quoted in David Thomson and Robert Thomson, *Annals of the Pickett-Thomson Research Laboratory*, v. 9, *Influenza* (1934), 215.
7 Edwin O. Jordan, *Epidemic Influenza* (1927), 355–56.
8 "Bulletin of the USPHS," Dec. 11, 1918, quoted in *JAMA* 71, no. 25 (Dec. 21, 1918), 2088.
9 Dorothy Ann Pettit, "A Cruel Wind: America Experiences Pandemic Influenza,

28 Acting surgeon general to camp and division surgeons, Oct. 25, 1918, entry 29, RG 112, NA.
29 Editorial, *JAMA* 71, no. 17, (Oct. 26, 1918), 1408.
30 Editorial, *JAMA* 71, no. 19 (Nov. 9, 1918), 1583.
31 Fincher, "America's Rendezvous," 131.
32 Friedlander et al., "The Epidemic of Influenza at Camp Sherman," *JAMA* 71 (Nov. 16, 1918), 1652.
33 Ibid.
34 *Engineering News-Record* 82 (1919), 787, quoted in Jordan, *Epidemic Influenza*, 453.
35 Kilpatrick to F. C. Monroe, Aug. 7, 1919; see also Mrs. Nichols, "Report of Expedition," July 21, 1919, RG 200.
36 U.S. Congress, Senate Committee on Appropriations, "Influenza in Alaska" (1919).
37 W. I. B. Beveridge, *Influenza: The Last Great Plague: An Unfinished Story of Discovery* (1977), 31. 邦訳／W.I.B. ビヴァリッジ『インフルエンザ――人類最後の大疫病』林雄次郎訳、1978 年、岩波書店
38 U.S. Congress, Senate Committee on Appropriations, "Influenza in Alaska."
39 Mrs. Nichols, "Report of Expedition."
40 Ibid.
41 Ibid.
42 Eileen Pettigrew, *The Silent Enemy: Canada and the Deadly Flu of 1918* (1983), 28.
43 Ibid., 31.
44 Richard Collier, *The Plague of the Spanish Lady: The Influenza Pandemic of 1918–1919* (1974), 300. 邦訳／リチャード・コリヤー『インフルエンザ・ウイルス　スペインの貴婦人――スペイン風邪が荒れ狂った 120 日』中村定訳、2005 年、清流出版
45 Pettigrew, *Silent Enemy*, 30.
46 Ibid., 33.
47 Jordan, *Epidemic Influenza*, 251.
48 Van Hartesveldt, *1918–1919 Pandemic of Influenza*, 25.
49 Fincher, "America's Rendezvous," 134.
50 Pierre Lereboullet, *La grippe: clinique, prophylaxie, traitement* (1926), 33, quoted in Diane A. V. Puklin, "Paris," in Van Hartesveldt, *1918–1919 Pandemic of Influenza*, 77.
51 Jordan, *Epidemic Influenza*, 227.
52 Crosby, *America's Forgotten Pandemic*, 234.
53 Jordan, *Epidemic Influenza*, 204–5.

3 Blue to Converse, Oct. 10, 1918, entry 10, file 1622, RG 90.
4 Rush wire to Blue, Oct. 14, 1918, entry 10, file 1622, RG 90, NA.
5 Report, Oct. 22, 1918, box 688, RG 200, NA.
6 Josey Brown, transcript of unaired interview for "Influenza 1918," *American Experience*, Feb. 26, 1997.
7 See, for example, *JAMA* 71, no. 17 (Oct. 26 1918): 1412, 1413.
8 James Back, M.D., *JAMA* 71, no. 23 (Dec. 7, 1918), 1945.
9 Thomas C. Ely, M.D., letter to editor, *JAMA* 71, no. 17 (Oct. 26, 1918): 1430.
10 D. M. Cowie and P. W. Beaven, "Nonspecific Protein Therapy in Influenzal Pneumonia," *JAMA* 72 (April 19, 1919), 1170.
11 F. B. Bogardus, "Influenza Pneumonia Treated by Blood Transfusion," *New York Medical Journal* (May 3, 1919), 765.
12 W. W. G. MacLachlan and W. J. Fetter, "Citrated Blood in Treatment of Pneumonia Following Influenza," *JAMA* 71 (Dec. 21, 1918), 2053.
13 David Thomson and Robert Thomson, *Annals of the Pickett-Thomson Research Laboratory*, v. 10, *Influenza* (1934), 1287.
14 T. A. McCann, "Homeopathy and Influenza," *The Journal of the American Institute for Homeopathy* (May 1921).
15 T. Anastassiades, "Autoserotherapy in Influenza," *Grece Medicale*, reported in *JAMA* 72 (June 1919), 1947.
16 Quoted in Thomson and Thomson, *Influenza*, v. 10, 1287.
17 "Paris Letter," Oct. 3, 1918, in *JAMA* 71, no. 19 (Nov. 9, 1918).
18 Quoted in Van Hartesveldt, *1918–1919 Pandemic of Influenza*, 82.
19 *Arizona Gazette*, Nov. 26, 1918.
20 All these and others reproduced under title "Propaganda for Reform" in *JAMA* 71, no. 21 (Nov. 23, 1918), 1763.
21 *Seattle Post-Intelligencer*, Jan. 3, 1919.
22 Numerous papers both in and outside New York City, see, for example, *Philadelphia Public Ledger*, Oct. 18, 1918
23 John Kolmer, M.D., "Paper Given at the Philadelphia County Medical Society Meeting, Oct. 23, 1918," *Pennsylvania Medical Journal* (Dec. 1918), 181.
24 George Whipple, "Current Comment, Vaccines in Influenza," *JAMA* 71 (Oct. 19, 1918), 1317.
25 Egbert Fell, "Postinfluenzal Psychoses," *JAMA* 72 (June 7, 1919), 1658.
26 E. A. Fennel, "Prophylactic Inoculation against Pneumonia," *JAMA* 71 (Dec. 28, 1918), 2119.
27 Major G. R. Callender to Dr. W. B. Holden, Oct. 7, 1918, entry 29, RG 112, NA.

55 *Gunnison News-Chronicle*, Nov. 22, 1918, quoted in Leonard, "1918 Influenza Epidemic," 8.
56 Susanna Turner, transcript of unaired interview for "Influenza 1918," *American Experience*, Feb. 27, 1997.
57 Dan Tonkel, transcript of unaired interview for "Influenza 1918," *American Experience*, March 3, 1997.
58 Ibid.
59 William Sardo, transcript of unaired interview for "Influenza 1918," *American Experience*, Feb. 27, 1997.
60 Joe Delano, transcript of unaired interview for "Influenza 1918," *American Experience*, March 3, 1997.
61 Jack Fincher, "America's Rendezvous with the Deadly Lady," *Smithsonian Magazine* (Jan. 1989), 131.
62 "An Account of the Influenza Epidemic in Perry County, Kentucky," unsigned, Aug. 14, 1919, box 689, RG 200, NA.
63 Shelley Watts to Fieser, Nov. 11, 1918, box 689, RG 200, NA.
64 Nancy Baird, "The 'Spanish Lady' in Kentucky," *Filson Club Quarterly*, 293.
65 Patricia J. Fanning, "Disease and the Politics of Community: Norwood and the Great Flu Epidemic of 1918" (1995), 139–42.
66 From Red Cross pamphlet: "The Mobilization of the American National Red Cross During the Influenza Pandemic 1918–1919" (1920), 24.
67 Leonard, "1918 Influenza Epidemic," 9.
68 C. E. Turner, "Report Upon Preventive Measures Adopted in New England Shipyards of the Emergency Fleet Corp," undated, entry 10, file 1622, RG 90, NA.
69 Ibid.
70 *Arizona Republican*, Nov. 8, 1918.
71 *Arizona Gazette*, Oct. 11, 1918.
72 *Arizona Republican*, Nov. 27, 1918.
73 *Arizona Gazette*, Dec. 6, 1918
74 Mrs. Volz, transcript of unaired interview "Influenza 1918," *American Experience*, Feb. 26, 1997.
75 Robert Frost, "Fire and Ice," originally published in *Harper's*, 1920.
76 "Mobilization of the American National Red Cross," 24.

第25章

1 Converse to Blue, Oct. 8, 1918, entry 10, file 1622, RG 90, NA.
2 Rush wire to Blue, Oct. 14, 1918, entry 10, file 1622. RG 90, NA.

29 Dan Tonkel, transcript of unaired interview for "Influenza 1918," *American Experience*, March 3, 1997.
30 Gene Hamaker, "Influenza 1918," *Buffalo County, Nebraska, Historical Society* 7, no. 4.
31 See, for example, *Washington Evening Star*, Oct. 3, 1918.
32 Unidentified, undated clipping in epidemic scrapbook, College of Physicians Library.
33 For example, *Rocky Mountain News*, Sept. 28, 1918, quoted in Stephen Leonard, "The 1918 Influenza Epidemic in Denver and Colorado," *Essays and Monographs in Colorado History*, no. 9 (1989), 3.
34 *JAMA* 71, no. 15 (Oct. 12, 1918), 1220.
35 *Arizona Republican*, Sept. 23, 1918.
36 William Maxwell, "Influenza 1918," *American Experience*.
37 Lee Reay, "Influenza 1918," *American Experience*.
38 Luckingham, *Epidemic in the Southwest*, 29.
39 Quoted in Sherwin Nuland, *How We Die* (1994), 201. 邦訳／シャーウィン・B・ヌーランド『人間らしい死に方：人生の最終章を考える』鈴木主税訳、1997年、河出書房新社
40 interview with Pat Ward, Feb. 13, 2003.
41 See, for example, *JAMA* 71, no. 21 (Nov. 16, 1918).
42 Doane made the statement in Chicago and was quoted by *The Chicago Tribune*, Sept. 19, 1918. The story appeared in many papers nationally, for example, *the Arizona Republican*, same date.
43 Parsons to Blue, Sept. 26, 1918, entry 10, file 1622, RG 90, NA.
44 Ibid.
45 Ibid.
46 Associated Press, Oct. 18, 1918; see also *Mobile Daily Register*, Oct. 18, 1918.
47 U.S. Census Bureau, Mortality Statistics 1919, 30–31; see also W. H. Frost, "Statistics of Influenza Morbidity," *Public Health Reports* (March 1920), 584–97.
48 A. M. Lichtenstein, "The Influenza Epidemic in Cumberland, Md," *Johns Hopkins Nurses Alumni Magazine* (1918), 224.
49 Parsons to Blue, Oct. 13, 1918, entry 10, file 1622, RG 90, NA.
50 Parsons to Blue, Oct. 13, 1918, entry 10, file 1622, RG 90, NA.
51 J. W. Tappan to Blue, Oct. 22 and Oct. 23, 1918, entry 10, file 1622, RG 90.
52 Leonard, "1918 Influenza Epidemic," 7.
53 *Durango Evening Herald*, Dec. 13, 1918, quoted in Leonard, "1918 Influenza Epidemic," 8.
54 Memo by E. L. Munson, Oct. 16, 1918, entry 710, RG 112.

June 15, 2003.

4 See, for example, *Arizona Republican*, Sept. 1, 1918.

5 E. Bircher, "Influenza Epidemic," *Correspondenz-Blatt für Schweizer Äertze*, Basel (Nov. 5, 1918), 1338, quoted in *JAMA* 71, no. 24 (Dec. 7, 1918), 1946.

6 Douglas Symmers, M.D., "Pathologic Similarity Between Pneumonia of Bubonic Plague and of Pandemic Influenza," *JAMA* (Nov. 2, 1918), 1482.

7 Wade Oliver, *The Man Who Lived for Tomorrow: A Biography of William Hallock Park, M.D.* (1941), 384.

8 *Providence Journal*, Sept. 9, 1918.

9 Run in many newspapers, for example, *Arizona Republican*, Sept. 23, 1918.

10 *JAMA* 71, no. 13 (Sept. 28, 1918): 1075.

11 *Washington Evening Star*, Oct. 13, 1918.

12 Quoted in Pettit, "A Cruel Wind," 105.

13 *Arkansas Gazette*, Sept. 20, 1918.

14 Report from *Christian Science Monitor* reprinted in *Arizona Gazette*, Oct. 31, 1918.

15 See *Review Press and Reporter*, Feb. 1972 clipping, RG 200, NA.

16 Ibid.

17 Quoted in Crosby, *America's Forgotten Pandemic*, 92.

18 John Dill Robertson, *Report of an Epidemic of Influenza in Chicago Occurring During the Fall of 1918* (1919), City of Chicago, 45.

19 The Survey 41 (Dec. 21, 1918), 268, quoted in Fred R. Van Hartesveldt, *The 1918–1919 Pandemic of Influenza: The Urban Impact in the Western World* (1992), 144.

20 Riet Keeton and A. Beulah Cusman, "The Influenza Epidemic in Chicago," *JAMA* (Dec. 14, 1918), 2000–2001. Note the 39.8 percent corrects an earlier report in *JAMA* by Nuzum on Nov. 9, 1918, 1562.

21 *Literary Digest* 59 (Oct. 12, 1918), 13–14, quoted in Van Hartesveldt, *1918–1919 Pandemic of Influenza*, 144.

22 Albuquerque Morning Journal, Oct. 1, 1918, quoted in *Bradford Luckingham, Epidemic in the Southwest, 1918–1919* (1984), 18.

23 *Arizona Republican*, Sept. 23, 1918.

24 Compare *Arizona Republican*, Sept. 19, 1918, to *New Orleans Item*, Sept. 21, 1918.

25 See *Arizona Republican* of Sept. 25, 26, 27, 28, 1918.

26 *Arizona Gazette*, Jan. 9, 1919.

27 *Arizona Gazette*, Nov. 26, 1918.

28 See Vicks VapoRub ad run repeatedly all over the country, for example, in *Seattle Post-Intelligencer*, Jan. 7, 1919.

10 *Mayor's Annual Report for 1918*, 40, Philadelphia City Archives.
11 Anna Lavin, June 3, 1982, Charles Hardy oral history tapes, West Chester University.
12 Michael Donohue, transcript of unaired interview for "Influenza 1918," *American Experience*, Feb. 28, 1997.
13 Harriet Ferrell, transcript of unaired interview for "Influenza 1918," *American Experience*, Feb. 27, 1997.
14 Selma Epp, transcript of unaired interview for "Influenza 1918," *American Experience*, Feb. 28, 1997.
15 Clifford Adams, Charles Hardy oral history tapes.
16 *Philadelphia Inquirer*, Oct. 16, 1918.
17 "Directory of Nurses," College of Physicians of Philadelphia papers.
18 Joseph Lehman, "Clinical Notes on the Recent Epidemic of Influenza," *Monthly Bulletin of the Department of Public Health and Charities* (March 1919), 38.
19 In at least three Philadelphia newspapers, including the *Philadelphia Inquirer* and two unidentified newspaper clippings in epidemic scrapbook, Oct. 6, 1918, College of Physicians Library, Philadelphia.
20 Unidentified newspaper clipping in epidemic scrapbook, Oct. 9, 1918, College of Physicians Library, Philadelphia.
21 *Philadelphia Inquirer*, Oct. 14, 1918.
22 "Minutes of Philadelphia General Hospital Woman's Advisory Council," Oct. 16, 1918, HSP.
23 *Mayor's Annual Report for 1918*, 40, City Archives, Philadelphia.
24 "Minutes of Philadelphia General Hospital Woman's Advisory Council," Oct. 16, 1918, HSP.
25 Undated clipping in epidemic scrapbook, College of Physicians Library.
26 Susanna Turner, transcript of unaired interview for "Influenza 1918," American Experience, Feb. 27, 1997.
27 Ibid.

第24章

1 Geoffrey Rice, *Black November: The 1918 Influenza Epidemic in New Zealand* (1988), 51-52.
2 See "Reminiscences Dana W. Atchley, M.D." (1964), 94-95, Columbia oral history, quoted in Dorothy Ann Pettit, "A Cruel Wind: America Experiences the Pandemic Influenza, 1918-1920," (1976), 109.
3 Many citations of this comment originally made in 1917, including *Newsday*,

23 Cole to Pearce, July 19, 1918, NAS.
24 *Public Health Reports*, Sept. 13, 1918, 1340.
25 Blue, undated draft report, entry 10, file 1622, RG 90, NA.
26 *Washington Post*, Sept. 22, 1918.
27 *Washington Evening Star*, Sept. 22, 1918.
28 Blue to Pearce, Sept. 9, 1919, NAS.
29 John Kemp, ed., *Martin Behrman of New Orleans: Memoirs of a City Boss* (1970), 143.
30 "Minutes of War Council," Oct. 1, 1918, 1573, RG 200, NA.
31 "Minutes of War Council," Sept. 27, 1918, RG 200.
32 George Soper, M.D., "The Influenza Pneumonia Pandemic in the American Army Camps, September and October 1918," *Science* (Nov. 8, 1918), 454, 456.

第22章

1 Quoted in "Summary of Red Cross Activity in Influenza Epidemic" (undated), 6, box 688, RG 200; see also Evelyn Berry, "Summary of Epidemic 1918–1919," July 8, 1942, RG 200, NA.
2 Jackson to W. Frank Persons, Oct. 4, 1918, box 688, RG 200, NA.
3 Ibid.
4 Ibid.
5 Franklin Martin, *Fifty Years of Medicine and Surgery*, (1934), 384.
6 Lavinia Dock et al., *History of American Red Cross Nursing* (1922), 969.
7 Ibid.

第23章

1 Flexner to Lewis, July 8, 1908, RUA.
2 Mrs. J. Willis Martin to Mayor Thomas Smith, Oct. 8, 1918, Council of National Defense papers, HSP.
3 Undated memo, entries 13B–D2, RG 62, NA.
4 Ibid.
5 "Minutes of Visiting Nurse Society for October and November, 1918," Center for the Study of the History of Nursing, University of Pennsylvania.
6 Krusen to Navy Surgeon General William Braisted, Oct. 6, 1918, entry 12, RG 52, NA.
7 Blue to Braisted, Oct. 7, 1918, entry 12, RG 52, NA.
8 *Philadelphia Public Ledger*, Oct. 10, 1918.
9 Ibid.

原注

Ⅶ　戦い

第21章

1 David Kennedy, *Over Here: The First World War and American Society* (1980), 166.
2 John Eisenhower and Joanne Eisenhower, *Yanks: The Epic Story of the American Army in World War I* (2001), 221.
3 Richard to March, Sept. 19, 1918, entry 29, RG 112, NA.
4 Surgeon, Port of Embarkation, Newport News, to Surgeon General, Oct. 7, 1918, entry 29, RG 112, NA.
5 See Richard to Adjutant General, various correspondences and cables, Sept. 25 through Oct. 10, 1918, entry 29, RG 112, NA.
6 Eleanor Roosevelt, *This Is My Story* (1937), 268.
7 A. A. Hoehling, *The Great Epidemic* (1961), 63.
8 John Cushing and Arthur Stone, eds., *Vermont in the World War, 1917–1919* (1928), 6, quoted in A. W. Crosby, *America's Forgotten Pandemic: The Influenza of 1918* (1989), 130.
9 Crosby, *America's Forgotten Pandemic*, 130.
10 Log of Leviathan, RG 45, NA.
11 Quoted in Crosby, *America's Forgotten Pandemic*, 138.
12 Ibid., 163.
13 George Crile, *George Crile, An Autobiography*, v. 2 (1947), 350–51, quoted in Crosby, *America's Forgotten Pandemic*, 166.
14 Undated *Washington Star* clipping in Tumulty papers, box 4, LC; see also Arthur Walworth, *Woodrow Wilson*, v. 2 (1965), 183–89, 462–63.
15 Walworth, *Woodrow Wilson*, v. 2, 462–63.
16 Ibid.
17 Ibid.
18 Vaughan to George Hale, Aug. 23, 1917, Council of National Defense papers, NAS.
19 Haven Anderson to Rosenau, Dec. 24, 1917, Rosenau papers, UNC.
20 Morris Fishbein, *A History of the American Medical Association, 1847 to 1947* (1947), 736.
21 Blue, presidential address, reprinted in *JAMA* 66, no. 25 (June 17, 1916), 1901.
22 Blue's office to McCoy, July 28, 1918, entry 10, file 2119, RG 90, NA.

Fanning, Patricia J. "Disease and the Politics of Community: Norwood and the Great Flu Epidemic of 1918." Ph.D. diss., Boston College, 1995.

"Influenza 1918." *The American Experience*, Boston, Mass.: WGBH, 1998.

Ott, Katherine. "The Intellectual Origins and Cultural Form of Tuberculosis in the United States, 1870–1925." Ph.D. diss., Temple University, 1990.

Parsons, W. David, M.D. "The Spanish Lady and the Newfoundland Regiment." Paper presented at Newfoundland and the Great War Conference, Nov. 11, 1998.

Pettit, Dorothy Ann. "A Cruel Wind: America Experiences Pandemic Influenza, 1918–1920, A Social History." Ph.D. diss., University of New Hampshire, 1976.

Smith, Soledad Mujica. "Nursing as Social Responsibility: Implications for Democracy from the Life Perspective of Lavinia Lloyd Dock (1858–1956)." Ph.D. diss., Louisiana State University, 2002.

Wolper, Gregg. "The Origins of Public Diplomacy: Woodrow Wilson, George Creel, and the Committee on Public Information." Ph.D. diss., University of Chicago, 1991.

Walter, Richard. S. *Weir Mitchell, M.D., Neurologist: A Medical Biography.* Springfield, Ill: Chas. Thomas, 1970.

Walworth, Arthur. *Woodrow Wilson.* Boston: Houghton Mifflin, 1965.

Warner, John Harley. *Against the Spirit of System: The French Impulse in Nineteenth Century American Medicine.* Princeton, N.J.: Princeton University Press, 1998.

Watson, James. *The Double Helix,* A Norton Critical Edition, edited by Gunther Stent. New York: Norton, 1980. 邦訳/ジェームズ・D・ワトソン『二重螺旋』青木薫訳、2015 年、新潮社

Weigley, Russell, ed. *Philadelphia: A 300 Year History.* New York: Norton, 1982.

Wilson, Edith. *My Memoir.* Indianapolis and New York: Bobbs Merrill, 1939.

Wilson, Joan Hoff. *Herbert Hoover: Forgotten Progressive.* Boston: Little Brown, 1975.

Winslow, Charles Edward Amory, *The Conquest of Epidemic Disease: A Chapter in the History of Ideas.* Princeton: Princeton University Press, 1943.

———. *The Evolution and Significance of the Modern Public Health Campaign.* New Haven: Yale University Press, 1923.

———. *Life of Hermann M. Biggs,* Philadelphia: Lea & Febiger, 1929.

Winternitz, Milton Charles. *The Pathology of Influenza.* New Haven: Yale University Press, 1920.

Young, James Harvey. *The Medical Messiahs: A Social History of Health Quackery in Twentieth Century America.* Princeton, N.J.: Princeton University Press, 1967.

———. *The Toadstool Millionaires: A Social History of Patent Medicines in America before Federal Regulation.* Princeton, N.J.: Princeton University Press, 1961.

Zinsser, Hans. *As I Remember Him: The Biography of R. S.* Gloucester, Mass.: Peter Smith, 1970.

———. *Rats, Lice, and History.* New York: Black Dog & Leventhal, 1963. 邦訳/ハンス・ジンサー『ネズミ、シラミ、文明 伝染病の歴史的伝記』橋本雅一訳、2020 年、みすず書房

未刊行物

Allen, Phyllis. "Americans and the Germ Theory of Disease." Ph.D. diss., University of Pennsylvania, 1949.

Anderson, Jeffrey. "Influenza in Philadelphia, 1918." MA thesis, Rutgers University, Camden, 1998.

Shryock, Richard. *American Medical Research Past and Present.* New York: Commonwealth Fund, 1947.

———. *The Development of Modern Medicine*, 2nd ed. New York: Knopf, 1947. 邦訳／R・H・シュライオック『近代医学の発達』大城功訳、1974年、平凡社

———. *The Unique Influence of the Johns Hopkins University on American Medicine.* Copenhagen: Ejnar Munksgaard Ltd., 1953.

Silverstein, Arthur. *Pure Politics and Impure Science: The Swine Flu Affair.* Baltimore, Md.: Johns Hopkins University Press, 1981.

Simon Flexner Memorial Pamphlet. New York: Rockefeller Institute for Medical Research, 1946.

Smith, Elbert. *When the Cheering Stopped: The Last Years of Woodrow Wilson.* New York: Morrow, 1964.

Starr, Paul. *The Social Transformation of American Medicine.* New York: Basic Books, 1982.

Steele, Richard W. *Free Speech in the Good War.* New York: St. Martin's Press, 1999.

Stent, Gunther. *Introduction to The Double Helix*, A Norton Critical Edition, by James Watson, edited by Gunther Stent. New York: Norton, 1980.

Sternberg, Martha. *George Sternberg: A Biography.* Chicago: American Medical Association, 1925.

Thompson, E. Symes. *Influenza.* London: Percival & Co., 1890.

Thomson, David, and Robert Thomson. *Annals of the Pickett-Thomson Research Laboratory*, vols. 9 and 10, *Influenza.* Baltimore: Williams and Wilkens, 1934.

U.S. Census Bureau. *Mortality Statistics 1919.* Washington, D.C.: General Printing Office.

U.S. Congress, Senate Committee on Appropriations. "Influenza in Alaska." Washington, D.C.: Government Printing Office, 1919.

Van Hartesveldt, Fred R., ed. *The 1918-1919 Pandemic of Influenza: The Urban Impact in the Western World.* Lewiston, N.Y.: E. Mellen Press, 1992.

Vaughan, Victor A. *A Doctor's Memories.* Indianapolis: Bobbs Merrill, 1926.

Vaughn, Stephen. *Holding Fast the Inner Lines: Democracy, Nationalism, and the Committee on Public Information.* Chapel Hill: University of North Carolina Press, 1980.

Vogel, Morris, and Charles Rosenberg, eds. *The Therapeutic Revolution: Essays on the Social History of American Medicine.* Philadelphia: University of Pennsylvania Press, 1979.

Wade, Wyn Craig. *The Fiery Cross: The Ku Klux Klan in America.* New York: Simon & Schuster, 1987.

Va.: Whittet & Shepperson, 1929.

Patterson, K. D. *Pandemic Influenza, 1700–1900: A Study in Historical Epidemiology*. Totowa, N.J.: Rowan & Littlefield, 1986.

Peabody, F. W., G. Draper, and A. R. Dochez. *A Clinical Study of Acute Poliomyelitis*. New York: The Rockefeller Institute for Medical Research, 1912.

Pettigrew, E. *The Silent Enemy: Canada and the Deadly Flu of 1918*. Saskatoon, Sask.: Western Producer Prairie Books, 1983.

Porter, Roy. *The Greatest Benefit to Mankind: A Medical History of Humanity*. New York: Norton, 1998.

Pyle, Gerald F. *The Diffusion of Influenza: Patterns and Paradigms*. Totowa, N.J.: Rowman & Littlefield, 1986.

Ravenel, Mayzyk, ed. *A Half Century of Public Health*. New York: American Public Health Association, 1921.

Rice, G. *Black November: The 1918 Influenza Epidemic in New Zealand*. Wellington, New Zealand: Allen & Unwin, 1988.

Richman, Douglas, Richard Whitley, and Frederick Hayden, eds. *Clinical Virology*. New York: Churchill Livingstone, 1997.

Robertson, John Dill. "Report of an Epidemic of Influenza in Chicago Occurring During the Fall of 1918." City of Chicago.

Roosevelt, Eleanor. *This Is My Story*. New York, London: Harper & Brothers, 1937.

Rosenberg, Charles. *The Cholera Years: The United States in 1832, 1849, and 1866*. Chicago: University of Chicago Press, 1962.

———. *Explaining Epidemics and Other Studies in the History of Medicine*. Cambridge and New York: Cambridge University Press, 1992.

Rosenberg, Steven, and John Barry. *The Transformed Cell: Unlocking the Mysteries of Cancer*. New York: Putnam, 1992.

Rosenkrantz, Barbara Gutmann. *Public Health and the State: Changing Views in Massachusetts, 1842–1936*. Cambridge, Mass: Harvard University Press, 1972.

Rubenstein, Edward, and Daniel Feldman. *Scientific American Medicine*. New York: Scientific American, 1995.

Sabin, Florence. *Franklin Paine Mall: The Story of a Mind*. Baltimore: Johns Hopkins University Press, 1934.

St. John, Robert. *This Was My World*. Garden City, N.Y.: Doubleday, 1953.

Schlesinger, Arthur. *The Age of Roosevelt*, v. 1, *Crisis of the Old Order 1919–1933*. Boston: Houghton Mifflin, 1957.

Sentz, Lilli, ed. *Medical History in Buffalo, 1846–1996, Collected Essays*. Buffalo: State University of New York at Buffalo, 1996.

York: Random House, 2002.
McNeill, William. *Plagues and Peoples*. New York: Anchor Press/Doubleday, 1976. 邦訳／W・H・マクニール『疫病と世界史』佐々木昭夫訳、1985年、新潮社
McRae, Major Donald. *Offensive Fighting*. Philadelphia: J. B. Lippincott, 1918.
Magner, Lois. *A History of Medicine*. New York: M. Dekker, 1992.
Mahy, Brian W. J., and Leslie Collier. *Microbiology and Microbial Infections*, v. 1, *Virology*. New York: Oxford University Press, 1998.
Martin, Franklin B. *Fifty Years of Medicine and Surgery*. Chicago: Surgical Publishing Company, 1934.
Marx, Rudolph. *The Health of the Presidents*. New York: Putnam, 1961.
Murray, Robert. *Red Scare: A Study in National Hysteria*. Minneapolis: University of Minnesota Press, 1955.
Nasar, Sylvia. *A Beautiful Mind*. New York: Simon & Schuster, 1998. 邦訳／シルヴィア・ナサー『ビューティフル・マインド：天才数学者の絶望と奇跡』塩川優訳、2002年、新潮社
Nobelstifelsen. *Nobel: The Man and His Prizes*. New York: Elsevier, 1962.
Noyes, William Raymond. *Influenza Epidemic 1918–1919: A Misplaced Chapter in United States Social and Institutional History*. Ann Arbor, Mich.: University Microfilms, 1971, c1969.
Nuland, Sherwin. *How We Die*. New York: Vintage, 1993. 邦訳／シャーウィン・B・ヌーランド『人間らしい死にかた―人生の最終章を考える』鈴木主税訳、1995年、河出書房新社
Oliver, Wade. *The Man Who Lived for Tomorrow: A Biography of William Hallock Park, M.D.* New York: E. P. Dutton, 1941.
Osborn, June. E. *Influenza in America, 1918–1976: History, Science and Politics*. New York: Prodist, 1977.
Osler, William. *Osler's Textbook Revisited*, edited by A. McGehee Harvey and Victor A. McKusick. New York: Appleton Century Crofts, 1967.
Packard, Francis, M.D. *History of Medicine in the United States*. New York: Hafner, 1963.
Papers Relating to the Foreign Relations of the United States: The Paris Peace Conference, v. 11. Washington, D.C.: Government Printing Office, 1942–1947.
Parish, H. J. *A History of Immunization*. Edinburgh: Livingstone, 1965.
Park, William H. *Collected Reprints of Dr. William H. Park*, v. 3, *1910–1920*. City of New York.
Park, William H., and Anna Williams. *Pathogenic Microorganisms*. Philadelphia: Lea & Febiger, 1939.
Patterson, Archibald. *Personal Recollections of Woodrow Wilson*. Richmond,

Plenum Press, 1992.

Ireland, Merritt W., ed. *Medical Department of the United States Army in the World War*, v. 9, *Communicable and Other Diseases*. Washington, D.C.: U.S. Army, 1928.

———. *Medical Department of the United States Army in the World War*, v. 12, *Pathology of the Acute Respiratory Diseases, and of Gas Gangrene Following War Wounds*. Washington, D.C.: U.S. Army, 1929.

Jensen, Joan. *The Price of Vigilance*. New York: Rand McNally, 1968.

Johnson, Richard T., M.D. *Viral Infections of the Nervous System*, 2nd ed. Philadelphia: Lippincott-Raven, 1998.

Jordan, Edwin O. *Epidemic Influenza*. Chicago: American Medical Association, 1927.

Judson, Horace. *The Eighth Day of Creation: Makers of the Revolution in Biology*. New York: Simon & Schuster, 1979. 邦訳／H・F・ジャドソン『分子生物学の夜明け　生命の秘密に挑んだ人たち』野田春彦訳、1982年、東京化学同人

Kansas and Kansans. Chicago: Lewis Publishing Co., 1919.

Kennedy, David. *Over Here: The First World War and American Society*. New York: Oxford University Press, 1980.

Keynes, John Maynard. *Economic Consequences of the Peace*. New York: Harcourt, Brace and Howe, 1920. 邦訳／ケインズ全集第2巻『平和の経済的帰結』早坂忠訳、1977年、東洋経済新報社

Kilbourne, E. D., M.D. *Influenza*. New York: Plenum Medical, 1987.

Layton, Edwin. *The Revolt of the Engineers: Social Responsibility and the American Engineering Profession*. Cleveland: Press of Case Western Reserve University, 1971.

Lereboullet, Pierre. *La grippe, clinique, prophylaxie, traitement*. Paris: 1926.

L'Etang, Hugh. *The Pathology of Leadership*. New York: Hawthorn Books, 1970.

Luckingham, B. *Epidemic in the Southwest, 1918-1919*. El Paso: Texas Western Press, 1984.

Ludmerer, Kenneth M. *Learning to Heal: The Development of American Medical Education*. New York: Basic Books, 1985.

McAdoo, William. *Crowded Years*. Boston and New York: Houghton Mifflin Company, 1931.

MacCallum, William G. *William Stewart Halsted*. Baltimore, Md.: Johns Hopkins University Press, 1930.

McCullough, David. *The Path Between the Seas: The Creation of the Panama Canal 1870-1914*. New York: Simon & Schuster, 1977.

Macmillan, Margaret. *Paris 1919, Six Months That Changed the World*. New

New York: Vintage Books, 1976. 邦訳／ミシェル・フーコー『臨床医学の誕生』神谷美恵子訳、1969年、みすず書房

Fox, R., and G. Weisz, eds. *The Organization of Science and Technology in France, 1808–1914*. Cambridge, England, and New York: Cambridge University Press, 1980.

Fulton, John. *Harvey Cushing*. Springfield, Ill.: Chas. Thomas, 1946.

Fye, W. Bruce. *The Development of American Physiology: Scientific Medicine in the Nineteenth Century*. Baltimore: Johns Hopkins University Press, 1987.

Garrison, F. H. John *Shaw Billings: A Memoir*. New York: Putnam, 1915.

Geison, Gerald, ed. *Physiology in the American Context*. 1850–1940. Bethesda, Md.: Williams and Wilkins, 1987.

George, Lloyd. *Memoirs of the Peace Conference*. New Haven: Yale University Press, 1939.

Gibson, John M. *Physician to the World: The Life of General William C. Gorgas*. Tuscaloosa: University of Alabama Press, 1989.

Goethe, Johann Wolfgang. *Faust, Part One*. New York: Penguin Classics, 1949. 邦訳／ゲーテ『ファウスト〈第一部〉』相良守峯訳、1958年、岩波書店

Gordon, Richard, M.D. *Great Medical Disasters*. New York: Stein & Day, 1983.

Grayson, Cary. *Woodrow Wilson: An Intimate Memoir*. New York: Holt, Rinehart, & Winston, 1960.

Harries, Meirion, and Susie Harries. *The Last Days of Innocence: America at War, 1917–1918*. New York: Random House, 1997.

Hausler, William Jr., Max Sussman, and Leslie Collier. *Microbiology and Microbial Infections*, v. 3, *Bacterial Infections*. New York: Oxford University Press, 1998.

Hawley, Ellis. *The Great War and the Search for a Modern Order: A History of the American People and Their Institutions*, 1917–1933. New York: St. Martin's Press, 1979.

Hertzler, Arthur E. *The Horse and Buggy Doctor*. New York: Harper & Brothers, 1938.

Hirsch, August. *Handbook of Geographical Historical Pathology*. London: New Sydenham Society, 1883.

Hirst, L. Fabian. *The Conquest of Plague: A Study of the Evolution of Epidemiology*. London: Oxford University Press, 1953.

Hoehling, Adolph A. *The Great Epidemic*. Boston: Little, Brown, 1961.

Hoover, Herbert. *America's First Crusade*. New York: Scribner's, 1942.

Hoover, Irwin H. *Forty-two Years in the White House*. New York: Houghton Mifflin, 1934.

Hope Simpson, R. E. *The Transmission of Epidemic Influenza*. New York:

———. *The Sweeping Wind, A Memoir*. New York: Harcourt, Brace & World, 1962.

Dechmann, Louis. *Spanish Influenza (Pan asthenia): Its Cause and Cure*. Seattle, Wash.: The Washington Printing Company, 1919.

Dewey, John. *Characters and Events: Popular Essays in Social and Political Philosophy*. New York: Henry Holt, 1929.

Dock, Lavinia et al. *History of American Red Cross Nursing*. New York: Macmillan, 1922.

Dorland's *Illustrated Medical Dictionary*, 28th ed. Philadelphia: W.B. Saunders and Company, 1994. 邦訳／『広川ドーランド図説医学大辞典』増補 27 版、1991 年、廣川書店

Dubos, René. *The Professor, the Institute, and DNA*. New York: Rockefeller University Press, 1976. 邦訳／R・J・デュボス『生命科学への道　エイブリー教授と DNA』柳澤嘉一郎訳、1979 年、岩波書店

Duffy, John. *Epidemics in Colonial America*. Baton Rouge: Louisiana State University Press, 1953.

———. *A History of Public Health in New York City: 1866-1966*. New York: Russell Sage Foundation, 1974.

Eisenhower, John, and Joanne Eisenhower. *Yanks: The Epic Story of the American Army in World War I*. New York: Free Press, 2001.

Fee, Elizabeth. *Disease and Discovery: A History of the Johns Hopkins School of Hygiene and Public Health, 1916-1939*. Baltimore, Md.: Johns Hopkins University Press, 1987.

Fields, Bernard, editor in chief. *Fields' Virology*, third edition. Philadelphia: Lippincott-Raven, 1996.

Finkler, Dittmar. *Influenza in Twentieth Century Practice*, v. 15. London: Sampson Low, 1898.

Fishbein, Morris, M.D. *A History of the American Medical Association*, 1847 to 1947. Philadelphia: W. B. Saunders & Co., 1947.

Fitzgerald, F. Scott. *This Side of Paradise*. New York: Scribner's, 1920. 邦訳／スコット・フィッツジェラルド『楽園のこちら側』朝比奈武訳、2016 年、花泉社

Fleming, Donald. *William Welch and the Rise of American Medicine*. Boston: Little, Brown, 1954.

Flexner, James Thomas. *An American Saga: The Story of Helen Thomas and Simon Flexner*. Boston: Little, Brown, 1984.

Flexner, Simon, and James Thomas Flexner. *William Henry Welch and the Heroic Age of American Medicine*. New York: Viking, 1941.

Foucault, Michel. *The Birth of the Clinic: An Archaeology of Medical Perception*.

Chesney, Alan. *The Johns Hopkins Hospital and the Johns Hopkins University School of Medicine*. Baltimore, Md.: Johns Hopkins University Press, 1943.

Clark, P. F. *Pioneer Microbiologists in America*. Madison: University of Wisconsin Press, 1961.

Cliff, A. D., J. K. Ord, and P. Haggett. *Spatial Aspects of Influenza Epidemics*. London: Pion Ltd., 1986.

Coleman, William, and Frederic Holmes, eds. *The Investigative Enterprise: Experimental Physiology in Nineteenth Century Medicine*. Berkeley: University of California Press, 1988.

Collier, R. *The Plague of the Spanish Lady: The Influenza Pandemic of 1918–1919*. New York: Atheneum, 1974. 邦訳／リチャード・コリヤー『インフルエンザ・ウイルス　スペインの貴婦人—スペイン風邪が荒れ狂った120日』中村定訳、2005年、清流出版

Collins, Selwyn et al. *Mortality from Influenza and Pneumonia in 50 Largest Cities of the United States 1910–1929*. Washington, D.C.: U.S. Government Printing Office, 1930.

Corner, George W. *A History of the Rockefeller Institute, 1901–1953: Origins and Growth*. New York: Rockefeller Institute Press, 1964.

Creighton, Charles. *A History of Epidemics in Britain*. London: Cambridge University Press, 1894.

Crile, George. *George Crile, An Autobiography*. Philadelphia: Lippincott, 1947.

Crookshank, F. G. *Influenza: Essays by Several Authors*. London: Heinemann, 1922.

Crosby, Alfred W. *America's Forgotten Pandemic: The Influenza of 1918*. Cambridge, England, and New York: Cambridge University Press, 1989. 邦訳／アルフレッド・クロスビー『史上最悪のインフルエンザ　忘れられたパンデミック』西村秀一訳、2004年、みすず書房

Cunningham, Andrew, and Perry Williams, eds. *The Laboratory Revolution in Medicine*. Cambridge, England: Cambridge University Press, 1992.

Cushing, Harvey. *A Surgeon's Journal, 1915–1918*. Boston: Little, Brown, 1936.

Cushing, John, and Arthur Stone, eds. *Vermont in the World War*, 1917–1919. Burlington, Vt.: published by act of legislature, 1928.

Davis, Allen, and Mark Haller, eds. *The Peoples of Philadelphia: A History of Ethnic Groups and Lower-Class Life, 1790–1940*. Philadelphia: Temple University Press, 1973.

Davis, Kingsley. *The Population of India and Pakistan*. Princeton, N.J.: Princeton University Press, 1951.

De Kruif, Paul. *Microbe Hunters*. New York: Harcourt, Brace and Company, 1939.

American Red Cross. "A History of Helping Others." 1989.
Andrewes, C. H. *Biological Memoirs: Richard E. Shope*. Washington, D.C.: National Academy of Sciences Press, 1979.
Baruch, Bernard. *Baruch: The Public Years*. New York: Holt Rinehart, 1960.
Benison, Saul. *Tom Rivers: Reflections on a Life in Medicine and Science: An Oral History Memoir*. Cambridge, Mass.: MIT Press, 1967.
Berliner, Howard. *A System of Scientific Medicine: Philanthropic Foundations in the Flexner Era*. New York: Tavistock, 1985.
Beveridge, W. I. B. *Influenza: The Last Great Plague, An Unfinished Story of Discovery*. New York: Prodist, 1977. 邦訳／W.I.B. ビヴァリッジ『インフルエンザ 人類最後の大疫病』林雄次郎訳、1978年、岩波書店
Bledstein, Burton J. *The Culture of Professionalism: The Middle Class and the Development of Higher Education in America*. New York: Norton, 1976.
Bliss, Michael. *William Osler: A Life in Medicine*. Oxford and New York: Oxford University Press, 1999. 邦訳／Bliss, Michael『ウィリアム・オスラー　ある臨床医の生涯』澤浦博訳、2013年、奈良県立医科大学一般教育
Bonner, Thomas. *American Doctors and German Universities: A Chapter in International Intellectual Relations, 1870–1914*. Lincoln: University of Nebraska Press, 1963.
———. *The Kansas Doctor*. Lawrence: University of Kansas Press, 1959.
Brock, Thomas. *Robert Koch: A Life in Medicine*. Madison, Wisc.: Science Tech Publishers, 1988. 邦訳／トーマス・D・ブロック『ローベルト・コッホ：医学の原野を切り拓いた忍耐と信念の人』長木大三、添川正夫訳、1991年、シュプリンガー・フェアラーク東京
Brown, E. Richard. *Rockefeller's Medicine Men*. Berkeley: University of California, 1979.
Brown, Ezra, ed. *This Fabulous Century: The Roaring Twenties 1920–1930. Alexandria*, Va.: Time Life Books, 1985.
Bulloch, W. *The History of Bacteriology*. London: Oxford University Press, 1938. 邦訳／ウィリアム・ブロック『細菌学の歴史』天児和暢訳、2005年、医学書院
Burnet, F. M., and Ellen Clark. *Influenza: A Survey of the Last Fifty Years*. Melbourne: Macmillan, 1942.
Cannon, Walter. *The Way of an Investigator*. New York: Norton, 1945.
Cassedy, James. *Charles V. Chapin and the Public Health Movement*. Cambridge, Mass.: Harvard University Press, 1962.
———. *Medicine in America: A Short History*. Baltimore, Md.: Johns Hopkins University Press, 1991.
Chase, Marilyn. *The Barbary Plague*. New York: Random House, 2003.

Webb, G. F. "A Silent Bomb: The Risk of Anthrax as Weapon of Mass Destruction." *Proceedings of the National Academy of Sciences* 100 (2003): 4355–61.

Wein, L. M., D. L. Craft, and E. H. Kaplan. "Emergency Response to an Anthrax Attack." *Proceedings of the National Academy of Sciences* 100 (2003): 4346–51.

Weinstein, Edward. "Woodrow Wilson's Neurological Illness." *Journal of American History* 57 (1970–71): 324–51.

Weinstein, L. " Influenza—1918, A Revisit?" *New England Journal of Medicine* 294, no. 19 (May 1976): 1058–60.

Wetmore, F. H. "Treatment of Influenza." *Canadian Medical Association Journal* 145, no. 5 (Sept. 1991, originally published 1919): 482–85.

Whipple, George. "Current Comment, Vaccines in Influenza." *JAMA* 71, no. 16 (Oct. 19, 1918).

White, K. A. "Pittsburgh in the Great Epidemic of 1918." *West Pennsylvania History Magazine* 68, no. 3 (1985): 221–42.

"WHO Influenza Surveillance." *Weekly Epidemiological Record* 71, no. 47 (Nov. 22, 1996): 353–57.

Wilkinson, L., and A. P. Waterson. "The Development of the Virus Concept as Reflected in Corpora of Studies on Individual Pathogens, 2: The Agent of Fowl Plague—A Model Virus." *Medical History* 19, no. 1 (Jan. 1975): 52–72.

"Will the Flu Return?" *Literary Digest* 63 (Oct. 11, 1919).

Wilton, P. "Spanish Flu Outdid WWI in Number of Lives Claimed." *Canadian Medical Association Journal* 148, no. 11 (June 1, 1993): 2036–37.

Winslow, Charles Edward. "The Untilled Fields of Public Health." *Science* 51, (Jan. 9, 1920): 30.

Wise, John C. "The Medical Reserve Corps of the U.S. Navy." *Military Surgeon* 43 (July 1918): 68.

Wooley, Paul. "Epidemic of Influenza at Camp Devens, Mass." *Journal of Laboratory and Clinical Medicine* 4 (1919).

Wright, P., et al. "Maternal Influenza, Obstetric Complications, and Schizophrenia." *American Journal of Psychiatry* 152, no. 12 (Dec. 1995): 1714–20.

Yankauer, A. "Influenza: Some Swinish Reflections." *American Journal of Public Health* 66, no. 9 (Sept. 1976): 839–41.

書籍、パンフレット

Ackerknecht, Erwin. *Medicine at the Paris Hospital*, 1794–1848. Baltimore: Johns Hopkins University Press, 1967. 邦訳／E・H・アッカークネヒト『パリ病院　1794～1848』舘野之男訳、1978年、思索社

Thayer, W. S. "Discussion of Influenza," *Proceedings of the Royal Society of Medicine* 12, part 1 (Nov. 13, 1918).

Thomson, J. B. "The 1918 Influenza Epidemic in Nashville." *Journal of the Tennessee Medical Association* 71, no. 4 (April 1978): 261-70.

Tomes, Nancy. "American Attitudes Toward the Germ Theory of Disease: The Richmond Thesis Revisited." *Journal of the History of Medicine and Allied Sciences* 52, no. 1 (Jan. 1997): 17-50.

Tomes, Nancy, and Warner John Harley. "Introduction—Rethinking the Reception of the Germ Theory of Disease: Comparative Perspectives." *Journal of the History of Medicine and Allied Sciences* 52, no. 1 (Jan. 1997): 7-16.

Tomkins, S. M. "The Failure of Expertise: Public Health Policy in Britain During the 1918-19 Influenza Epidemic." *Social History of Medicine* 5, no. 3 (Dec. 1992): 435-54.

Turner, R. Steven et al. "The Growth of Professorial Research in Prussia—1818-1848, Causes and Context." *Historical Studies in the Physical Sciences* 3 (1972): 137-182.

Van Helvoort, T. "A Bacteriological Paradigm in Influenza Research in the First Half of the Twentieth Century." *History and Philosophy of the Life Sciences* 15, no. 1 (1993): 3-21.

Viboud, Cécile, et al. "Multinational Impact of the 1968 Hong Kong Influenza Pandemic: Evidence for a Smoldering Pandemic." *Journal of Infectious Diseases* 192, no. 2 (July 15, 2005): 233-248.

Wallack, G. "The Waterbury Influenza Epidemic of 1918/1919." *Connecticut Medicine* 41, no. 6 (June 1977): 349-51.

Walters, J. H. "Influenza 1918: The Contemporary Perspective." *Bulletin of the New York Academy of Medicine* 54, no. 9 (Oct. 1978): 855-64.

Ware, Lorraine, and Michael Matthay. "The Acute Respiratory Distress Syndrome." *New England Journal of Medicine* 342, no. 18 (May 4, 2000): 1334-49.

Warner, John Harley. "The Fall and Rise of Professional Mystery." In *The Laboratory Revolution in Medicine*, edited by Andrew Cunningham and Perry Williams. Cambridge, England: Cambridge University Press, 1992.

"War Reports from the Influenza Front." *Literary Digest* 60 (Feb. 22, 1919).

Wasserman, I. M. "The Impact of Epidemic, War, Prohibition and Media on Suicide: United States, 1910-1920." *Suicide and Life Threatening Behavior* 22, no. 2 (summer 1992): 240-54.

Waters, Charles, and Bloomfield, Al. "The Correlation of X-ray Findings and Physical Signs in the Chest in Uncomplicated Influenza." *Johns Hopkins Hospital Bulletin* 30 (1919): 268-70.

Simon, Harvey, and Martin Swartz. "Pulmonary Infections." In *Scientific American's Medicine*, edited by Edward Rubinstein and Daniel Federman, chapter 20. New York: Scientific American, 1994.

Smith, F. B. "The Russian Influenza in the United Kingdom, 1889–1894." *Social History* of Medicine 8, no. 1 (April 1995): 55–73.

Snape, W. J., and E. L. Wolfe. "Influenza Epidemic. Popular Reaction in Camden 1918–1919." *New Jersey Medicine* 84, no. 3 (March 1987): 173–76.

Soper, George, M.D. "Epidemic After Wars." *JAMA* 72, no. 14 (April 5, 1919): 988–90.

———. "The Influenza Pneumonia Pandemic in the American Army Camps, September and October 1918." *Science*, Nov. 8, 1918.

Springer, J. K. "1918 Flu Epidemic in Hartford, Connecticut." *Connecticut Medicine* 55, no. 1 (Jan. 1991): 43–47.

Starr, Isaac. "Influenza in 1918: Recollections of the Epidemic in Philadelphia." *Annals of Internal Medicine* 85 (1976): 516–18.

Stephenson, J. "Flu on Ice." *JAMA* 279, no. 9 (March 4, 1998): 644.

Strauss, Ellen G., James H. Strauss, and Arnold J. Levine. "Viral Evolution." In *Fields' Virology*, Bernard Fields, editor in chief. Philadelphia: Lippincott-Raven, 1996.

Stuart Harris, C. H. "Pandemic Influenza: An Unresolved Problem in Prevention." *Journal of Infectious Disease* 122, no. 1 (July–Aug. 1970): 108–15.

Sturdy, Steve. "War as Experiment: Physiology, Innovation and Administration in Britain, 1914–1918: The Case of Chemical Warfare." In *War, Medicine and Modernity*, edited by Roger Cooter, Mark Harrison, and Steve Sturdy. Stroud: Sutton, 1998.

"Sure Cures for Influenza." *Public Health Reports* 91, no. 4 (July–Aug. 1976): 378–80.

Symmers, Douglas, M.D. "Pathologic Similarity Between Pneumonia of Bubonic Plague and of Pandemic Influenza." *JAMA* 71, no. 18 (Nov. 2, 1918): 1482–83.

Taksa, Lucy. "The Masked Disease: Oral History, Memory, and the Influenza Pandemic." In *Memory and History in Twentieth Century Australia*, edited by Kate Darian-Smith and Paula Hamilton. Melbourne, Australia: Oxford Press, 1994.

Taubenberger, J. K. "Seeking the 1918 Spanish Influenza Virus." *ASM News* 65, no. 7, (July 1999).

Taubenberger, J. K. et al. "Initial Genetic Characterization of the 1918 'Spanish' Influenza Virus." *Science* 275, no. 5307 (March 21, 1997): 1793–96.

Terris, Milton. "Hermann Biggs' Contribution to the Modern Concept of the Health Center." *Bulletin of the History of Medicine* 20 (Oct. 1946): 387–412.

Rockafellar, N. " 'In Gauze We Trust': Public Health and Spanish Influenza on the Home Front, Seattle, 1918–1919." *Pacific Northwest Quarterly* 77, no. 3 (1986): 104–13.

Rogers, F. B. "The Influenza Pandemic of 1918–1919 in the Perspective of a Half Century." *American Journal of Public Health and Nations Health* 58, no. 12 (Dec. 1968): 2192–94.

Rosenberg, Charles. "The Therapeutic Revolution." In *Explaining Epidemics and Other Studies in the History of Medicine*. Cambridge, England, and New York: Cambridge University Press, 1992.

———. "Toward an Ecology of Knowledge." In *The Organization of Knowledge in Modern America, 1860–1920*. Edited by A. Oleson and J. Voss. Baltimore: Johns Hopkins University Press, 1979.

Rosenberg, K. D. "Swine Flu: Play It Again, Uncle Sam." *Health/PAC Bulletin* 73 (Nov.–Dec. 1976): 1–6, 10–20.

Ross, Katherine. "Battling the Flu." *American Red Cross Magazine* (Jan. 1919): 11–15.

Sage, M. W. "Pittsburgh Plague—1918: An Oral History." *Home Health Nurse* 13, no. 1 (Jan.–Feb. 1995): 49–54.

Salk, J. "The Restless Spirit of Thomas Francis, Jr., Still Lives: The Unsolved Problems of Recurrent Influenza Epidemics." *Archives of Environmental Health* 21, no. 3 (Sept. 1970): 273–75.

Sartwell, P. E. "The Contributions of Wade Hampton Frost." *American Journal of Epidemiology* 104, no. 4 (Oct. 1976): 386–91.

Sattenspiel, L., and D. A. Herring. "Structured Epidemic Models and the Spread of Influenza in the Central Canadian Subarctic." *Human Biology* 70, no. 1 (Feb. 1998): 91–115.

Scott, K. A. "Plague on the Homefront: Arkansas and the Great Influenza Epidemic of 1918." *Arkansas Historical Quarterly* 47, no. 4 (1988): 311–44.

Shope, Richard E. "Influenza: History, Epidemiology, and Speculation." *Public Health Reports* 73, no. 165 (1958).

———. "Swine Influenza I. Experimental Transmission and Pathology." *Journal of Infectious Disease* 54, no. 3 (1931): 349–60.

———. "Swine Influenza III. Filtration Experiments and Etiology." *Journal of Infectious Disease* 54, no. 3 (1931): 373–390.

Shortt, S. E. D. "Physicians, Science, and Status: Issues in the Professionalization of Anglo American Medicine in the 19th Century." *Medical History* 27 (1983): 53–68.

Shryock, Richard. "Women in American Medicine." *Journal of the American Medical Women's Association* 5 (Sept. 1950): 371.

(June 1976): 28–31, 80–85.

Polson, A. "Purification and Aggregation of Influenza Virus by Precipitation with Polyethylene Glycol." *Prep Biochemistry* 23, nos. 1–2 (Feb.–May 1993, originally published 1974): 207–25.

Porter, Katherine Anne. "Pale Horse, Pale Rider." *The Collected Stories of Katherine Anne Porter*. New York: Harcourt, 1965, 304–317.

Pusey, William Allen, M.D. "Handling of the Venereal Problem in U.S. Army in the Present Crisis." *JAMA* 71, no. 13 (Sept. 28, 1918): 1017–19.

Raff, M. J., P. A. Barnwell, and J. C. Melo. "Swine Influenza: History and Recommendations for Vaccination." *Journal of the Kentucky Medical Association* 74, no. 11 (Nov. 1976): 543–48.

Ranger, T. "The Influenza Pandemic in Southern Rhodesia: a Crisis of Comprehension." In *Imperial Medicine and Indigenous Societies*, edited by D. Arnold, 172–88. Manchester, England, and New York: Manchester University Press, 1988.

Ravenholt, R. T., and W. H. Foege. "1918 Influenza, Encephalitis Lethargica, Parkinsonism." *Lancet* 2, no. 8303 (Oct. 16, 1982): 860–64.

Redden, W. R., and L. W. McGuire. "The Use of Convalescent Human Serum in Influenza Pneumonia." *JAMA* 71, no. 16 (Oct. 19, 1918): 1311–12.

"Review of Offensive Fighting by Major Donald McRae." *Military Surgeon* 43 (Feb. 1919).

Rice, G. "Christchurch in the 1918 Influenza Epidemic: A Preliminary Study." *New Zealand Journal of History* 13 (1979): 109–37.

Richmond, Phyllis Allen. "American Attitudes Toward the Germ Theory of Disease, 1860–1880." *Journal of the History of Medicine and Allied Sciences* 9 (1954): 428–54.

———. "Some Variant Theories in Opposition to the Germ Theory of Disease." *Journal of the History of Medicine and Allied Sciences* 9 (1954): 290–303.

Rivers, Thomas. "The Biological and the Serological Reactions of Influenza Bacilli Producing Meningitis." *Journal of Experimental Medicine* 34, no. 5 (Nov. 1, 1921): 477–94.

———. "Influenzal Meningitis." *American Journal of Diseases of Children* 24 (Aug. 1922): 102–24.

Rivers, Thomas, and Stanhope Bayne Jones. "Influenza like Bacilli Isolated from Cats." *Journal of Experimental Medicine* 37, no. 2 (Feb. 1, 1923): 131–38.

Roberts, R. S. "A Consideration of the Nature of the English Sweating Sickness." *Medical History* 9, no. 4 (Oct. 1965): 385–89.

Robinson, K. R. "The Role of Nursing in the Influenza Epidemic of 1918–1919." *Nursing Forum* 25, no. 2 (1990): 19–26.

The Influenza Epidemic and Public Health, 1918–1919." *Montana* 37, no. 2 (1987): 50–61.

Murphy, Brian R., and Robert G. Webster. "Orthomyxoviruses." In *Fields' Virology*, third edition, Bernard Fields, editor in chief. Philadelphia: Lippincott-Raven, 1996.

Nicolle, Charles, and Charles Lebailly. "Recherches expérimentales sur la grippe." *Annales de l'Institut Pasteur* 33 (1919): 395–402.

Nutton, Vivian. "Humoralism." In *Companion Encyclopedia to the History of Medicine*, edited by Bynum and Porter. London: Routledge, 1993.

Nuzum, J. W. et al. "1918 Pandemic Influenza and Pneumonia in a Large Civil Hospital." *Illinois Medical Journal* 150, no. 6 (Dec. 1976): 612–16.

Osler, William. "The Inner History of Johns Hopkins Hospital." Edited by D. Bates and E. Bensley. *Johns Hopkins Medical Journal* 125 (1969): 184–94.

"Outbreak of Influenza, Madagascar, July–August 2002." *Weekly Epidemiological Report* 77, no. 46 (2002): 381–87.

Oxford, J. S. "The So-Called Great Spanish Influenza Pandemic of 1918 May Have Originated in France in 1916." In *The Origin and Control of Pandemic Influenza*, edited by W. Laver and R. Webster, Philosophical Transactions of the Royal Society 356, no. 1416 (Dec. 2001).

Palmer, E., and G. W. Rice. "A Japanese Physician's Response to Pandemic Influenza: Ijiro Gomibuchi and the 'Spanish Flu' in Yaita-Cho, 1918–1919." *Bulletin of the History of Medicine* 66, no. 4 (winter 1992): 560–77.

Pandit, C. G. "Communicable Diseases in Twentieth-Century India." *American Journal of Tropical Medicine and Hygiene* 19, no. 3 (May 1970): 375–82.

Pankhurst, R. "The Great Ethiopian Influenza (Ye Hedar Beshita) Epidemic of 1918." *Ethiopian Medical Journal* 27, no. 4 (Oct. 1989): 235–42.

———. "A Historical Note on Influenza in Ethiopia." *Medical History* 21, no. 2 (April 1977): 195–200.

Park, William H. "Anti influenza Vaccine as Prophylactic." *New York Medical Journal* 108, no. 15 (Oct. 12, 1918).

Park, William H. et al. "Introduction." *Journal of Immunology* 6, Jan. 1921: 2–8.

Patterson, K. D., and G. F. Pyle. "The Diffusion of Influenza in Sub-Saharan Africa During the 1918–1919 Pandemic." *Social Science and Medicine* 17, no. 17 (1983): 1299–1307.

———. "The Geography and Mortality of the 1918 Influenza Pandemic." *Bulletin of the History of Medicine* 65, no. 1 (spring 1991): 4–21.

Pennisi, E. "First Genes Isolated from the Deadly 1918 Flu Virus." *Science* 275, no. 5307 (March 21, 1997): 1739.

Persico, Joe. "The Great Spanish Flu Epidemic of 1918." *American Heritage* 27

McCullers, J. A., and K. C. Bartmess. "Role of Neuraminidase in Lethal Synergism Between Influenza Virus and Streptococcus Pneumoniae." *Journal of Infectious Diseases* 187, no. 6 (March 15, 2003): 1000–1009.

McCullum, C. "Diseases and Dirt: Social Dimensions of Influenza, Cholera, and Syphilis." *Pharos* 55, no. 1 (winter 1992): 22–29.

Macdiarmid, D. "Influenza 1918." *New Zealand Medical Journal* 97, no. 747 (Jan. 1984): 23.

McGinnis, J. D. "Carlill v. Carbolic Smoke Ball Company: Influenza, Quackery, and the Unilateral Contract." *Bulletin of Canadian History of Medicine* 5, no. 2 (winter 1988): 121–41.

MacLachlan, W. W. G., and W. J. Fetter. "Citrated Blood in Treatment of Pneumonia Following Influenza." *JAMA* 71, no. 25 (Dec. 21, 1918): 2053–54.

MacLeod, Colin. "Theodore Avery, 1877–1955." *Journal of General Microbiology* 17 (1957): 539–49.

McMichael, A. J. et al. "Declining T-cell Immunity to Influenza, 1977–82." Lancet 2, no. 8353 (Oct. 1, 1983): 762–64.

MacNeal, W. J. "The Influenza Epidemic of 1918 in the AEF in France and England." *Archives of Internal Medicine* 23 (1919).

McQueen, H. "Spanish 'Flu—1919: Political, Medical and Social Aspects." *Medical Journal of Australia* 1, no. 18 (May 3, 1975): 565–70.

Maxwell, William. "A Time to Mourn." *PEN America* 2, no. 4 (2002).

Mayer, J. L., and D. S. Beardsley. "Varicella-associated Thrombocytopenia: Autoantibodies Against Platelet Surface Glycoprotein V." *Pediatric Research* 40 (1996): 615–19.

Meiklejohn, G. N. "History of the Commission on Influenza." *Social History of Medicine* 7, no. 1 (April 1994): 59–87.

Meltzer, Martin, Nancy Cox, and Keiji Fukuda. "Modeling the Economic Impact of Pandemic Influenza in the United States: Implications for Setting Priorities for Intervention." In *Emerging Infectious Diseases*, CDC, 1999, www.cdc.gov/ncidod/eid/vol5no5/meltback.htm.

Mencken, H. L. "Thomas Henry Huxley 1825–1925." Baltimore Evening Sun, May 4, 1925. Mills, I. D. "The 1918–19 Influenza Pandemic—The Indian Experience." *Indian Economic and Social History Review* 23 (1986): 1–36.

Morens, D. M., and R. J. Littman. "'Thucydides Syndrome' Reconsidered: New Thoughts on the 'Plague of Athens.'" *American Journal of Epidemiology* 140, no. 7 (Oct. 1, 1994): 621–28, discussion 629–31.

Morton, G. "The Pandemic Influenza of 1918." *Canadian Nurse* 69, no. 12 (Dec. 1973): 25–27.

Mullen, P. C., and M. L. Nelson. "Montanans and 'The Most Peculiar Disease':

Method." *JAMA* 70 (Feb. 23, 1918): 513–14.

Kyes, Preston. "The Treatment of Lobar Pneumonia with an Anti-pneumococcus Serum." *Journal of Medical Research* 38 (1918): 495–98.

Lachman, E. "The German Influenza of 1918–19: Personal Recollections and Review of the German Medical Literature of that Period." *Journal of the Oklahoma State Medical Association* 69, no. 12 (Dec. 1976): 517–20.

Lamber, Arthur. "Medicine: A Determining Factor in War." *JAMA* 21, no. 24 (June 14, 1919): 1713.

Langmuir, A. D. "The Territory of Epidemiology: Pentimento." *Journal of Infectious Disease* 155, no. 3 (March 1987): 349–58.

Langmuir, A. D., et al. "The Thucydides Syndrome: A New Hypothesis for the Cause of the Plague of Athens." *New England Journal of Medicine* 313, no. 16 (Oct. 17, 1985): 1027–30.

Lautaret, R. L. "Alaska's Greatest Disaster: The 1918 Spanish Influenza Epidemic." *Alaska Journal* 16 (1986): 238–43.

Lehman, Joseph. "Clinical Notes on the Recent Epidemic of Influenza." *Monthly Bulletin of the Department of Public Health and Charities* (Philadelphia), March 1919.

Leonard, Stephen, "The 1918 Influenza Epidemic in Denver and Colorado." *Essays and Monographs in Colorado History*, no. 9, 1989.

Levin, M. L. "An Historical Account of 'The Influence.'" *Maryland State Medical Journal* 27, no. 5 (May 1978): 58–62.

Lewis, Paul A., and Richard E. Shope. "Swine Influenza II. Hemophilic Bacillus from the Respiratory Tract of Infected Swine." *Journal of Infectious Disease* 54, no. 3 (1931): 361–372.

Lichtenstein, A. M. "The Influenza Epidemic in Cumberland, Md." *Johns Hopkins Nurses Alumni Magazine* 17, no. 4 (Nov. 1918): 224–27.

Lyons, D., and G. Murphy. "Influenza Causing Sunspots?" *Nature* 344, no. 6261 (March 1, 1990): 10.

MacCallum, William G. "Pathological Anatomy of Pneumonia Following Influenza." *Johns Hopkins Hospital Reports* 20 fasciculus II (1921): 149–51.

———. "The Pathology of Pneumonia in the U.S. Army Camps During the Winter of 1917–18." *Monographs of the Rockefeller Institute for Medical Research* (10), 1919.

McCann, T. A. "Homeopathy and Influenza." *Journal of the American Institute for Homeopathy*, May 1921.

McCord, C. P. "The Purple Death: Some Things Remembered About the Influenza Epidemic of 1918 at One Army Camp." *Journal of Occupational Medicine* 8, no. 11 (Nov. 1966): 593–98.

Kass, A. M. "Infectious Diseases at the Boston City Hospital: The First 60 Years." *Clinical Infectious Disease* 17, no. 2 (Aug. 1993): 276–82.

Katz, R. S. "Influenza 1918–1919: A Further Study in Mortality." *Bulletin of the History of Medicine* 51, no. 4 (winter 1977): 617–19.

———. "Influenza 1918–1919: A Study in Mortality." *Bulletin of the History of Medicine* 48, no. 3 (fall 1974): 416–22.

Katzenellenbogen, J. M. "The 1918 Influenza Epidemic in Mamre." *South African Medical Journal* 74, no. 7 (Oct. 1, 1988), 362–64.

Keating, Peter. "Vaccine Therapy and the Problem of Opsonins." *Journal of the History of Medicine* 43 (1988), 275–96.

Keegan, J. J. "The Prevailing Epidemic of Influenza." *JAMA* 71 (Sept. 28, 1918), 1051–52.

Keeton, Riet, and A. Beulah Cusman. "The Influenza Epidemic in Chicago." *JAMA* 71, no. 24 (Dec. 14, 1918): 2000–2001.

Kerson, T. S. "Sixty Years Ago: Hospital Social Work in 1918." *Social Work Health Care* 4, no. 3 (spring 1979): 331–43.

Kilbourne, E. D., M.D. "A History of Influenza Virology." In *Microbe Hunters—Then and Now*, edited by H. Koprowski and M. B. Oldstone, 187–204. Bloomington, Ill.: Medi-Ed Press, 1996.

———. "In Pursuit of Influenza: Fort Monmouth to Valhalla (and Back)." *Bioessays* 19, no. 7 (July 1997): 641–50.

———. "Pandora's Box and the History of the Respiratory Viruses: A Case Study of Serendipity in Research." *History of the Philosophy of Life Sciences* 14, no. 2 (1992): 299–308.

King, John. "The Progress of Medical Reform." *Western Medical Reformer* 6, no. 1846: 79–82.

Kirkpatrick, G. W. "Influenza 1918: A Maine Perspective." *Maine Historical Society Quarterly* 25, no. 3 (1986): 162–77.

Knight, C. P. "The Activities of the USPHS in Extra Cantonment Zones, With Special Reference to the Venereal Disease Problem." *Military Surgeon* 44 (Jan. 1919): 41–43.

Knoll, K. "When the Plague Hit Spokane." *Pacific Northwest Quarterly* 33, no. 1 (1989): 1–7.

Koen, J. S. "A Practical Method for Field Diagnosis of Swine Diseases." *Journal of Veterinary Medicine* 14 (1919): 468–70.

Kolmer, John, M.D., "Paper Given at the Philadelphia County Medical Society Meeting, Oct. 23, 1918." *Pennsylvania Medical Journal*, Dec. 1918.

Krumwiede, Charles, Jr., and Eugenia Valentine. "Determination of the Type of Pneumococcus in the Sputum of Lobar Pneumonia, A Rapid Simple

1350 Cases." *JAMA* 72, no. 14 (April 5, 1919): 978–80.

Harrop, George A. "The Behavior of the Blood Toward Oxygen in Influenzal Infections." *Johns Hopkins Hospital Bulletin* 30 (1919): 335.

Hayden, Frederick G., and Peter Palese. "Influenza Virus." In *Clinical Virology*, edited by Douglas Richman, Richard Whitley, and Frederick Hayden, 911–30. New York: Churchill Livingstone, 1997.

Heagerty, J. J. "Influenza and Vaccination." *Canadian Medical Association Journal* 145, no. 5 (Sept. 1991, originally published 1919): 481–82.

Herda, P. S. "The 1918 Influenza Pandemic in Fiji, Tonga and the Samoas." In *New Countries and Old Medicine: Proceedings of an International Conference on the History of Medicine and Health*, edited by L. Bryder and D. A. Dow, 46–53. Auckland, New Zealand: Pyramid Press, 1995.

Hewer, C. L. "1918 Influenza Epidemic." *British Medical Journal* 1, no. 6157 (Jan. 1979): 199.

Hildreth, M. L. "The Influenza Epidemic of 1918–1919 in France: Contemporary Concepts of Aetiology, Therapy, and Prevention." *Social History of Medicine* 4, no. 2 (Aug. 1991): 277–94.

Holladay, A. J. "The Thucydides Syndrome: Another View." *New England Journal of Medicine* 315, no. 18 (Oct. 30, 1986): 1170–73.

Holland, J. J. "The Origin and Evolution of Chicago Viruses." In *Microbiology and Microbial Infections*, v. 1, *Virology*, edited by Brian W. J. Mahy and Leslie Collier, 10–20. New York: Oxford University Press, 1998.

Hope-Simpson, R. E. "Andrewes Versus Influenza: Discussion Paper." *Journal of the Royal Society of Medicine* 79, no. 7 (July 1986): 407–11.

———. "Recognition of Historic Influenza Epidemics from Parish Burial Records: A Test of Prediction from a New Hypothesis of Influenzal Epidemiology." *Journal of Hygiene* 91, no. 2 (Oct. 1983): 293–308.

"How to Fight Spanish Influenza." *Literary Digest* 59 (Oct. 12, 1918).

Hyslop, A. "Old Ways, New Means: Fighting Spanish Influenza in Australia, 1918–1919." In *New Countries and Old Medicine: Proceedings of an International Conference on the History of Medicine and Health*, edited by L. Bryder and D. A. Dow, 54–60. Auckland, New Zealand: Pyramid Press, 1995.

Irwin, R. T. "1918 Influenza in Morris County." *New Jersey Historical Community Newsletter* (March 1981): 3.

Jackson, G. G. "Nonbacterial Pneumonias: Contributions of Maxwell Finland Revisited." *Journal of Infectious Disease* 125, supp. (March 1972): 47–57.

Johnson, Niall, and Juergen Mueller. "Updating the Accounts: Global Mortality of the 1918–1920 'Spanish' Influenza Pandemic." *Bulletin of the History of Medicine* 76 (spring 2002): 105–15.

Reports 91, no. 4 (July–Aug. 1976): 378–80.

Feery, B. "1919 Influenza in Australia." *New England Journal of Medicine* 295, no. 9 (Aug. 26, 1976): 512.

Fell, Egbert. "Postinfluenzal Psychoses." *JAMA* 72, no. 23 (June 7, 1919): 1658–59.

Fennel, E. A. "Prophylactic Inoculation Against Pneumonia." *JAMA* 71, no. 26, (Dec. 28, 1918): 2115–18.

Fincher, Jack. "America's Rendezvous with the Deadly Lady." *Smithsonian Magazine*, Jan. 1989: 131.

Finland, M. "Excursions into Epidemiology: Selected Studies During the Past Four Decades at Boston City Hospital." *Journal of Infectious Disease* 128, no. 1 (July 1973): 76–124.

Flexner, Simon. "Paul Adin Lewis." *Science* 52 (Aug. 9, 1929): 133–34.

———. "The Present Status of the Serum Therapy of Epidemic Cerebro-spinal Meningitis." *JAMA* 53 (1909) 53: 1443–46.

Flexner, Simon, and Paul Lewis. "Transmission of Poliomyelitis to Monkeys: A Further Note." *JAMA* 53 (1909): 1913.

Friedlander et al. "The Epidemic of Influenza at Camp Sherman." *JAMA* 71, no. 20 (Nov. 16, 1918): 1650–71.

Frost, W. H. "Statistics of Influenza Morbidity." *Public Health Reports* 7 (March 12, 1920): 584–97.

Galishoff, S. "Newark and the Great Influenza Pandemic of 1918." *Bulletin of the History of Medicine* 43, no. 3 (May–June 1969): 246–58.

Gear, J. H. "The History of Virology in South Africa." *South African Medical Journal* (Oct. 11, 1986, suppl): 7–10.

Glezen, W. P. "Emerging Infections: Pandemic Influenza." *Epidemiology Review* 18, no. 1 (1996): 64–76.

Goodpasture, Ernest W. "Pathology of Pneumonia Following Influenza." *U.S. Naval Bulletin* 13, no. 3 (1919).

Grist, N. R. "Pandemic Influenza 1918." *British Medical Journal* 2, no. 6205 (Dec. 22–29, 1979): 1632–33.

Guerra, F. "The Earliest American Epidemic: The Influenza of 1493." *Social Science History* 12, no. 3 (1988): 305–25.

Halpern, Sue. "Evangelists for Kids." *New York Review of Books*, May 29, 2003.

Hamaker, Gene. "Influenza 1918." *Buffalo County, Nebraska, Historical Society* 7, no. 4.

Hamilton, D. "Unanswered Questions of the Spanish Flu Pandemic." *Bulletin of the American Association of the History of Nursing* 34 (spring 1992): 6–7.

Harris, John. "Influenza Occuring in Pregnant Women: A Statistical Study of

Pneumonia." *JAMA* 72, no. 16 (April 19, 1919).

Cumberland, W. H. "Epidemic! Iowa Battles the Spanish Influenza." *Palimpsest* 62, no. 1 (1981): 26–32.

Davenport, F. M. "The Search for the Ideal Influenza Vaccine." *Postgraduate Medical Journal* 55, no. 640 (Feb. 1979): 78–86.

Davenport, R. M., G. N. Meiklejohn, and E. H. Lennette. "Origins and Development of the Commission on Influenza." *Archives of Environmental Health* 21, no. 3 (Sept. 1970): 267–72.

De Grazia, Victoria. "The Selling of America, Bush Style." *New York Times*, Aug. 25, 2002.

Dingle, J. H., and A. D. Langmuir. "Epidemiology of Acute Respiratory Disease in Military Recruits." *American Review of Respiratory Disease* 97, no. 6 (June 1968): 1–65.

Doty, Permillia. "A Retrospect on the Influenza Epidemic." *Public Health Nurse*, 1919.

Douglas, R. J. "Prophylaxis and Treatment of Influenza." In *Scientific American's Medicine*, edited by E. Rubinstein and D. Federman. New York: Scientific American Inc., 1994.

Dowdle, W. R., and M. A. Hattwick. "Swine Influenza Virus Infections in Humans." *Journal of Infectious Disease* 136, supp. S (Dec. 1977): 386–89.

Draggoti, G. "Nervous Manifestations of Influenza." *Policlinico* 26, no. 6 (Feb. 8, 1919) 161, quoted in *JAMA* 72, no. 15 (April 12, 1919): 1105.

Dubos, René. "Oswald Theodore Avery, 1877–1955." *Biographical Memoirs of Fellows of the Royal Society* 2 (1956): 35–48.

Dunn, F. L. "Pandemic Influenza in 1957. Review of International Spread of New Asian Strain." *JAMA* 166, no. 10 (1958): 1140–48.

Durand, M. L. et al. "Acute Bacterial Meningitis in Adults: A Review of 493 Episodes." *New England Journal of Medicine* 328, no. 1 (Jan. 1993) 21–28.

Eaton, Ernest. "A Tribute to Royal Copeland." *Journal of the Institute of Homeopathy* 31, no. 9: 555–58.

Ebert, R. G. "Comments on the Army Venereal Problem." *Military Surgeon* 42 (July–Dec. 1918), 19–20.

Emerson, G. M. "The 'Spanish Lady' in Alabama." *Alabama Journal of Medical Science* 23, no. 2 (April 1986): 217–21.

English, F. "Princeton Plagues: The Epidemics of 1832, 1880 and 1918–19." *Princeton History* 5 (1986): 18–26.

Ensley, P. C. "Indiana and the Influenza Pandemic of 1918." *Indiana Medical History* 9, no. 4 (1983): 3–15.

"Epidemic Influenza and the United States Public Health Service." *Public Health*

Brown P., J. A. Morris, and D. C. Gajdusek. "Virus of the 1918 Influenza Pandemic Era: New Evidence About Its Antigenic Character." *Science* 166, no. 901 (Oct. 3, 1969): 117–19.

Burch, M. " 'I Don't Know Only What We Hear': The Soldiers' View of the 1918 Influenza Epidemic." *Indiana Medical Quarterly* 9, no. 4 (1983): 23–27.

Burnet, F. M. "The Influence of a Great Pathologist: A Tribute to Ernest Goodpasture." *Perspectives on Biology and Medicine* 16, no. 3 (spring 1973): 333–47.

———. "Portraits of Viruses: Influenza Virus A." *Intervirology* 11, no. 4 (1979): 201–14.

Capps, Joe. "Measures for the Prevention and Control of Respiratory Disease." *JAMA* 71, no. 6 (Aug. 10, 1918): 571–73.

Centers for Disease Control. *HIV/AIDS Surveillance Report* 13, no. 2 (Sept. 24, 2002).

Chan, P. K. S. et al. "Pathology of Fatal Infection Associated with Avian Influenza A H5N1 Virus." *Journal of Medical Virology* 63, no. 3 (March 2001), 242–46.

Charles, A. D. "The Influenza Pandemic of 1918–1919: Columbia and South Carolina's Response." *Journal of the South Carolina Medical Association* 73, no. 8 (Aug. 1977): 367–70.

Chesney, Alan. "Oswald Theodore Avery." *Journal of Pathology and Bacteriology* 76, no. 2 (1956): 451–60.

Christian, Henry. "Incorrectness of Diagnosis of Death from Influenza." *JAMA* 71 (1918).

Claude, Henri, M.D. "Nervous and Mental Disturbances Following Influenza." Quoted in *JAMA* 72, no. 22 (May 31, 1919): 1634.

Clough, Paul. "Phagocytosis and Agglutination in the Serum of Acute Lobar Pneumonia." *Johns Hopkins Hospital Bulletin* 30 (1919): 167–70.

Cole, Rufus. "Pneumonia as a Public Health Problem." *Kentucky Medical Journal* 16 (1918): 563–65.

———. "Prevention of Pneumonia." *JAMA* 71, no. 8 (August 24, 1918): 634–36.

Cole, Rufus, et al. "Acute Lobar Pneumonia Prevention and Serum Treatment." Monograph of the Rockefeller Institute for Medical Research 7 (Oct. 1917).

Condon, Bradly J., and Tapen Sinha. "Who Is That Masked Person: The Use of Face Masks on Mexico City Public Transportation During the Influenza A (H1N1) Outbreak (July 4, 2009)." *Health Policy* 95, no. 1 (Apr. 2010): 50–56. doi: 10.1016/j.healthpol.2009.11.009. Epub Dec. 4, 2009. https://www.ncbi.nlm.nih.gov/pubmed/19962777.

Cowie, D. M., and P. W. Beaven. "Nonspecific Protein Therapy in Influenzal

論文、新聞記事

"Advertisements in the Laryngoscope: Spanish Influenza—1918." *Laryngoscope* 106, no. 9, part 1 (Sept. 1996): 1058.

Anastassiades, T. "Autoserotherapy in Influenza." *Grece Medicale*, reported in *JAMA* 72, no. 26 (June 28, 1919): 1947.

Andrewes, C. H. "The Growth of Virus Research 1928-1978." *Postgraduate Medical Journal* 55, no. 64 (Feb. 1979): 73-77.

Ashford, Bailey K. "Preparation of Medical Officers of the Combat Division in France at the Theatre of Operations." *Military Surgeon* 44 (Feb. 1919): 111-14.

Austrian, R. "The Education of a 'Climatologist.'" *Transactions of the American Clinical and Climatological Association* 96 (1984): 1-13.

Avery, Oswald Theodore. "A Selective Medium for B. Influenzae, Oleate-hemoglobin Agar." *JAMA* 71, no. 25 (Dec. 21, 1918): 2050-52.

Avery, Oswald Theodore, Colin MacLeod, and Maclyn McCarty. "Studies on the Chemical Nature of the Substance Inducing Transformation of Pneumococcal Types." *Journal of Experimental Medicine* (1979, originally published Feb. 1, 1944): 297-326.

Baer, E. D. "Letters to Miss Sanborn: St. Vincent's Hospital Nurses' Accounts of World War I." *Journal of Nursing History* 2, no. 2 (April 1987): 17-32.

Baird, Nancy. "The 'Spanish Lady' in Kentucky." *Filson Club Quarterly* 50, no. 3: 290-302.

Barnes, Frances M. "Psychoses Complicating Influenza." *Missouri State Medical Association* 16 (1919): 115-20.

Benison, Saul. "Poliomyelitis and the Rockefeller Institute: Social Effects and Institutional Response." *Journal of the History of Medicine and Allied Sciences* 29 (1974): 74-92.

Bernstein, B. J. "The Swine Flu Immunization Program." *Medical Heritage* 1, no. 4 (July-Aug. 1985): 236-66.

Bircher, E. "Influenza Epidemic." *Correspondenz-Blatt für Schweizer Äerzte*, Basel. 48, no. 40, (Nov. 5, 1918): 1338, quoted in *JAMA* 71, no. 24 (Dec. 7, 1918): 1946.

Bloomfield, Arthur, and G. A. Harrop Jr. "Clinical Observations on Epidemic Influenza." *Johns Hopkins Hospital Bulletin* 30 (1919).

Bogardus, F. B. "Influenza Pneumonia Treated by Blood Transfusion." *New York Medical Journal* 109, no. 18 (May 3, 1919): 765-68.

Bourne, Randolph. "The War and the Intellectuals." *The Seven Arts* 2 (June 1917): 133-46.

Philadelphia Association of Day Nurseries
Whosoever Gospel Mission of Germantown
Young Women's Boarding Home Association of Philadelphia
Report of the Hospital of the Women's Medical College of Pennsylvania, 1919

Tennessee Historical Society
Oswald Avery papers

University of North Carolina, Chapel Hill
Milton Rosenau papers

University of Pennsylvania Archives
George Wharton Pepper papers

二次文献

新聞

Arizona Gazette
Arizona Republican
Boston Globe
Chicago Tribune
London Times
Los Angeles Times
New Orleans Item
New Orleans Times-Picayune
New York Times
Philadelphia Inquirer
Philadelphia North American
Philadelphia Public Ledger
Providence Journal
San Francisco Chronicle
Santa Fe Monitor (*Kansas*)
Seattle Post-Intelligencer
Seattle Times
Washington Post
Washington Star

National Library of Medicine
Stanhope Bayne-Jones papers and oral history
Michael Heidelberger oral history
Frederick Russell papers
Donald Van Slyke oral history
Shields Warren oral history

New York City Municipal Archives
Annual Report of the Department of Health of the City of New York for 1918
Collected Studies of the Bureau of Laboratories of the Department of Health of the City of New York for the Years 1916–1919, v. 9
Collected Reprints of Dr. William H. Park, v. 3, 1910–1920

Rhode Island Historical Society
Charles Chapin papers

Rockefeller University Archives
Paul Lewis papers
Reports to the Board of Scientific Directors

Sterling Library, Yale University
Gordon Auchincloss papers
Arthur Bliss Lane papers
Vance C. McCormick papers
Frederic Collin Walcott papers
Charles-Edward Winslow papers

Temple University Special Collections
Thomas Whitehead papers

Temple University Urban Archives
Carson College for Orphan Girls
Children's Hospital, Bainbridge
Clinton Street Boarding Home
Housing Association of Delaware Valley papers
Rabbi Joseph Krauskopf papers
Pennsylvania Hospital
Pennsylvania Society to Protect Children from Cruelty

Influenza papers

Columbia University, Butler Library, Oral History Research Office
A. R. Dochez oral history
Abraham Flexner oral history

Historical Society of Pennsylvania
The Advisory Committee on Nursing, Philadelphia Hospital for Contagious Disease, Report for Feb. 1919
Council of National Defense papers
Benjamin Hoffman collection
Dr. William Taylor collection
Herbert Welsh collection
Woman's Advisory Council, Philadelphia General Hospital collection

Jefferson Medical College
Annual Report, Jefferson Hospital, year ended May 31, 1919

Library of Congress
Newton Baker papers
Ray Stannard Baker papers
George Creel papers
Joseph Tumulty papers
Woodrow Wilson papers

National Academy of Sciences
Executive Committee of Medicine 1916–1917 files
Medicine and Related Sciences, 1918 Activities Summary
Committee on Medicine and Hygiene 1918 files
Committee on Psychology/ Propaganda Projects files
Influenza files
Biographical files for Oswald Avery, Rufus Cole, Alphonse Dochez, Eugene Opie, Thomas Rivers, Hans Zinsser

National Archives
Red Cross records
U.S. Army Surgeon General records
U.S. Navy Surgeon General records
U.S. Public Health Service records

書誌

主要参考文献

アーカイブス・コレクション

Alan Mason Chesney Archives, Johns Hopkins University
Stanhope Bayne-Jones papers
Wade Hampton Frost papers
William Halsted papers
Christian Herter papers
Franklin Mall papers
Eugene Opie papers
William Welch papers

American Philosophical Society
Harold Amoss papers
Rufus Cole papers
Simon Flexner papers
Victor Heiser papers
Peter Olitsky papers
Eugene Opie papers
Raymond Pearl papers
Peyton Rous papers

City Archive, Philadelphia
Alms House, Philadelphia General Hospital Daily Census, 1905–1922 Census Book
Coroner's Office, Interments in Potters Field, 1914–1942
Department of Public Health and Charities Minutes
Journal of the Board of Public Education
Journal of the Common Council
Journal of Select Council
Letterbook of Chief of Electrical Bureau, Department of Public Safety

College of Physicians, Philadelphia
William N. Bradley papers
Arthur Caradoc Morgan papers

／下249
ロックフェラー財団　下192, 下220

【ワ行】

ワクチン　上25, 上63, 上125, 上126, 上130, 上177, 上304, 上314, 上357, 上372／下51, 下136, 下208
　インフルエンザと　上21, 上66, 上215, 上219, 上306, 上355, 上375／下104, 下112, 下117-122, 下146, 下212-214, 下237
　パークの研究所と　上337, 上339, 上341, 上346
　肺炎と　上139, 上140, 上153-155, 上158／下48
　ポリオと　上18, 上322, 上351
ワシントンＤＣ　上269／下36, 下87, 下101, 下110

『幻の馬、幻の騎手』　上271／下180
マラリア　上110, 上273, 上305／下112, 下193, 下199
ミシガン大学　上105, 上245, 上325／下191
ミッチー，H・C　上233, 上238, 上241, 上242, 上246-248
南アフリカ　上106, 上137, 上186, 上279, 上285／下130
『ミリタリー・サージョン』　上121, 上122
メキシコ　上127, 上202, 上236／下92, 下93, 下130, 下131, 下187
メトロポリタン生命保険会社　下128, 下199-201
メリーランド　下96
免疫システム　上37, 上56, 上59-67, 上74, 上124, 上125, 上127注, 上137, 上139, 上140, 上150, 上177, 上196, 上291-301, 上306, 上308, 上313, 上314, 上354, 上365, 上370／下48, 下111, 下112, 下129, 下130, 下174, 下186, 下214

【ヤ行】

溶血性連鎖球菌　上356, 上357, 上365／下211, 下212, 下219

【ラ行】

ラッセル，フレデリック　上126, 上133, 上154, 上191, 上195, 上196, 上372, 上375／下192, 下265-267
ラブラドル　下127
リップマン，ウォルター　上91
リバイアサン号　下24-27
リンカーン，エイブラハム　上85, 上225
ルイス，ポール　上17-22, 上25, 上28, 上114, 上171, 上179, 上364-366／下206, 下237-260, 下268-277
　インフルエンザと　上214, 上215, 上219-221, 上230, 上253, 上254, 上328, 上355-360／下55-57, 下118
　黄熱病研究　下261-264
　経歴　上350-354
　その死　下264-268
ルイビル　上170, 上182／下141, 下143, 下144
ルーズベルト，セオドア　上81, 上131, 上216／下29
ルーデンドルフ，エーリッヒ・フォン　上165, 上166
レデン，W・R　上354／下111, 下112
ロイド・ジョージ，デービッド　下158, 下159, 下162, 下165
ローズナウ，E・C　上327／下49
ロシア　上33, 上81, 上324／下131, 下200
ロズノー，ミルトン　上20, 上114, 上158, 上187-189注, 上192, 上203, 上205, 上312, 上326, 上348, 上366／下34, 下197, 下201, 下216
ロックフェラー研究所　上18, 上108, 上113-115, 上122, 上125-127, 上138, 上140, 上215, 上311, 上325, 上327, 上334, 上337, 上351, 上353／下190, 下202, 下206, 下208, 下245, 下247, 下252, 下261, 下263, 下268
　アベリーと　上133, 上141, 上144-146, 上153, 上156, 上366, 上371, 上376／下48, 下197, 下221, 下235
　ブルーと　下34, 下39
ロックフェラー，ジョン・D・ジュニア　上18／下171
ロックフェラー研究所病院　上321

108, 上114, 上122, 上125, 上128, 上139, 上156, 上179, 上189 注，上312, 上334／下33, 下58, 下191
ルイスと　上351-354, 上359, 上360／下55, 下56, 下239-248, 下250-271
ブレスト　上164, 上184, 上185, 上187
フレミング，アレクサンダー　上324／下219, 下220
フロスト，ロバート　下175
ベア，エドウィン　上210-213, 上218, 上230, 上251／下59, 下61, 下63
米国医師会（AMA）　上157／下34, 下120, 下154, 下184, 下200, 下284
米国医師会雑誌（JAMA）　上203, 上234, 上235, 上284, 上289／下78, 下87, 下93, 下110, 下111, 下118, 下120, 下159
米国学術研究会議　上103, 上106, 上171, 上233, 上340, 上352／下32
米国公衆衛生局（USPHS）　上38, 上181, 上188／下46, 下94, 下98
ヘクトーン，ルートウィヒ　上327／下190, 下201
ペスト→腺ペスト
ペニシリン　上324／下219, 下220
ベルナール，クロード　上316
ペンシルベニア大学　上18, 上114, 上179, 上210, 上219, 上254, 上261, 上262, 上350, 上352／下58, 下190, 下201, 下237, 下239, 下241, 下247, 下261
ヘンリー・フィップス研究所　上18, 上215／下237, 下264
ポーター，キャサリン・アン　上271／下179
ホームズ，オリバー・ウェンデル　上87
ボーン，ビクター　上105, 上108, 上114, 上116, 上128, 上197-199, 上243, 上308, 上325, 上364／下32, 下133, 下136, 下194, 下195
ボストン　上20, 上21, 上72, 上184, 上187, 上188, 上190, 上191, 上200, 上202-204, 上208, 上214, 上216, 上218, 上259, 上260, 上326, 上345, 上351, 上354, 上361, 上372／下35, 下110, 下118, 下141, 下191, 下201, 下216
ポリオ　上18, 上21, 上189 注，上220, 上322, 上331, 上337, 上351, 上353-355／下44, 下111, 下261, 下263, 下269

【マ行】

マーティン，J・ウィリス　上97／下59, 下60, 下64, 下65, 下70, 下72
マクスウェル，ウィリアム　上98, 上269／下89, 下179
マクロファージ　上291, 上294／下154, 下155
マサチューセッツ　上72, 上99, 上129, 上214, 上219, 上230, 上312, 上331, 上332／下35, 下39, 下45, 下46, 下79, 下102
麻疹　上39, 上64, 上65, 上107, 上128, 上133, 上154, 上157, 上158, 上163, 上169, 上190, 上237, 上243, 上358, 上371／下136
マスク　上179, 上234, 上239-242, 上252, 上261／下45, 下64, 下88, 下106, 下115, 下122, 下146, 下149, 下178
マダガスカル　上38
マッカーサー，ダグラス　上90
魔法の弾丸　上124, 上158, 上321

327, 上371／下81, 下201, 下202, 下217
肺炎球菌　上320, 上330, 上337, 上356-358, 上364, 上365, 上371, 上374-376／下55, 下118, 下197, 下201, 下212, 下214, 下219, 下271
多糖カプセル　下223-228, 下230-232
ハイデルバーガー，マイケル　下224, 下225, 下230
肺ペスト　上19, 上283／下148
肺胞　上286-289, 上292, 上295, 上296
ハウス，エドワード　上90, 上91／下156-158, 下161, 下162
ハガドーン，チャールズ　上235-238, 上245, 上248, 上249, 上259
ハスケル郡　上32, 上34, 上35, 上39, 上42-45, 上97, 上162-164, 上168, 上182
パスツール，ルイ　上177, 上322
パスツール研究所　上155, 上324, 上334, 上352／下115, 下250
発疹チフス　上341
パリ　上164, 上273／下129
ハルステッド，ウィリアム　上165
ハンター，ジョン　上60
ビッグス，ハーマン　下195
百日咳　上107, 上358
ファイファー，リヒャルト　上314, 上315, 上324, 上346-348, 上355, 上359, 上360, 上362, 上364-366, 上371-375／下56, 下207-211, 下213, 下214, 下221, 下222
フィジー諸島　下131
フィッツジェラルド，F・スコット　下177, 下179, 下246
フィラデルフィア　上97, 上171, 上254, 上263, 上269, 上350, 上354／下54, 下67, 下69-72, 下89, 下95, 下99, 下107, 下118, 下138, 下182
イギリス船の到着　上19-21, 上179
国防会議　下59
自由国債パレード　上228-230, 上250, 上259, 上260
ボストンからの水兵　上203, 上208
ルイスと　下207, 下241, 下242, 下244, 下247, 下250-252, 下271
フーバー，ハーバート　上90, 上224, 上225／下162, 下163, 下168
フェニックス　下83, 下84, 下104-107, 下145, 下182
フォー・ミニット・メン　上92-94
ブドウ球菌　上301, 上365／下197, 下219
フランス　上86, 上175, 上177, 上178, 上223, 上269, 上285／下60, 下200
インフルエンザと　上164, 上166, 上168, 上170-172, 上182-185, 上195／下28, 下115, 下129, 下152, 下156, 下159, 下205
第一次世界大戦と　上78, 上80, 上81, 上96, 上116, 上120, 上126, 上162, 上280／下23-25, 下52
和平交渉　下160, 下162-164
フリータウン　上185-187
プリンストン大学　上94／下245-248, 下252, 下258
ブルー，ルパート　上106, 上171, 上179, 上330／下31-41, 下44, 下45, 下51, 下62, 下80, 下86, 下87, 下94, 下95, 下97, 下144, 下173
フレクスナー，サイモン　上89, 上

ディベンズ（キャンプ・ディベンズ）　上129, 上189-201, 上214, 上232, 上237, 上281, 上308, 上309, 上327, 上337, 上361, 上364, 上366／下22, 下35, 下53, 下79, 下177, 下196
デフォー，ダニエル　下78, 下148
デュボス，ルネ　上142, 上143, 上367, 上368／下221, 下222, 下228-230, 下236
デラノ，ジェーン　上117-119
デラノ，ジョー　下101
天然痘　上125, 上126, 上237／下200
ドイツ
　インフルエンザと　上165-167, 上180, 上270
　インフルエンザ発生の陰謀説　下93-95
　第一次世界大戦と　上78-81, 上88／下19-25, 下30, 下31
　和平交渉と　下164, 下165, 下168
特別治療研究所　上334
ドチェス，アルフォンス　上145-151, 上153, 上371／下191
突然変異群　上58, 上59／下139

【ナ行】

ナチュラルキラー細胞　上61, 上291
南北戦争　上82, 上85, 上103, 上106, 上225, 上227／下200
西ナイルウイルス　下88
日本　上143, 上199／下131, 下165, 下205
ニューオーリンズ　上112, 上113, 上202, 上259, 上260／下33, 下35, 下84, 下141, 下143, 下144
ニュージーランド　上168, 上186／下76, 下132
ニューメキシコ　上80, 上87, 上130／下33, 下89, 下106, 下187
ニューヨーク市
　インフルエンザと　上331, 上342／下38, 下77, 下173
　衛生局　上105, 上183, 上327, 上328／下32, 下195, 下212
ニューロンドン　上259／下35, 下141
野口英世　下261

【ハ行】

パーキンソン病　下153
パーク，ウィリアム　上273, 上312, 上327, 上328, 上330, 上332-343, 上345-348, 上350, 上364-366／下78, 下117, 下191, 下195, 下197, 下201, 下206-208, 下212, 下214, 下218, 下219
バーネット，フランク・マクファーレン　上44, 上163, 上177, 上178, 上296／下185, 下205, 下219, 下235
ハーバード大学　上99, 上114, 上200, 上351／下190, 下196, 下201, 下245
肺炎
　アフリカ鉱山の　上137
　インフルエンザによる　上180, 上182, 上185, 上186, 上199, 上267, 上285, 上354／下29, 下74
　血清とワクチン　上154, 上155, 上158, 上334, 上352／下119, 下208, 下238
　研究に対するブルーの妨害　下35, 下39
　細菌性肺炎　上288, 上299-301, 上308
　陸軍キャンプの　上132, 上190-上196／下140
肺炎委員会　上156, 上157, 上172, 上

301, 上308／下47, 下196
細菌と凝集　上347／下213
細菌とグラムテスト　上362, 上363
細菌と抗生物質　上53
細菌の培養　上172, 上176, 上177, 上215, 上344-347／下56
サイトカイン　上293-297
サイトカイン・ストーム　上295
サモア　下131, 下132
サンアントニオ　上129, 上266
塹壕熱　上325
サンフランシスコ　下33, 下143, 下145, 下146, 下183, 下197, 下216
シアル酸　上55-57
シアル酸レセプター　上68, 上70, 上292
シエラレオネ　上184, 上185, 上187／下131
疾病対策センター（CDC）　上54, 上134
シティ・オブ・エクセター号　上179, 上182, 上261, 上332／下55
ジフテリア　上35, 上37, 上125, 上126, 上136, 上237, 上261, 上273, 上333, 上334, 上339, 上358／下219
嗜眠性脳炎　下176
瀉血　上138, 上262／下48, 下115, 下116, 下121
樹状細胞　上62
腫瘍壊死因子（TNF）　上295
瘴気論　上306／下198, 下204
上皮細胞　上290, 上293, 上295, 上299, 上300
ショープ，リチャード　上352／下249-251, 下258, 下263, 下265, 下268, 下270-274
ジョンズ・ホプキンズ大学　上18, 上102, 上103, 上108／下170, 下190
髄膜炎　上108, 上125, 上126, 上129, 上136, 上139, 上172, 上189, 上192, 上237, 上288, 上334, 上339, 上353
スタークビル　下94, 下97
スターンバーグ，ジョージ　上105, 上107, 上109-111, 上132, 上135, 上320
スペイン風邪　上167, 上181, 上284, 上331, 上340／下41, 下80, 下81, 下116, 下117
スミス，シオボルト　上105, 上214, 上351／下191, 下245-248, 下250-255, 下258-260, 下266
赤痢　上125, 上126, 上273／下129, 下200
全米科学アカデミー　上102, 上103, 上122, 上156, 上352／下38, 下193, 下250, 下303
腺ペスト（黒死病）　上19, 上24, 上125, 上181, 上194, 上258, 上259, 上283, 上305／下33, 下108, 下132, 下138, 下148-150, 下194, 下196, 下205
ソ連　下184, 下186, 下297

【タ行】

太平洋諸島　下129
タマニー・ホール（派）　上210, 上328-330／下195
ダレス，ジョン・フォスター　下169
中央値への反転　下139
中国　上123, 上143, 上168, 上199／下41, 下132, 下165, 下184, 下205
腸チフス（チフス）　上107, 上125, 上132, 上136, 上154, 上270, 上273, 上305, 上324, 上339, 上341／下112, 下181, 下193, 下200

クッシング，ハーベイ　上23, 上165, 上166, 上269, 上270
クラウダー，エノック　上229／下19, 下22, 下23, 下39
グラムテスト　上362
クリール，ジョージ　上92, 上93, 上120, 上121, 上223-225
クリック，フランシス　下233-235
クルーゼン，ウィルマー　上218-221
グレーソン，ケアリー　下29, 下30, 下32, 下159-161, 下162, 下164-167
グレートレークス（五大湖）海軍訓練所　上203, 上216, 上237, 上259, 上260, 上269／下110
クレマンソー，ジョルジュ　下157-159, 下162, 下164, 下167
クロスビー，アルフレッド　下166, 下167
結核　上127 注, 上133, 上140, 上215, 上273, 上278, 上334, 上352／下238, 下247, 下250, 下256
血球凝集素　上55, 上56, 上64, 上65, 上67, 上73, 上292
抗原シフト　上67-75
抗生物質　上53 注, 上63, 上127 注, 上135, 上300, 上301, 上353／下220
抗体　上60-63, 上65, 上67／下250, 下272
　凝集　上149, 上276／下213
広報委員会（CPI）　上90, 上91, 上120
コーエン，J・S　下257
ゴーガス，ウィリアム・クロフォード　上105, 上106, 上108-上111, 上114, 上116-120, 上122-127, 上131, 上132, 上153, 上155-158, 上188, 上200／下52, 下191, 下265
　インフルエンザと　上169, 上170, 上197, 上220, 上221, 上232, 上236, 上243, 上307, 上312, 上361, 上371, 上372／下22-24, 下30, 下34, 下119, 下199, 下200, 下209
コープランド，ロイヤル　上183, 上184, 上329-331, 上342／下117, 下118
コール，ルーファス　上127, 上138, 上140, 上141, 上146, 上151, 上152-158, 上195-199, 上234, 上305, 上308, 上321, 上330, 上371, 上372, 上375／下35, 下48, 下192, 下238, 下270
　インフルエンザと　上169-171, 上199, 上233, 上237, 上362／下35, 下39, 下196
国際連盟　下164, 下167, 下169
黒死病→腺ペスト
国防会議　上104, 上106, 上116／下46, 下50, 下57-60, 下68, 下93, 下96
国立衛生研究所　上115 注, 上126
コッホ，ロベルト　上314, 上322, 上334
　コッホの仮説　上315, 上348
コネティカット　上361／下35, 下58, 下101, 下141, 下187
コレラ　上72, 上125, 上273, 上305, 上339／下129, 下200
コロナウイルス　上47, 上52, 上59, 上298, 上299
コロラド　下33, 下89, 下98, 下104, 下122
コロンビア大学　下190, 下227

【サ行】

細菌
　細菌性肺炎　上287-289, 上299-

ワシントンDCでの 上269／下37, 下101, 下110
ウィリアムズ，アンナ 上312, 上327, 上328, 上332, 上334-338, 上342, 上344, 上347, 上352, 上356, 上365／下206-208, 下212, 下214, 下215, 下218, 下219
ウイルス
継体 上175-178
抗生物質と 上53注, 上127注
ウィルソン，ウッドロー 上79-86, 上89-96, 上100, 上103, 上104, 上121, 上131, 上223, 上224／下18-21, 下29-31, 下34, 下57, 下58, 下156, 下158, 下177, 下183
インフルエンザに罹患 下159-169
ウエルチ，ウィリアム・ヘンリー
インフルエンザに罹患 上308-310
インフルエンザの大流行と 上169, 上170, 上188, 上195-200, 上233-241, 上267, 上281, 上286, 上289, 上305, 上361-364／下22, 下78, 下206, 下220
その死 下236
肺炎委員会と 上155-157
エールリッヒ，パウル 上124, 上313, 上321, 上322
壊疽 上113, 上122, 上125
エボラウイルス 上176, 上276
黄熱病 上38, 上110, 上125, 上127, 上273, 上305, 上320／下39, 下262, 下263
ルイスと 下264, 下266, 下269
オーストラリア 上168／下147, 下148, 下150, 下205
オーストリア 下20
オーピー，ユージン 上114, 上156, 上371, 上372／下191, 下192, 下217, 下220, 下243, 下269
オスラー，ウィリアム 上133, 上138, 上350／下48, 下121
インフルエンザに罹患 下170, 下172

【カ行】

カリフォルニア 上225／下77, 下119
カレル，アレクシス 上115／下252
キーガン，ジョン・J 上187, 上188, 上203, 上326, 上348
キーズ，プレストン 上233, 上246, 上312／下201
キニーネ 下112, 下193
キャップス，ジョー 上233-235, 上238, 上241, 上246, 上286
キャンプでのインフルエンザ
過密状態 上235, 上248／下138
キャンプ・アプトン 上155, 上332, 上337, 上340, 上372
キャンプ・グラント 上232-235, 上242-247
キャンプ・シェルビー 上131／下203
キャンプ・シャーマン 下121, 下140, 下210
キャンプ・ダッジ 下203
キャンプ・パイク 下81
キャンプ・ハンコック 上243, 上245
キャンプ・ファンストン 上40-45, 上129, 上130, 上162-164, 上172
急性呼吸窮迫症候群（ARDS） 上297-301, 上307／下47, 下121, 下142, 下196
グアム 下130, 下131, 下249

再編成（配列変更）　上70, 上175
死亡者数　上53, 上54, 上66, 上134, 上135／下29, 下60, 下62, 下69, 下133, 下174, 下183-185
詳細とメカニズム　上54-57
精神障害と　下153, 下154, 下156
第一波　下19, 下138
第二波　下138, 下143-147, 下182, 下202, 下205, 下216
治療法　下111-115, 下120-122, 下173, 下226
統計調査委員会　下199
突然変異と　上43, 上51, 上57-59, 上64-75, 上174, 上178／下139, 下174
トリ・インフルエンザ　上51, 上52, 上68-73
ニワトリ・インフルエンザ　上68, 上73, 上297
バーネットの研究　上178
肺炎と　上42, 上134-138, 上158, 上170, 上278, 上285／下140
ブタ・インフルエンザ　上68, 上70／下271-273
香港インフルエンザ　上69, 上73, 上297／下154
香港風邪　上75
インフルエンザ桿菌　上322, 上346-348, 上356, 上357, 上359, 上362-366／下55, 下56, 下119, 下197, 下207-222, 下232, 下237, 下258
インフルエンザの大流行［1889-90年］　上315, 上332
インフルエンザの大流行［1918年］
ウイルス周期　下44
ウイルスの適応　上175-178, 上204
ウイルスの分裂　上293
ウイルスの変異　下139, 下144, 下174
ウィルソン大統領の病気　下158-169
疫学知識　上305-308
ガーゼマスクの使用　上234, 上239-241, 上242／下64, 下106, 下115, 下122, 下146
階層の違い　下181-183
感染時の肺　上134, 上273, 上283-301／下48, 下142
記録作成　下184, 下202
死体の山　上254-256／下63-66
死亡のスピード　上266, 上267
社会的孤立と　下67, 下100-102
初期の穏やかな症状　上168-170, 上181, 上266／下138
頭痛　上274, 上294
正確な死亡者数　下183
精神障害の後遺症　下153, 下154
チアノーゼ　上181, 上194, 上258, 上275, 上276, 上287／下115
治療広告　下116, 下146
ドイツの陰謀説　下93
二次感染　下48
ニューヨークにおける　上331, 上342／下38, 下77, 下173
病理学の知識　上305
文学と　下178, 下180
米国公衆衛生局と　上181／下94, 下98, 下288
マスコミの報道　下79-82
耳の痛み　上274
免疫の獲得　下137-142, 下174, 下202

索引

DNA（デオキシリボ核酸）　上47, 上58／下232-236
HIV（エイズウイルス、ヒト免疫不全ウイルス）　上59, 上290
RNA（リボ核酸）　上47, 上58, 上59, 上64, 上69
SARS（重症急性呼吸器症候群）　上47, 上52, 上298, 上299／下43, 下88

【ア行】

アイオワ大学　下240-245, 下247, 下253, 下258, 下260, 下264
アインシュタイン，アルバート　上145／下246
アスピリン　上241／下95, 下110, 下112, 下114, 下115, 下121
アトランティックシティー　上310, 上311／下195
アベリー，オズワルド　上127, 上133, 上140-151, 上352／下39, 下48, 下193, 下221, 下222
　インフルエンザと　上169, 上200, 上203, 上205, 上312, 上327, 上361-376／下197, 下206, 下209
　性格と方法論　上141-146, 上367-370／下211, 下223-227
　その死　下236
　発表した論文　下227-235
アメリカ赤十字社　上95-98, 上118, 上119／下40, 下41, 下44-46, 下60
　アラスカと　下124, 下125
　インフルエンザの流行と　上194, 上229, 上240, 上241, 上262／下52-54, 下173, 下175, 下182
　設立　上95
アメリカ先住民　下129
アメリカ保護連盟（APL）　上87, 上225
アラスカ　下41, 下123, 下124
アリゾナ　下33, 下89, 下102, 下105, 下145
アルゼンチン　下131
医学
　医学革命　上26-29
　英雄医学　下116
イギリスのインフルエンザ　上164-167, 上171, 上172, 上179, 上181, 上185／下114, 下132, 下153, 下205, 下219
イタリア　下114, 下152, 下165, 下186, 下199, 下205
遺伝子　上46-48, 上54, 上56, 上57, 上67, 上69, 上71, 上73, 上133, 上148, 上159, 上175／下232-235
　突然変異　上57-59／下139, 下174
イヌイット（エスキモー）　下123, 下125, 下182
イリノイ　下82, 下89, 下120
医療奉仕事業団　下50, 下51
インド　下41, 下132, 下133, 下184
インフルエンザ
　アジアの　上75／下132
　型　上51, 上68
　感染の性質　上53, 上306
　組み替え　上71 注
　抗ウイルス薬　下114, 下122

図版出典

13, 14: National Archives Figure
15, 17, 22: Courtesy of the National Library of Medicine
16: Courtesy of the Rockefeller Archive Center Figure
18: The Schlesinger Library, Radcliffe Institute, Harvard University
19: Courtesy of The Bureau of Naval Medicine
20: Courtesy of The Naval Historical Center Figure
21: California Historical Society, Photography Collection (FN-30852)
23, 24, 25: Courtesy of the American Red Cross Museum. All rights reserved in all countries.
26: Courtesy of Professor Judith Aronson Figure
27: Courtesy of Dr. Thomas Shope

本書は二〇〇五年に共同通信社より刊行された。文庫化にあたっては、二〇一九年刊行の原書新版のあとがきを新たに訳出し、原注、書誌を加えた。

武士の娘　杉本鉞子　大岩美代 訳
明治維新期に越後の家に生れ、厳格なしつけと礼儀作法を身につけた少女が開化期の息吹にふれて渡米、近代的女性となるまでの傑作自伝。

ハーメルンの笛吹き男　阿部謹也
「笛吹き男」伝説の裏に隠された謎はなにか？　十三世紀ヨーロッパの小さな村で起きた事件を手がかりに中世における「差別」を解明。（石牟礼道子）

隣のアボリジニ　上橋菜穂子
大自然の中で生きるイメージとは裏腹に、町で暮らすアボリジニもたくさんいる。そんな「隣人」アボリジニの素顔をいきいきと描く。（池上彰）

サンカの民と被差別の世界　五木寛之
歴史の基層に埋もれた、忘れられた日本を掘り起こす。漂泊に生きた海の民・山の民。身分制で賤民とされた人々。彼らが現在に問いかけるものとは。

世界史の誕生　岡田英弘
世界史はモンゴル帝国と共に始まった。東洋史と西洋史の垣根を超えた世界史を可能にした、中央ユーラシアの草原の民の活動。

日本史の誕生　岡田英弘
「倭国」から「日本国」へ。そこには中国大陸の大きな政治のうねりがあった。日本国の成立過程を東洋史の視点から捉え直す刺激的論考。

島津家の戦争　米窪明美
薩摩藩の私領・都城島津家に残された日誌を丹念に読み解き、幕末・明治の日本を動かした最強武士団の実像に迫る。薩摩から見たもう一つの日本史。

それからの海舟　半藤一利
江戸城明け渡しの大仕事以後も旧幕臣の生活を支え、徳川家の名誉回復を果たすため新旧相撃つ明治を生き抜いた勝海舟の後半生。（阿川弘之）

その後の慶喜　家近良樹
幕府瓦解から大正まで、若くして歴史の表舞台から姿を消した最後の将軍の〝長い余生〟を近しい人間の記録を元に明らかにする。（門井慶喜）

幕末維新のこと　司馬遼太郎　関川夏央 編
「幕末」について司馬さんが考えて、書いて、語ったことの真髄を一冊に。小説以外の文章・対談・講演から、激動の時代をとらえた19篇を収録。

明治国家のこと　司馬遼太郎　関川夏央編

司馬さんにとって「明治国家」とは何だったのか。西郷と大久保の対立から日露戦争まで、明治の日本人への愛情と鋭い批評眼が交差する18篇を収録。

方丈記私記　堀田善衞

中世の酷薄な世相を覚めた眼で見続けた鴨長明。その人間像を自己の戦争体験に照らして語りつつ現代日本文化の深層をつく。巻末対談＝五木寛之

東條英機と天皇の時代　保阪正康

日本の現代史上、避けて通ることのできない存在である東條英機。軍人から戦争指導者へ、そして極東裁判に至る生涯を通して、昭和期日本の実像に迫る。

戦中派虫けら日記　山田風太郎

〈嘘はつくまい。嘘の日記は無意味である〉。戦時下、明日の希望もなく、心身ともに飢餓状態にあった若き風太郎の心の叫び。（久世光彦）

責任　ラバウルの将軍今村均　角田房子

ラバウルの軍司令官・今村均。軍部内の複雑な関係、戦地、そして戦犯としての服役。戦争の時代を生きた人間の苦悩を描き出す。（保阪正康）

広島第二県女二年西組　関千枝子

8月6日、級友たちは勤労動員先で被爆した。突然に逝った39名それぞれの足跡をたどり、彼女らの生を鮮やかに切り取った鎮魂の書。（山中恒）

劇画　近藤勇　水木しげる

明治期を目前に武州多摩の小倅から身を起こし、ついに新選組隊長となった近藤。だがもしかしたら多摩で芋作りをしていた方が幸せだったのでは？

水木しげるのラバウル戦記　水木しげる

太平洋戦争の激戦地ラバウル。その戦闘に一兵卒として送り込まれ、九死に一生をえた作者が、体験が鮮明な時期に描いた絵物語風の戦記。

昭和史探索（全6巻）　半藤一利編著

名著『昭和史』の著者が第一級の史料を厳選、抜粋。時々の情勢や空気を一年ごとに分析し、書き下ろしの解説を付す。《昭和》を深く探る待望のシリーズ。

夕陽妄語1（全3巻）　加藤周一

高い見識に裏打ちされた時評は時代を越えて普遍性を持つ。政治から文化まで、二〇世紀後半からの四半世紀を、加藤周一はどう見たか。（成田龍一）

誘拐　本田靖春
戦後最大の誘拐事件。残された被害者家族の絶望、犯人を生んだ貧困、刑事達の執念を描くノンフィクションの金字塔！（佐野眞一）

疵　本田靖春
戦後の渋谷を制覇したインテリヤクザ安藤組の大幹部、力道山よりも喧嘩が強いといわれた男……。伝説に彩られた男の実像を追う。（野村進）

宮本常一が見た日本　佐野眞一
戦前から高度経済成長期にかけて日本中を歩き、人々の生活を記録した民俗学者、宮本常一。そのまなざしと思想、行動を追う。（橋口譲二）

新 忘れられた日本人　佐野眞一
佐野眞一がその数十年におよぶ取材で出会った、無私の人、悪党、そして怪人たち。時代の波間に消えて行った忘れえぬ人々を描き出す。（後藤正治）

占領下日本（上・下）　半藤一利／竹内修司／保阪正康／松本健一
1945年からの7年間日本は「占領下」にあった。この時代を問うことは、戦後日本を問い直すことである。多様な観点と仮説から再検証する昭和史。

現人神の創作者たち（上・下）　山本七平
日本を破滅の戦争に引きずり込んだ呪縛の正体とは何か。幕府の正統性を証明しようとして、逆に「尊皇思想」が成立する過程を描く。（山本良樹）

東京の戦争　吉村昭
東京初空襲の米軍機に遭遇した話、寄席に通った話。少年の目に映った戦時下・戦後の庶民生活を活き活きと描く珠玉の回想記。（小林信彦）

ワケありな国境　武田知弘
メキシコ政府発行の「アメリカへ安全に密入国するための公式ガイド」があるってほんと⁉　国境にまつわる60の話題で知る世界の今。

週刊誌風雲録　高橋呉郎
昭和中頃、部数争いにしのぎを削った編集者・トップ屋たちの群像。週刊誌が一番熱かった時代を貴重な証言とゴシップたっぷりで描く。（中田建夫）

増補版 ドキュメント 死刑囚　篠田博之
幼女連続殺害事件の宮﨑勤、奈良女児殺害事件の小林薫、附属池田小事件の宅間守、土浦無差別殺傷事件の金川真大……モンスターたちの素顔にせまる。

田中清玄自伝　田中清玄　大須賀瑞夫

戦前は武装共産党の指導者、戦後は国際石油戦争に関わるなど、激動の昭和を侍の末裔として多彩な人脈を操りながら駆け抜けた男の「夢と真実」。

権力の館を歩く　御厨貴

歴代首相や有力政治家の私邸、首相官邸、官庁、政党本部ビルなどを訪ね歩き、その建築空間を分析。権力者たちの素顔と、建物に秘められた真実に迫る。

タクシードライバー日誌　梁《ヤン》石日《ソギル》

座席でとんでもないことをする客、変な女、突然の大事故。仲間たちと客たちを通して現代の縮図を描く異色ドキュメント。（崔洋一）

新版 女興行師 吉本せい　矢野誠一

大正以降、大阪演芸界を席巻した名プロデューサーにして吉本興業の創立者。ＮＨＫ朝ドラ『わろてんか』のモデルとなった吉本せいの生涯を描く。

ぼくの東京全集　小沢信男

小説、紀行文、エッセイ、評伝、俳句……作家は、その町を一途に書いてきた。『東京骨灰紀行』など65年間の作品から選んだ集大成の一冊。（池内紀）

吉原はこんな所でございました　福田利子

三歳で吉原・松葉屋の養女になった少女の半生を通して語られる、遊廓「吉原」の情緒と華やぎ、そして盛衰の記録。（阿木翁助　猿若清三郎）

ちろりん村顛末記　広岡敬一

トルコ風呂と呼ばれていた特殊浴場を描く伝説のノンフィクション。働く男女の素顔と人生、営業システム、歴史などを記した貴重な記録。（本橋信宏）

ぐろぐろ　松沢呉一

不快とは、下品とは、タブーとは。非常識って何だ。公序良俗を叫び他人の自由を奪う偽善者どもに〝闘うエロライター〟が鉄槌を下す。

独特老人　後藤繁雄編著

埴谷雄高、山田風太郎、中村真一郎、淀川長治、水木しげる、吉本隆明、鶴見俊輔……独特の個性を放つ思想家28人の貴重なインタビュー集。

呑めば、都　マイク・モラスキー

赤羽、立石、西荻窪……ハシゴ酒から見えてくるのは、その街の歴史。古きよき居酒屋を通して戦後東京の変遷に思いを馳せた、情熱あふれる体験記。

私の幸福論　福田恆存

この世は不平等だ。何と言おうと！　しかしあなたは幸福にならなければ……。平易な言葉で生きることの意味を説く刺激的な書。（中野翠）

生きるかなしみ　山田太一編

人は誰でも心の底に、様々なかなしみを抱きながら生きている。「生きるかなしみ」と真摯に直面し、人生の幅と厚みを増した先人達の諸相を読む。

老いの生きかた　鶴見俊輔編

限られた時間の中で、いかに充実した人生を過ごすかを探る十八篇の名文。来るべき日にむけて考えるヒントになるエッセイ集。

人生の教科書［よのなかのルール］　藤原和博　宮台真司

〝バカを伝染（うつ）さない〟ための「成熟社会へのパスポート」です。大人と子ども、お金と仕事、男と女と自殺のルールを考える。（重松清）

14歳からの社会学　宮台真司

「社会を分析する専門家」である著者が、社会の「本当のこと」を伝え、いかに生きるべきか、に正面から答えた。重松清、大道珠貴との対談を新たに付す。

逃走論　浅田彰

パラノ人間からスキゾ人間へ、住む文明から逃げる文明への大転換の中で、軽やかに〈知〉と戯れるためのマニュアル。

学校って何だろう　苅谷剛彦

「なぜ勉強しなければいけないの？」「校則って必要なの？」等、これまでの常識を問いなおし、学ぶ意味を再び摑むための基本図書。（小山内美江子）

生き延びるためのラカン　斎藤環

幻想と現実が接近しているこの世界で、できるだけリアルに生き延びるためのラカン解説書にして精神分析入門書。カバー絵・荒木飛呂彦（中島義道）

反社会学講座　パオロ・マッツァリーノ

恣意的なデータを使用し、権威的な発想で人に説教する困った学問「社会学」の暴走をエンターテイメントな議論で撃つ！　真の啓蒙は笑いから。

「社会を変える」を仕事にする　駒崎弘樹

元ＩＴベンチャー経営者が東京の下町で始めた「病児保育サービス」が全国に拡大。「地域を変える」が「世の中を変える」につながった。

半農半Xという生き方【決定版】　塩見直紀

農業をやりつつ好きなことをする「半農半X」を提唱した画期的な本。就職以外の生き方、転職、移住後の生き方として。帯文＝藻谷浩介　（山崎亮）

レトリックと詭弁　香西秀信

「沈黙を強いる問い」「論点のすり替え」など、議論に仕掛けられた巧妙な罠に陥ることなく、詐術に打ち勝つ方法を伝授する。

人生を〈半分〉降りる　中島義道

哲学的に生きるには〈半隠遁〉というスタイルを貫くしかない。「清貧」とは異なるその意味と方法を、自身の体験を素材に解き明かす。　（中野翠）

ひとはなぜ服を着るのか　鷲田清一

ファッションやモードを素材として、アイデンティティや自分らしさの問題を現象学的視線で分析する。「鷲田ファッション学」のスタンダード・テキスト。

ひきこもりはなぜ「治る」のか？　斎藤環

「ひきこもり」研究の第一人者の著者が、ラカン、コフート等の精神分析理論でひきこもる人の精神病理を読み解き、家族の対応法を解説する。（井出草平）

パーソナリティ障害がわかる本　岡田尊司

性格は変えられる。「パーソナリティ障害」を「個性」に変えるために、本人や周囲の人がどう対応し、どう工夫したらよいかがわかる。　（山登敬之）

子は親を救うために「心の病」になる　高橋和巳

子は親が好きだからこそ「心の病」になり、親を救おうとしている。精神科医である著者が説く、親子という「生きづらさ」の原点とその解決法。

減速して自由に生きる　髙坂勝

自分の時間もなく働く人生よりも自分の店を持ち人と交流したいと開店。具体的なコツと、独立した生き方。一章分加筆。帯文＝村上龍　（山田玲司）

花の命はノー・フューチャー　ブレイディみかこ

移民、パンク、LGBT、貧困層。地べたから見た英国社会をスカッとした笑いとともに描く。200頁分の大幅増補！　帯文＝佐藤亜紀　（栗原康）

ライフワークの思想　外山滋比古

自分だけの時間を作ることは一番の精神的肥料になる、前進だけが人生ではない――。時間を生かして、ライフワークの花を咲かせる貴重な提案。

解剖学教室へようこそ　養老孟司
解剖すると何が「わかる」のか。動かぬ肉体という具体から、どこまで思考が拡がるのか。養老ヒト学の原点を示す記念碑的一冊。（南直哉）

考えるヒト　養老孟司
意識の本質とは何か。私たちはそれを知ることができるのか。脳と心の関係を探り、無意識に目を向ける。自分の頭で考えるための入門書。（玄侑宗久）

身近な雑草の愉快な生きかた　稲垣栄洋　三上修・画
名もなき草たちの暮らしぶりと生き残り戦術を愛情とユーモアに満ちた視線で観察、紹介した植物エッセイ。繊細なイラストも魅力。（宮田珠己）

身近な虫たちの華麗な生きかた　稲垣栄洋　小堀文彦・画
地べたを這いながらも、いつか華麗に変身することを夢見てしたたかに生きる身近な虫たちを紹介する。精緻で美しいイラスト多数。（小池昌代）

クマにあったらどうするか　姉崎等　片山龍峯
「クマは師匠」と語り遺した狩人が、アイヌ民族の知恵と自身の経験から導き出した超実践クマ対処法。クマと人間の共存する形が見えてくる。（遠藤ケイ）

木の教え　塩野米松
かつて日本人は木と共に生き、木に学んだ教訓を受け継いできた。効率主義に囚われた現代にこそ生かしたい「木の教え」を紹介。（丹羽宇一郎）

脳はなぜ「心」を作ったのか　前野隆司
「意識」とは何か。どこまでが「私」なのか。死んだら「心」はどうなるのか。――「意識」と「心」の謎に挑んだ話題の本の文庫化。（夢枕獏）

錯覚する脳　前野隆司
「意識のクオリア」も五感も、すべては脳が作り上げた錯覚だった！　ロボット工学者が科学的に明らかにする衝撃の結論を信じられますか。（武藤浩史）

増補 へんな毒 すごい毒　田中真知
フグ、キノコ、火山ガス、細菌、麻薬……自然界にあふれる毒の世界。その作用の仕組みから解毒法、さらには毒にまつわる事件なども交えて案内する。

ニセ科学を10倍楽しむ本　山本弘
「血液型性格診断」「ゲーム脳」など世間に広がるニセ科学。人気SF作家が会話形式でわかりやすく教える、だまされないための科学リテラシー入門。

いのちと放射能　柳澤桂子

放射性物質による汚染の怖さ。癌や突然変異が引き起こされる仕組みをわかりやすく解説し、命を受け継ぐ私たちの自覚を問う。（永田文夫）

熊を殺すと雨が降る　遠藤ケイ

山で生きるには、自然についての知識を磨き、己れの技量を謙虚に見極めねばならない。山村に暮らす人びとの生業、猟法、川漁を克明に描く。

ダダダダ菜園記　伊藤礼

畑づくりの苦労、楽しさを、滋味とユーモア溢れる文章で描く。自宅の食堂から見える庭いっぱいの農場で〝伊藤式農法〟確立を目指す。（宮田珠己）

哺育器の中の大人［精神分析講義］　伊丹十三　岸田秀

愛や生きがい、子育てや男（女）らしさなど具体的な問題について対話し、幻想・無意識・自我など精神分析の基本を分かりやすく解き明かす。（春日武彦）

こころの医者のフィールド・ノート　中沢正夫

こころの病に倒れた人と一緒に悲しみ、怒り、闘う医師がいる。病ではなく〝人〟のぬくもりをしみじみと描く感銘深い作品。（沢野ひとし）

本番に強くなる　白石豊

メンタルコーチである著者が、禅やヨーガの方法をとりいれつつ、強い心の作り方を解説する。「ここ一番」で力が出ないというあなたに！（天外伺朗）

自分を支える心の技法　名越康文

対人関係につきものの怒りに気づき、「我慢する」のでなく、それを消すことをどう続けていくか。人気精神科医からのアドバイス。長いあとがきを附す。

加害者は変われるか？　信田さよ子

家庭という密室で、DVや虐待は起きる。「普通の人」がなぜ？　加害者を正面から見つめ分析し、再発を防ぐ考察につなげた、初めての本。（牟田和恵）

人生の教科書［人間関係］　藤原和博

人間関係で一番大切なことは、相手に「！」を感じてもらうことだ。そのための、すぐに使えるヒントが詰まった一冊。（茂木健一郎）

バナナの皮はなぜすべるのか？　黒木夏美

定番ギャグ「バナナの皮すべり」はどのように生まれたのか？　マンガ、映画、文学……あらゆるメディアを調べつくす。（パオロ・マッツァリーノ）

品切れの際はご容赦ください

尾崎翠集成（上・下）　尾崎翠　中野翠 編

鮮烈な作品を残し、若き日に音信を絶った謎の作家・尾崎翠。時間と共に新たな輝きを加えてゆくその文学世界を集成する。

クラクラ日記　坂口三千代

戦後文壇を華やかに彩った無頼派の雄・坂口安吾との、嵐のような生活を妻の座から愛と悲しみをもって描く回想記。巻末エッセイ＝松本清張

貧乏サヴァラン　森茉莉　早川暢子 編

オムレット、ボルドオ風茸料理、野菜の牛酪煮……。食いしん坊茉莉は料理自慢。香り豊かな〝茉莉ことば〟で綴られる垂涎の食エッセイ。文庫オリジナル。

紅茶と薔薇の日々　森茉莉　早川茉莉 編

天皇陛下のお菓子に洋食店の味、庭に実る木苺……森鷗外の娘にして無類の食いしん坊、森茉莉が描く懐かしく愛おしい美味の世界。（辛酸なめ子）

ことばの食卓　武田百合子　野中ユリ・画

なにげない日常の光景やキャラメル、枇杷など、食べものに関する昔の記憶と思い出を感性豊かな文章で綴ったエッセイ集。（種村季弘）

遊覧日記　武田百合子　武田花・写真

行きたい所へ行きたい時に、つれづれに出かけてゆく。一人で。または二人で。あちらこちらを遊覧しながら綴ったエッセイ集。（巖谷國士）

わたしは驢馬に乗って下着をうりにゆきたい　鴨居羊子

新聞記者から下着デザイナーへ。斬新で夢のある下着を世に送り出し、下着ブームを巻き起こした女性起業家の悲喜こもごも。（近代ナリコ）

私はそうは思わない　佐野洋子

佐野洋子は過激だ。ふつうの人が思うようには思わない。大胆で意表をついたまっすぐな発言をする。だから読後が気持ちいい。（群ようこ）

神も仏もありませぬ　佐野洋子

還暦……もう人生おりたかった。でも春のきざしの蕗の薹に感動する自分がいる。意味なく生きても人は幸せなのだ。第3回小林秀雄賞受賞。（長嶋康郎）

老いの楽しみ　沢村貞子

八十歳を過ぎ、女優引退を決めた著者が、日々の思いを綴る。齢にさからわず、「なみ」に、気楽に、と過ごす時間に楽しみを見出す。（山崎洋子）

遠い朝の本たち　須賀敦子

一人の少女が成長する過程で出会い、愛しんだ文学作品の数々を、記憶に深く残る人びとの想い出とともに描くエッセイ。（末盛千枝子）

おいしいおはなし　高峰秀子編

向田邦子、幸田文、山田風太郎……著名人23人の美味な思い出。文学や芸術にも造詣が深かった往年の大女優・高峰秀子が厳選した珠玉のアンソロジー。

るきさん　高野文子

のんびりしていてマイペース、だけどどっかヘンテコな、るきさんの日常生活って？　独特な色使いが光るオールカラー。ポケットに一冊どうぞ。

それなりに生きている　群ようこ

日当たりの良い場所を目指して仲間を蹴落とすカメ、迷子札をつけているネコ、自己管理している犬。文庫化に際し、二篇を追加して贈る動物エッセイ。

うつくしく、やさしく、おろかなり　杉浦日向子

生きることを楽しもうとしていた江戸人たち。彼らの紡ぎ出した文化にとことん惚れ込んだ著者がその思いの丈を綴った最後のラブレター。（松田哲夫）

ねにもつタイプ　岸本佐知子

何となく気になることにこだわる、ねにもつ。思索、奇想、妄想はばたく脳内ワールドをリズミカルな名短文でつづる。第23回講談社エッセイ賞受賞。

回転ドアは、順番に　穂村弘　東直子

ある春の日に出会い、そして別れるまで。気鋭の歌人ふたりが、見つめ合い呼吸をはかりつつ投げ合う、スリリングな恋愛問答歌。（金原瑞人）

絶叫委員会　穂村弘

町には、偶然生まれては消えてゆく無数の詩が溢れている。不合理でナンセンスで真剣だからこそ可笑しい、天使的な言葉たちへの考察。（南伸坊）

杏のふむふむ　杏

連続テレビ小説「ごちそうさん」で国民的な女優となった杏が、それまでの人生を、人との出会いをテーマに描いたエッセイ集。（村上春樹）

月刊佐藤純子　佐藤ジュンコ

注目のイラストレーター（元書店員）のマンガエッセイが大増量してまさかの文庫化！　仙台の街や友人との日常を描く独特のゆるふわ感はクセになる！

吉行淳之介ベスト・エッセイ　吉行淳之介　荻原魚雷 編

創作の秘密から、ダンディズムの条件まで。「文学」「男と女」「紳士」「人物」のテーマごとに厳選した、吉行淳之介の入門書にして決定版。（大竹聡）

田中小実昌ベスト・エッセイ　田中小実昌　大庭萱朗 編

東大哲学科を中退し、バーテン、香具師などを転々とし、飄々とした作風とミステリー翻訳で知られるコミさんの厳選されたエッセイ集。（片岡義男）

山口瞳ベスト・エッセイ　小玉武 編

サラリーマン処世術から飲食、幸福と死まで。――幅広い話題の中に普遍的な人間観察眼が光る山口瞳の豊饒なエッセイ世界を一冊に凝縮した決定版。

色川武大・阿佐田哲也ベスト・エッセイ　色川武大／阿佐田哲也　大庭萱朗 編

二つの名前を持つ作家のベスト。文学論、落語からタモリまでの芸能論、ジャズ、作家たちとの交流も。もちろん阿佐田哲也名の博打論も収録。（木村紅美）

開高健ベスト・エッセイ　開高健　小玉武 編

文学から食、ヴェトナム戦争まで――おそるべき博覧強記と行動力。「生きて、書いて、ぶつかった」開高健の広大な世界を凝縮したエッセイを精選。

中島らもエッセイ・コレクション　中島らも　小堀純 編

小説家、戯曲家、ミュージシャンなど幅広い活躍で没後なお人気の中島らもの魅力を凝縮！　酒と文学とエンターテインメント。（いとうせいこう）

文房具56話　串田孫一

使う者の心をときめかせる文房具。どうすればこの小さな道具が創造力の源泉になりうるのか。文房具の想い出や新たな発見、工夫や悦びを語る。

ぼくは散歩と雑学がすき　植草甚一

１９７０年、遠かったアメリカ。その風俗、映画、本、音楽から政治までをフレッシュな感性と膨大な知識、貪欲な好奇心で描き出す代表エッセイ集。

快楽としてのミステリー　丸谷才一

ホームズ、００７、マーロウ――探偵小説を愛読して半世紀、その楽しみを文芸批評とゴシップを駆使して自在に語る、文庫オリジナル。（三浦雅士）

超発明　真鍋博

昭和を代表する天才イラストレーターが、唯一無二のＳＦ的想像力と未来的発想で〝夢のような発明品〟１２９例を描き出す幻の作品集。（川田十夢）

ねぼけ人生〈新装版〉　水木しげる
戦争で片腕を喪失、紙芝居・貸本漫画の時代と、波瀾万丈の人生を、楽天的に生きぬいてきた水木しげるの、面白くも哀しい半生記。（呉智英）

「下り坂」繁盛記　嵐山光三郎
人の一生は、「下り坂」をどう楽しむかにかかっている。真の喜びや快感は「下り坂」にあるのだ。あちこちにガタがきても、愉快な毎日が待っている。

向田邦子との二十年　久世光彦
あの人は、あり過ぎるくらいあった始末におえない胸の中のものを誰にだって、一言も口にしない人だった。時を共有した二人の世界。（新井信）

旅に出る ゴトゴト揺られて本と酒　椎名誠
旅の読書は、漂流モノと無人島モノと一点こだわりガンコ本！　本と旅とそれから派生していく自由な思いのつまったエッセイ集。（竹田聡一郎）

昭和三十年代の匂い　岡崎武志
テレビ購入、不二家、空地に土管、トロリーバス、くみとり便所、少年時代の昭和三十年代の記憶をたどる。巻末に岡田斗司夫氏との対談を収録。

本と怠け者　荻原魚雷
日々の暮らしと古本を語り、古書に独特の輝きを与えた「ちくま」好評連載「魚雷の眼」を、一冊にまとめた文庫オリジナルエッセイ集。（岡崎武志）

増補版 誤植読本　高橋輝次編著
本と誤植は切っても切れない⁉　恥ずかしい打ち明け話や、校正をめぐるあれこれなど、作家たちが本音を語り出す。作品42篇収録。（堀江敏幸）

わたしの小さな古本屋　田中美穂
会社を辞めた日、古本屋になることを決めた。倉敷の空気、古書がつなぐ人の縁、店の生きものたち……。女性店主が綴る蟲文庫の日々。（早川義夫）

ぼくは本屋のおやじさん　早川義夫
22年間の書店としての苦労と、お客さんとの交流。どこにもありそうで、ない書店。30年来のロングセラー！（大槻ケンヂ）

たましいの場所　早川義夫
「恋をしていいのだ。今を歌っていくのだ」。心を揺るがす本質的な言葉。文庫用に最終章を追加。帯文＝宮藤官九郎　オマージュエッセイ＝七尾旅人

品切れの際はご容赦ください

ギリシア悲劇（全4巻）

荒々しい神の正義、神意と人間性の調和、人間の激情と心理。三大悲劇詩人（アイスキュロス、ソポクレス、エウリピデス）の全作品を収録する。

バートン版 千夜一夜物語（全11巻）
大場正史訳
古沢岩美・絵

めくるめく愛と官能に彩られたアラビアの華麗な物語――奇想天外の面白さ、世界最大の奇書の名訳による決定版。鬼才・古沢岩美の甘美な挿絵付。

ガルガンチュア
ガルガンチュアとパンタグリュエル1
フランソワ・ラブレー
宮下志朗訳

巨人王ガルガンチュアの誕生と成長、冒険の数々、さらに戦争とその顚末……笑いと風刺が炸裂するラブレーの傑作を、驚異的に読みやすい新訳でおくる。

文読む月日（上・中・下）
トルストイ
北御門二郎訳

一日一章、一年三六六章。古今東西の聖賢の名言・箴言を日々の心の糧となるよう、晩年のトルストイが心血を注いで集めた一大アンソロジー。

ランボー全詩集
アルチュール・ランボー
宇佐美斉訳

束の間の生涯を閃光のようにかけぬけた天才詩人ランボー――稀有な精神が紡いだ清冽なテクストを、世界的ランボー学者の美しい新訳でおくる。

ボードレール全詩集I
シャルル・ボードレール
阿部良雄訳

詩人として、批評家として、思想家として、近年重要度を増しているボードレールのテクストを世界的な学者の個人訳で集成する初の文庫版全詩集。

高慢と偏見（上・下）
ジェイン・オースティン
中野康司訳

互いの高慢さから偏見を抱いて反発しあう知的な二人がやがて真実の愛にめざめてゆく……絶妙な展開で深い感動をよぶ英国恋愛小説の名作の新訳。

分別と多感
ジェイン・オースティン
中野康司訳

冷静な姉エリナーと、情熱的な妹マリアン。好対照をなす姉妹の結婚への道を描くオースティンの永遠の傑作。読みやすくなった新訳で初の文庫化。

荒涼館（全4巻）
C・ディケンズ
青木雄造他訳

上流社会、政界、官界から底辺の貧民、浮浪者まで巻き込んだ因縁の訴訟事件。小説の面白さをすべて盛り込み壮大なスケールで描いた代表作。（青木雄造）

ソーの舞踏会
バルザック
柏木隆雄訳

名門貴族の美しい末娘は、ソーの舞踏会で理想の男性と出会うが身分は謎だった……驕慢な娘の悲劇を描く表題作に、『夫婦財産契約』『禁治産』を収録。

コスモポリタンズ
サマセット・モーム　龍口直太郎訳
舞台はヨーロッパ、アジア、南島から日本まで。故国を去って異郷に住む〝国際人〟の日常にひそむ事件のかずかず。珠玉の小品30篇。（小池滋）

眺めのいい部屋
E・M・フォースター　西崎憲／中島朋子訳
フィレンツェを訪れたイギリスの令嬢ルーシーは、純粋な青年ジョージに心惹かれる。恋に悩み成長する若い女性の姿と真実の愛を描く名作ロマンス。

ダブリンの人びと
ジェイムズ・ジョイス　米本義孝訳
20世紀初頭、ダブリンに住む市民の平凡な日常をリアリズムに徹した手法で描いた短篇小説集。リズミカルで斬新な新訳。各章の関連地図と詳しい解説付。

オーランドー
ヴァージニア・ウルフ　杉山洋子訳
エリザベス女王お気に入りの美少年オーランドー、ある日目をさますと女になっていた――4世紀を駆ける万華鏡ファンタジー。（小谷真理）

バベットの晩餐会
I・ディーネセン　桝田啓介訳
バベットが祝宴に用意した料理とは……。一九八七年アカデミー賞外国語映画賞受賞作の原作と遺作「エーレンガート」を収録。（田中優子）

キャッツ
T・S・エリオット　池田雅之訳
劇団四季の超ロングラン・ミュージカルの原作新訳版。あまのじゃく猫におちゃめ猫、猫の犯罪王に鉄道猫。15の物語とカラーさしえ14枚入り。

ヘミングウェイ短篇集
アーネスト・ヘミングウェイ　西崎憲編訳
ヘミングウェイは弱く寂しい男たち、冷静で寛大な女たちを登場させ「人間であることの孤独」を描く。繊細で切れ味鋭い14の短篇を新訳で贈る。

動物農場
ジョージ・オーウェル　開高健訳
自由と平等を旗印に、いつのまにか全体主義や恐怖政治が社会を覆っていく様を痛烈に描き出す。『一九八四年』と並ぶG・オーウェルの代表作。

トーベ・ヤンソン短篇集
トーベ・ヤンソン　冨原眞弓編訳
ムーミンの作家にとどまらないヤンソンの作品の奥行きと背景を伝える短篇のベスト・セレクション。「愛の物語」「時間の感覚」「雨」など、全20篇。

誠実な詐欺師
トーベ・ヤンソン　冨原眞弓訳
〈兎屋敷〉に住む、ヤンソンを思わせる老女性作家。彼女に対し、風変わりな娘がめぐらす長いたくらみとは？　傑作長編がほとんど新訳で登場。

品切れの際はご容赦ください

ちくま文庫

グレート・インフルエンザ（下）
——ウイルスに立《た》ち向《む》かった科《か》学者《がくしゃ》たち

二〇二一年一月十日　第一刷発行

著者　ジョン・バリー
訳者　平澤正夫（ひらざわ・まさお）
発行者　喜入冬子
発行所　株式会社　筑摩書房
東京都台東区蔵前二―五―三　〒一一一―八七五五
電話番号　〇三―五六八七―二六〇一（代表）
装幀者　安野光雅
印刷所　明和印刷株式会社
製本所　株式会社積信堂

ISBN978-4-480-43712-9　C0140